肺高压治疗学

主编 周达新　管丽华　葛均波

上海科学技术出版社

图书在版编目(CIP)数据

肺高压治疗学 / 周达新,管丽华,葛均波主编.—
上海:上海科学技术出版社,2015.1
ISBN 978-7-5478-2455-9

Ⅰ.①肺… Ⅱ.①周… ②管… ③葛… Ⅲ.①肺性高
血压一治疗学 Ⅳ.①R544.105

中国版本图书馆 CIP 数据核字(2014)第 264551 号

本书出版由上海科技专著出版资金资助

肺高压治疗学
主编 周达新 管丽华 葛均波

上海世纪出版股份有限公司
上 海 科 学 技 术 出 版 社   出版
(上海钦州南路 71 号 邮政编码 200235)

上海世纪出版股份有限公司发行中心发行
200001 上海福建中路 193 号 www. ewen. co
上海中华商务联合印刷有限公司印刷
开本 787×1092 1/16 印张 10.5 插页 4
字数:210 千字
2015 年 1 月第 1 版 2015 年 1 月第 1 次印刷
ISBN 978-7-5478-2455-9/R·830
定价:68.00 元

本书如有缺页、错装或坏损等严重质量问题,请向工厂联系调换

内 容 提 要

在心血管疾病中，肺高压的治疗是最为困难的领域之一。本书从基础到临床，详述肺高压相关基础研究、治疗策略、药物及技术发展与临床应用研究，是为临床医师尤其是心血管专科医师、呼吸专科医师及相关研究人员撰写的高级参考书。

本书共 14 章，涵盖肺高压的遗传学研究、分类、诊断与评估、药物及非药物治疗方法，以及各类肺高压的治疗等，体现了该领域的最新研究成果和临床治疗发展状况，其中对各种最新发展的临床治疗措施的评析对临床医师的治疗决策尤其有帮助。

本书编者均为肺高压研究领域的专家，内容反映了该领域的前沿研究成果，具有很高的参考价值。

作 者 名 单

主 编

周达新 管丽华 葛均波

编写者（按姓氏拼音排序）

陈丹丹 复旦大学附属中山医院

管丽华 复旦大学附属中山医院

葛均波 复旦大学附属中山医院

姜林娣 复旦大学附属中山医院

刘　崟 同济大学附属上海市肺科医院

潘文志 复旦大学附属中山医院

谢迪杨 复旦大学附属中山医院

徐卓明 上海交通大学附属上海儿童医学中心

颜　艺 同济大学附属上海市肺科医院

张晓春 复旦大学附属中山医院

张卓君 复旦大学附属中山医院

周达新 复旦大学附属中山医院

前　　言

　　肺高压(pulmonary hypertension，又称肺循环高压)的发现始于 1881 年 E. von Romberg 撰写的关于"肺动脉硬化"的报道。1907 年，J. G. Monckeberg 对"真性肺动脉硬化"进行了较为详细的描述，证实了 E. von Romberg 的报道；1935 年，O. Brenner 使用"原发性肺血管硬化"对肺动脉硬化进行了阐述，他强调诊断该病必须排除继发性因素，且需伴有右心室肥厚。1940 年，De Navasquez 在报道中引入了"肺动脉高压"一词。20 世纪 50 年代，由于导管技术的发展，该疾病患者肺动脉压力升高的说法得到了证实。

　　20 世纪 60～70 年代，人们发现食欲抑制药物会引起肺高压，这引发了人们对肺高压的研究热情，先后发现了食欲抑制药物相关性肺高压、家族性肺高压、人类免疫缺陷病毒相关性肺高压、慢性阻塞性肺疾病(COPD)相关性肺高压、先天性心脏病相关性肺高压等。这些研究成果在 20 世纪 90 年代，激发了制药工业对该领域的兴趣，从而导致了靶向药物的问世。

　　尽管肺高压发病率不高，但是其具有进展性、恶化性的特点，患者病情严重、病死率高。特发性肺动脉高压在年轻人尤其是年轻女性中多见。据美国疾病预防和控制中心报道，2002 年有 15 666 例患者死于肺高压，随访的 26 万例肺高压患者中有 16 万例女性、10 万例男性。我国尚缺乏系统的流行病学研究，缺乏大规模多中心的登记注册研究。在 21 世纪前，国内专门从事该领域基础和临床研究的人员很少,所幸,随着经济的发展及对该病认识的深入,从事该领域研究工作的人员逐渐增多,国家对该领域研究的投入也有所增加。

1973 年世界卫生组织第一届肺高压国际会议上将肺高压分为原发性和继发性。2003年以前,人们对肺动脉高压的认识局限于原发性肺动脉高压、继发性肺动脉高压,将原因不明者称为原发性肺动脉高压,继发于其他疾病者则称为继发性肺动脉高压。随着研究的不断深入,人们逐渐发现了该病相关性基因突变,如骨形成蛋白受体－2(BMPR－2)编码基因突变等。2003 年在 Venice(威尼斯)举行的肺高压国际会议上,对原来的肺高压进行了重新命名和分类。弃用"原发性肺动脉高压"一词,改用"特发性肺动脉高压",将肺高压分为五大类,第一大类是肺动脉高压,第二大类是左心疾病相关性肺高压,第三大类是呼吸系统疾病和(或)低氧血症相关性肺高压,第四大类是慢性血栓和(或)栓塞性疾病相关性肺高压,第五大类是不明原因或者多种机制引起的肺高压。这一分类的问世对目前的研究和治疗起到重要的指导作用。在后来的 2008 年 Dana Point 会议及 2013 年 Nice 会议上基本沿用了 Venice 分类的框架。

随着研究的深入,对肺动脉高压的治疗逐渐形成了一般治疗和靶向治疗的方法,特别是靶向药物的问世对该病预后改善产生了重大影响。目前靶向药物主要与肺高压的三大发病机制相关,包括内皮素受体拮抗剂、前列腺素类似物以及针对一氧化氮途径的药物等。此外,房间隔造口术、肺移植等治疗方法也取得了一定的成果。

肺高压的基础与临床研究取得了很大进展,亟须将这些研究成果做系统梳理、总结,以使之能更好地服务于临床,造福于肺高压患者,同时也启发临床医师提出更多问题,进一步促进该领域的研究。基于这个目的,我们编写了这本书。本书将近年来在肺高压治疗方面的研究进行了综合、汇总,对肺高压的一般治疗、靶向治疗进行了阐述,特别是对靶向治疗的常用药物进行了深入介绍。这些药物中有的已经在国内上市,如波生坦、安立生坦、伊洛前列素、西地那非、他达那非、伐地那非、曲前列素、贝前列素、法舒地尔等;有的即将上市,如马昔腾坦、利奥西呱。希望本书能促进临床医师深入认识肺高压,提高我国肺高压治疗的水平。

由于作者水平有限,不当之处在所难免,敬请批评指正。

周达新　管丽华　葛均波

2014 年 10 月

目　　录

第一章 概　　述

陈丹丹　管丽华

一、肺高压的定义和诊断标准

肺高压(pulmonary hypertension，PH)是指肺内循环系统发生高血压。整个肺循环中，任何系统或局部病变引起的肺循环血压增高均可称为肺高压。2013年在法国尼斯(Nice)召开的世界卫生组织(WHO)第五届肺高压国际会议(Nice会议)对肺高压的诊断标准略做了修改，将肺高压定义为经右心导管测量的平均肺动脉压(mPAP)≥25 mmHg，mPAP介于20～25 mmHg者为临界肺高压。肺高压实际上是由多种原因(包括基因突变、药物、免疫性疾病、分流性心脏畸形、病毒感染等)侵犯肺小动脉，引发肺小动脉发生闭塞性重构，导致肺血管阻力(PVR)增加，进而发生右心室肥厚扩张的一类恶性心脏血管疾病。患者早期诊断困难，治疗棘手，预后恶劣，症状出现后多因难以控制的右心衰竭而死亡。

新的Nice分类根据舒张压差[DPG，DPG＝肺动脉舒张压－肺小动脉楔压(PAWP)]对肺高压进行分类，将PAWP≤15 mmHg、DPG≥10 mmHg定义为毛细血管前性肺高压，即肺动脉高压(PAH，又称动脉性肺高压)，将PAWP＞15 mmHg、DPG＜7 mmHg定义为孤立性毛细血管后性肺高压；PAWP＞15 mmHg、DPG≥7 mmHg定义为毛细血管前、后结合的肺高压。对于肺高压患者，右心导管检查时应行急性肺血管扩张试验以明确是否存在肺血管痉挛因素，这类患者服用钙通道阻滞剂预后良好，存活时间在5年以上。

根据病因可将肺高压分为五大类：第一大类是肺动脉高压，主要包括特发性肺动脉高压(IPAH)以及结缔组织疾病、艾森门格综合征[Eisenmenger综合征，由先天性心脏病(CHD)发展而来]、肝脏疾病、人类免疫缺陷病毒(HIV)感染等相关肺高压；第二大类是左心疾病(包括瓣膜性心脏病、心肌病、缺血性心脏病等)相关性肺高压；第三大类是呼吸系统疾病和(或)低氧血症相关性肺高压；第四大类是由于机化血栓或栓子导致肺动脉闭塞引起的慢性血栓栓塞性肺高压(CTEPH)；第五大类是原因不明和(或)多种机制所致肺高压。

二、解　剖　结　构

肺动脉干位于心包内，粗而短。它起自右心室，在升主动脉前方向左后上方斜行，至主动脉弓下方分为左、右肺动脉。左肺动脉较短，在左主支气管前方横行，分2支进入左肺上、下叶。右肺动脉较长而粗，经升主动脉和上腔静脉后方向右横行，至右肺门处分为3支进入右肺上、中、下叶。从右肺动脉走向和口径来看，似肺动脉干的延续。在肺动脉干分叉处稍

1

左侧有一纤维性的动脉韧带,连于主动脉弓下缘,是胚胎时期动脉导管闭锁后的遗迹。

肺静脉每侧有 2 条,分为左上、左下肺静脉和右上、右下肺静脉。肺静脉起自肺门,向内穿过纤维心包,注入左心房后部。肺静脉将含氧量高的血液输送到左心房。左肺上、下静脉分别收集左肺上、下叶的血液,右肺上静脉收集右肺上、中叶的血液,右肺下静脉收集右肺下叶的血液。

肺动脉为功能性血管,左、右侧支气管动脉为营养性血管,通常有 1~4 支,左侧主要起自胸主动脉和主动脉弓,右侧主要来自第 3~5 肋间后动脉。在肺门处支气管动脉互相吻合,广泛交通成网,进入肺内后伴随支气管走行,经肺段门进入肺段内,形成 1~3 支肺段支气管动脉。支气管动脉最终在支气管壁的外膜和黏膜下层分别形成供应支气管的毛细血管网。其大部分血液经肺静脉回流入心脏,仅在肺门附近的较大支气管有支气管静脉,汇集肺门及其附近胸膜的静脉血返回心脏(图 1-1)。

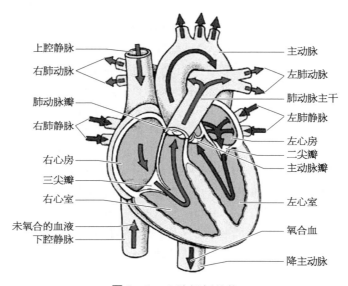

图 1-1　心脏解剖结构

三、肺高压的病理生理机制

肺高压的病理生理特征是异质性的病理细胞与分子作用于直径<500 μm 的中小动脉而导致肺动脉重塑,常见原因包括血栓栓塞性疾病、流量介导的血管功能障碍、慢性肺循环缺氧、血管因子失调、遗传因素、左心功能不全等,这些因素导致肺血管反应性损伤,进一步导致肺血管阻力增加、肺动脉压力升高,最终导致右心室重塑(图 1-2)。

关于肺高压形成机制的"双重打击"假说指出,有特定遗传背景的患者暴露于引起肺循环损伤的环境下可导致耗氧增加,线粒体功能损伤,上调特定 microRNA,下调负责保证肺血管结构与功能正常的细胞信号通路,最终导致肺血管内皮损伤、丛样病变、肺血管收缩与微血栓栓塞(图 1-3)。

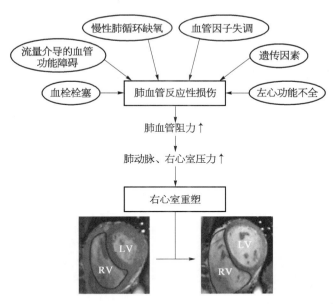

图 1 - 2　肺血管损伤的病理生理机制

LV：左心室；RV：右心室

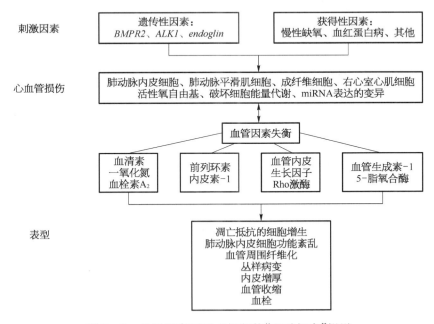

图 1 - 3　关于肺高压形成机制的"双重打击"假说

四、 肺高压的诊断与鉴别诊断

根据最新诊断分类标准,肺高压共分为 5 大类、21 亚类、30 余小类,因此只有根据规范的诊断流程才能对肺高压患者进行准确的分类诊断(表 1－1)。肺高压的诊断和鉴别诊断要点:① 首先应有肺高压的诊断意识,以便早期诊断;② 判断是否存在肺高压的危险因素;③ 完善相关实验室检查,对肺高压进行详细的分类诊断;④ 通过右心导管检查及急性肺血管扩张试验进行病情评估及指导药物治疗;⑤ 对患者心肺功能进行评估,确定治疗策略。

表 1－1 2013 年 Nice 临床分类

1 肺动脉高压
  1.1 特发性肺动脉高压
  1.2 遗传性肺动脉高压
    1.2.1 *BMPR2* 基因
    1.2.2 *ALK1*、*endoglin*、*SMAD9*、*caveolin－1*、*KCNK3* 基因
    1.2.3 未知基因
  1.3 药物和毒物所致肺动脉高压
  1.4 相关疾病所致肺动脉高压
    1.4.1 结缔组织疾病
    1.4.2 HIV 感染
    1.4.3 门静脉高压
    1.4.4 先天性心脏病
    1.4.5 血吸虫病
1′ 肺静脉闭塞病和(或)肺毛细血管瘤病
1″ 新生儿持续性肺动脉高压
2 左心疾病相关性肺高压
  2.1 收缩功能不全
  2.2 舒张功能不全
  2.3 瓣膜疾病
  2.4 先天性及获得性左心流入道、流出道梗阻和先天性心肌病
	3 呼吸系统疾病和(或)低氧血症相关性肺高压
	  3.1 慢性阻塞性肺疾病
	  3.2 间质性肺疾病
	  3.3 其他伴有限制性、阻塞性或混合性通气障碍的肺部疾病
	  3.4 睡眠呼吸暂停
	  3.5 肺泡通气不足
	  3.6 慢性高原病
	  3.7 肺泡-毛细血管发育不良
	4 慢性血栓和(或)栓塞性疾病相关性肺高压
	5 原因不明和(或)多种机制所致肺高压
	  5.1 血液系统疾病:慢性溶血性贫血、骨髓增生性疾病、脾切除术
	  5.2 系统性疾病:结节病、肺朗格汉斯细胞组织增多症、淋巴管肌瘤病、多发性神经纤维瘤、血管炎
	  5.3 代谢性疾病:糖原贮积症、戈谢病、甲状腺疾病
	  5.4 其他:肿瘤样阻塞、纤维纵隔炎、行透析的慢性肾衰竭、节段性肺高压

五、 肺高压的治疗

肺高压根据病因不同分为五大类,需根据分类进行治疗。以下简单介绍其治疗策略。

1. 肺动脉高压

(1)一般治疗:限制爬山、跑步等活动。女性患者需严格避孕,因为妊娠可增加病死率、加重病情。患者出现右心衰竭时可加用利尿剂和(或)强心药,如地高辛、多巴酚丁胺;出现明显缺氧时需吸氧。抗凝药物,如华法林,在 IPAH 和结缔组织疾病相关性肺动脉高压患者中被推荐应用。

（2）新型肺血管扩张剂：目前有三大类针对不同作用途径的肺血管扩张剂。

1）前列环素类似物：代表药物是依前列醇，通过中心静脉持续输注。它是目前最有效的药物，但在药物输注方面需特别护理，且价格昂贵。最新的西方国家治疗指南指出，对于心功能Ⅳ级的患者首先推荐使用依前列醇，说明依前列醇是患者处于危重状态时最有效的药物。目前前列环素类似物口服制剂有日本生产的长效贝前列素。其效果相对温和且价格便宜，适用于临床症状不是非常严重的肺动脉高压患者。

2）内皮素受体拮抗剂：波生坦是第一个在临床上应用的内皮素受体拮抗剂，有专家认为双重内皮素受体拮抗剂治疗肺动脉高压更有效。研究表明，波生坦可有效改善肺动脉高压患者的运动耐量和预后，常见不良反应有肝功能异常、白细胞和血小板减少等，并且存在较多药物间相互作用。安立生坦为选择性内皮素受体 A 拮抗剂，不良反应较少，偶尔可引起水肿或间质性肺炎加重。

3）5 型磷酸二酯酶抑制剂（PDE-5 抑制剂）：可减少一氧化氮（NO）的分解，最早因治疗男性勃起功能障碍而闻名。其除了分布于睾丸血管外，其在肺血管中分布也非常丰富。已有诸多研究证实 5 型磷酸二酯酶抑制剂西地那非可改善肺动脉高压患者活动耐量、血流动力学指标及其预后。他达那非是长效 5 型磷酸二酯酶抑制剂，几年前已上市，其改善症状、减少临床恶化的作用也已得到证实。

利奥西呱（riociguat）是最新研发的一类鸟苷酸环化酶激动剂。NO 激活可溶性鸟苷酸环化酶，使其转化为环鸟苷酸（cGMP），起到舒张血管平滑肌的作用。利奥西呱是首个鸟苷酸环化酶激动剂，通过增加对低水平 NO 的敏感性而介导血管舒张。目前利奥西呱的相关临床试验已完成，已在美国上市，很快将在日本和中国等亚洲国家上市。

（3）药物的使用方法：当单个药物无法有效改善症状和（或）血流动力学时，建议加用另一种药物，即启动联合治疗，该治疗策略称为序贯联合治疗。初始联合治疗指一开始就使用一种以上的血管扩张剂，即以最大的效应开始使用，但要注意血压下降等不良反应。各类药物的临床证据水平及推荐等级详见表 1-2。

表 1-2 2013 年 Nice 会议批准使用的药物

推荐等级	证据水平	WHO肺动脉高压功能分级		
		Ⅱ级	Ⅲ级	Ⅳ级
Ⅰ	A 或 B	安立生坦、波生坦、马昔腾坦、利奥西呱、西地那非、他达那非	安立生坦、波生坦、依前列醇（iv）、吸入伊洛前列素、马昔腾坦、利奥西呱、西地那非、他达那非、皮下注射及吸入曲前列素	静脉使用依前列醇
Ⅱa	C	—	伊洛前列素吸入曲前列素	安立生坦、波生坦、吸入用伊洛前列素、马昔腾坦、利奥西呱、西地那非、他达那非、皮下注射及吸入曲前列素
Ⅱb	B	—	贝前列素	—
—	C	—	初始联合治疗	初始联合治疗

2. 左心疾病和肺部疾病相关性肺高压 基本治疗策略是治疗原发疾病和诱发因素。

3. 慢性血栓和(或)栓塞性疾病相关性肺高压

(1)药物治疗：以上所提及的肺血管扩张剂可缓解此类患者的症状和预后。血栓栓塞性狭窄和较大肺动脉阻塞可导致继发性肺动脉病变,如肺小动脉血管壁增厚,这些血管扩张剂对肺血管异常病变的治疗有效。

(2)肺动脉内膜剥脱术(PEA)：是将增厚的肺动脉内膜剥除,像大多数心脏病手术一样需要使用体外循环和超低温冷却技术,技术要求高。该手术最先于1980年在美国开始应用,目前世界范围内均能开展此种手术。

(3)球囊血管成形术：该技术最早于20世纪初期在美国开展,但因频繁出现严重不良反应而被摒弃。20世纪后期日本更新了此项技术,有效地减少了致命并发症,使这项以导管为基础、创伤性较小的治疗技术效果与PEA相当。

4. 原因不明和(或)多种机制所致肺高压 目前无临床研究可供参考。

参考文献

[1] Galie N, Corris PA, Forst A, et al. Updated treatment Algorithm of pulmonary arterial hypertension [J]. J Am Coll Cardiol, 2013, 25(62)：S62 - S70.

[2] Maron BA, Loscalzo J. Pulmonary hypertension: pathophysiology and signaling pathways[J]. Handb Exp Pharmacol, 2013, 218：31 - 58.

[3] Simonneau G, Gatzoulis MA, Adatia I, et al. Updated clinical classification of pulmonary hypertension [J]. J Am Coll Cardiol, 2013, 25(Suppl)：S34 - S41.

第二章 肺动脉高压的遗传学研究及进展

颜艺 刘崇

肺动脉高压(pulmonary arterial hypertension，PAH)是一类以肺血管阻力进行性升高和血管重构为特征的心肺血管疾病，最终可致右心衰竭甚至死亡。它由 Dresdale 等人在 1951 年作为一个散发病例首次报道。Dresdale 等人于 1954 年再次报道了该病例，因该患者家系中有多名肺动脉高压患者。这是首次报道家族性肺动脉高压(familial pulmonary arterial hypertension，FPAH)。随后 30 年，美国又发现了 14 个不同家系，研究发现 FPAH 的遗传模式为单基因常染色体显性遗传，外显率约为 20%。2005 年 Dina Point 会议后，以遗传性肺动脉高压(heritable pulmonary arterial hypertension，HPAH)取代 FPAH，主要考虑特发性肺动脉高压(idiopathic pulmonary arterial hypertension，IPAH)中 10%～20% 的患者存在基因突变，可能遗传给后代，导致患病风险增加。

1997 年，美国哥伦比亚大学和范德堡大学的两个研究小组分别将 HPAH 中 *PPH1* 基因定位于染色体 2q31 - 32。数年后，这两个小组阐明了编码 2 型骨成形蛋白受体(bone morphogenetic protein receptor type-2，BMPR2)的基因突变是 HPAH 的致病基因。BMPR2 是转化生长因子 beta 超家族(TGF - beta)中的一个成员。近 10 年来一系列研究表明，55%～70% 的 HPAH 和 11%～40% 的 IPAH 存在 *BMPR2* 基因突变。但人们对该基因与疾病发生机制之间的认识仍是冰山一角。*BMPR2* 信号转导通过转录水平调控靶基因，对细胞生长和分化起着重要作用。

一、 肺动脉高压的流行病学

人群中 IPAH 和 HPAH 的发病率为 1/100 万～2/100 万，男女发病率之比为 1∶2，但男女患者的严重程度及预后类似。肺动脉高压可以在任何年龄发生，其平均诊断年龄为 36 岁，中位生存时间为 2.8 年。从症状出现到确诊的平均时间为 2 年，有家族史的肺动脉高压患者时间更短。

2000 年法国关于肺动脉高压患者的前瞻性注册研究报道，法国成人居民中肺动脉高压的患病率为 15/100 万，男女患病率之比为 1∶1.9。674 例肺动脉高压患者中约 39.2% 为 IPAH，3.9% 为 HPAH，15.3% 为结缔组织疾病相关肺动脉高压(系统性硬化为主要病因)，11.3% 与先天性心脏病相关，10.4% 与门静脉高压相关，9.5% 与服用食欲抑制剂相关，6.2% 与 HIV 感染相关。

世界各种族间 *BMPR2* 的突变率不尽相同。2012 年刘崇等人报道了中国汉族 IPAH

患者 BMPR2 突变率为 14.5%,HPAH 患者为 53.3%,新发现的突变位点有 25 个,且中位诊断年龄为 32 岁,这与美国国立卫生研究院(NIH)注册登记研究(平均诊断年龄±标准差:36±15 岁)和日本的一项研究(平均诊断年龄±标准差:30.4±13.1 岁)结果相符,但明显早于 REVEAL 研究(平均诊断年龄±标准差:53±14 岁)和法国注册登记研究(平均诊断年龄±标准差:52.5±16.1 岁)的平均诊断年龄。

二、 肺动脉高压的遗传模式和临床表现

IPAH 和 HPAH 在临床和组织病理学上不能加以区分,仅通过临床和组织病理检查很难确认 HPAH。HPAH 有女性高发(男女比例约 1:2)、发病年龄多样等特点。

(一) 不完全外显

范德堡大学的研究人员随访了 120 个 HPAH 家族,且每个家族均为不完全 BMPR2 外显。完成基因检测的家系中 52 个家系检测到 BMPR2 突变,12 个家系无突变。另有 4 085 个血亲预测半数携带突变,增加了他们罹患 HPAH 的危险。所有家系成员中确诊为 PAH 者约占 18%。1984 年报道的美国第 14 个 HPAH 家系中,28 例患者诊断为 HPAH,年龄覆盖面广,女性与男性患者比为 6:1。该家系中多个成员为突变携带者。由哥伦比亚大学完成的另外一个相似样本量的队列研究,同样证实了 HPAH 的不完全外显特点。综合两所大学的研究结果,HPAH 家庭成员患病的估测风险为 10%(50% 的概率遗传突变致病基因,20% 的概率外显)。

肺动脉高压家系研究揭示 HPAH 中 BMPR2 突变有不完全外显的特点。这表明杂合基因突变还不足以导致该病外显。不完全外显的机制尚未明确,提示疾病显现与其他基因或环境有关。Austin 等人研究证实女性 BMPR2 突变携带患者尿液中雌激素代谢产物 2-酚羟基与 16α-羟雌酮之比显著低于表型正常的女性突变携带者。在另一项研究中雌激素代谢基因 CYP1B1 被证实在女性突变患者中的表达水平远低于在表型正常的女性突变携带者中的表达水平。该研究显示雌激素代谢紊乱可能促使女性 BMPR2 突变携带者倾向于外显,CYP1B1 有可能成为性别特异的修饰基因。

Hamid 等人分离 BMPR2 基因突变携带者的淋巴细胞,发现非致病突变携带者的野生型等位基因 BMPR2 转录水平显著高于突变患者,提示无义介导的 mRNA 降解(NMD)减少野生型等位基因 BMPR2 的转录产物在 HPAH 的发病过程中起着重要的作用。该研究团队在 2012 年 Circulation 上报道了 47 个基因突变携带患者及 35 个基因突变携带表型正常者中 BMPR2 在转录过程中产生不同类型单体。单体 A 和单体 B 的比例在患者和携带者中有显著差异。丝氨酸精氨酸剪切因子 SRSF2 参与 BMPR2 转录后剪切。BMPR2 突变携带者中不同水平的 SRSF2 影响 BMPR2 转录后剪切,单体 B 水平相对高的携带者倾向于外显。

Flynn 等人培养 10 例 HPAH 患者和 10 例相匹配的家族成员的淋巴细胞进行表达谱相关性分析(cMap),所有研究对象均伴 NMD 的 BMPR2 基因突变,研究结果表明活性氧(ROS)的形成可能参与 HPAH 的发病过程。

尽管这些基于淋巴细胞的研究在一定程度上解释了 HPAH 患者的低外显率,但是 HPAH 的病理改变主要发生在肺血管,因此获取患者的肺组织开展相关研究对于揭示

HPAH 的发病机制是至关重要的。

（二）性别偏移

在 IPAH 和 HPAH 中，女性多于男性，比例约为 2∶1。女性成为是否外显的重要决定因素。携带 *BMPR2* 突变的男性出生比例低于预期，可能是因为胚胎发育异常导致男性胎儿死亡。关于激素或性染色体参与发病的假设有待证实。性别调控发病机制的研究有待发掘并且可能为提高 HPAH 诊断和治疗提供重要信息。

（三）发病年龄的多样性

IPAH 和 HPAH 可发生于任何年龄。法国研究指出，*BMPR2* 突变患者的确诊年龄较无突变患者早 10 年。突变患者较无突变患者死亡年龄提前，这进一步支持了 *BMPR2* 突变患者病情严重的结论。

（四）*BMPR2* 突变及遗传学特点

1. *BMPR2* 突变是多数 HPAH 的病因　范德堡大学和哥伦比亚大学的两个研究小组使用微卫星标记和连锁分析将致病基因定位在染色体 2q33 上。Morse 等人定位了 HPAH 致病基因在染色体 2q31－32。通过收集 6 个肺动脉高压家系中 19 个患病和 58 个未患病的家庭成员的 DNA，Nichols 等人使用微卫星标记和连锁分析将其定位到染色体 2q33 中的 3 000 万碱基对区域，并最终确定致病基因为 *BMPR2*。BMPRⅡ是 TGF－β 超家族成员的受体，它是一种组成型丝/苏氨酸受体激酶，下调信号通路从而对疾病进展（包括血管生成）有重要作用。*BMPR2* 包括 13 个外显子、4 kb 转录产物、1 038 个氨基酸和 4 个不同功能的结构域。HPAH 患者中发现了多种 *BMPR2* 突变，均为杂合生殖细胞突变类型。

2. 散发病例中的 *BMPR2* 突变　目前散发病例突变率为 10%～40%。目前已报道的 *BMPR2* 突变有 323 种。我国汉族 IPAH 的突变率为 14.5%，与其他种族中的突变率相当。IPAH 患者突变率较恒定可能与检测技术的限制或人群中其他因素相关，具体机制仍需要进一步阐明。

3. *BMPR2* 突变引起肺动脉高压的机制　*BMPR2* 基因突变类型主要包括错义突变、无义突变、移码突变、剪接位点突变和基因重复/缺失突变等类型。突变分布于多个外显子及功能区域，以激酶区最集中。中国汉族肺动脉高压中导致翻译提前终止的突变率为 48%，比 2009 年 Machado 等人报道的概率（68%）低。

多聚连接酶探针扩增法还可以发现 HPAH 和 IPAH 病例中潜在的大片段重排突变。Aldred 等人报道大片段重排突变在 58 例 HPAH 患者中为 12%，126 例 IPAH 患者中为 5%。中国肺动脉高压患者中大片段重排突变率占所有突变类型的 14%，占中国汉族散发无 *BMPR2* 位点突变患者的 3.1%。该概率与 Aldred 等人报道类似，但比 Cogan 等报道的概率低，他们的研究显示 12 个家族中大片段重排突变率为 33%。

BMPR2 突变导致肺动脉高压的主要分子机制是单倍剂量不足。单倍剂量不足是单个等位基因突变引起蛋白质产物不足，不能维持正常生理功能需要，导致疾病表型发生。2001 年，Machado 等人研究了基因型/表型，认为单倍剂量不足是肺动脉高压发生的重要机制。他们认为 60% 已报道的突变会导致 *BMPR2* 转录产物形成不成熟终止密码子，引起无义密码子介导的蛋白质降解。另外一种机制是突变引起 BMPRⅡ分子信号通路受损。*BMPR2*

外显子 2 和外显子 3 编码胞外配体与受体结合区域,该区域通过 10 个半胱氨酸残基组成 5 对二硫键,构建合适的空间构象,维持蛋白质正常结构与功能,对 BMPRⅡ信号活性传递至关重要。这些位点突变,影响蛋白质的空间构象,导致其功能丧失。激酶域的错义突变引起腺苷磷酸化结合、底物识别和磷酸基团转运功能受损,它们的突变导致 Smad 信号途径完全中断或引起负显性效应。

4. 肺动脉高压中的"多次打击"学说　不完全的外显率表明 BMPR2 基因突变是影响表型必要的,但不是唯一的因素。研究表明遗传和环境共同作用可能促成肺动脉高压的发生与发展。BMPR2 基因突变者"多次打击"导致肺动脉高压,与肿瘤遗传学的一系列基因突变引起"多次打击"学说相似。

肺动脉高压患者的肺血管局部内皮细胞和局部、远处平滑肌细胞呈现出单克隆细胞增殖,BMPRⅡ信号通路可能是影响肺动脉内皮细胞单克隆增殖的原因。研究人员发现循环内皮祖细胞(EPCs)可能是肺动脉高压的致病原因或损伤修复结果,EPCs 循环迁移进驻肺血管,参与肺动脉高压的发生。Diller 等人发现无 BMPR2 突变肺动脉高压患者中循环EPCs 减少,且与疾病严重程度有关。循环 EPCs 血浆水平越高,西地那非用药剂量越大。HPAH 患者肺组织免疫组化染色发现,患者肺组织几乎完全缺乏 BMPRⅡ蛋白。突变携带者携带一个突变的等位基因和一个正常的等位基因。如果该突变不是负显性效应,另一个野生型基因应该可以表达正常蛋白质。肺特异性体细胞基因突变改变了野生型 BMPR2 等位基因,这与肿瘤发生发展机制中肿瘤抑制基因二次丢失类似。然而,体细胞微卫星的不稳定导致野生型 BMPR2 等位基因失去功能的研究未能证明"两次打击"是 HPAH 发病的可能因素。Hamid 等人证实在 BMPR2 单倍剂量不足的突变者中,野生型 BMPR2 基因的表达水平较正常携带者低,说明 BMPR2 杂合突变者中正常 BMPR2 等位基因表达水平可能是影响疾病表型的因素。因此,"第二打击"可能是 BMPR2 杂合子中野生型等位基因表达活性减低,与 BMPR2 突变杂合子的单倍剂量不足相互作用,导致 BMPRⅡ通路活性进一步降低。

三、 肺动脉高压的遗传修饰因子

肺动脉高压的表型不一致,不同家族成员之间发病年龄不同,性别趋势不同,说明内部和外部因素共同作用于此病。最主要的内部因素是自身遗传因素。这些基因激活后是否会增强 BMPR2 突变患者的临床表现,或者是作为一种保护修饰因子使基因突变者不会发病,研究尚不明确。

以血清素(5-羟色胺)通路中常见遗传学变异(基因多态性)为例,5-羟色胺转运体(serotonin transporter,SERT)基因多态性以独立或联合方式作用于 BMPR2 基因突变患者。血清素是一种细胞有丝分裂原,通过 SERT 介导的信号通路刺激肺动脉平滑肌细胞(pulmonary artery smooth muscle cell,PASMC)分裂增殖。SERT 激活血清素导致下游促有丝分裂原激活蛋白激酶(mitogen-activated protein kinase,MAPK)通路,生成部分氧化反应产物,最终刺激转录基因驱动细胞增殖。体外发现,PASMCs 在这些产物刺激作用下增殖反应非常明显。因此,在异常血清素信号通路中,上调 MAPK 可抑制 BMP 信号通路的生长抑制作用,从而可能导致肺动脉高压的发生与发展。

Machado 等人检验了 *SERT* 基因多态性调节肺动脉高压外显的作用。528 例患者包括 133 例携带 *BMPR2* 突变的 HPAH 患者、259 例无突变的 IPAH 患者、136 例其他因素相关的肺动脉高压患者及 353 例正常对照,研究发现 *SERT* 等位基因频率没有不同,说明 *SERT* 基因多态性可能不会造成 *BMPR2* 突变和无突变者临床表型不同。Willers 等人的研究同样证实 *SERT* 基因多态性对疾病的外显率无影响。这些研究说明 *BMPR2* 突变和 *SERT* 基因的多态性在疾病发病过程中的相互作用不明显。

四、 BMP 信号通路与 PAH 研究

(一) BMP 信号通路

BMPRⅡ组成性表达且进化过程中高度保守,其配体为骨形成蛋白(bone morphogenetic protein, BMPs)。BMPs 是 TGF-β 蛋白超家族成员,且在哺乳动物生长发育调控中起着至关重要的作用,如胚胎期肺、软骨和骨的形成。遗传学研究证明 TGF-β 超家族调节肺血管细胞的生长和分化,但其分子机制并不清楚。

BMPR2 基因编码 BMPRⅡ。该受体由四部分构成:配体结合区、激酶区、跨膜区和胞质区。BMPRⅡ/BMPRⅠ复合体激活,导致一系列胞质调节因子,包括 Smad 家族磷酸化,尤其是 Smad 蛋白1、5、8,联合 Smad4 跨膜定位在细胞核内,调节靶基因转录。Nasim 等人发现 IPAH 患者中存在 *SMAD1*、*4*、*9* 基因变异(variation),提示 Smad 信号通路在 *BMPR2* 下游信号通路中有举足轻重的作用。Smad 信号通路抑制细胞增殖和诱导细胞凋亡,但确切分子机制还未阐明。*BMPR2* 突变可能引起抑制肺血管细胞异常增殖作用消失,但为何肺动脉高压患者体内其他部位血管无病变,研究尚不能解释。

BMPR2/BMPR1 激活后还可作用于其他底物,包括 MAPKs 和氨基末端激酶。*BMPR2* 突变不仅影响 Smad 信号通路,还影响 MAPK 通路。Yang 等人研究证明肺动脉高压患者 *BMPR2* 激酶区突变导致 PASMCs Smad 信号下调,丧失抗增殖作用。Smad 和 MAPK 作用不平衡可能导致细胞异常增殖及凋亡减少,促进肺动脉高压的发生与发展。

除 BMPs 外,其他生长因子在肺动脉高压的发病机制中也有一定作用,包括血管内皮生长因子(vascular endothelial growth factor, VEGF)和血小板源性生长因子(platelet-derived growth factor, PDGF),它们和 BMPs 相互作用,影响 BMPRⅡ通路。肺动脉高压患者丛状病变中 VEGF 表达升高。VEGF 抑制细胞凋亡,促进血管重塑。在肺动脉高压患者中是有益还是有害尚不清楚。BMP-9 及其他 BMPs 能抑制 VEGF 的活化。

PDGF 是一种强烈的有丝分裂原和肺血管平滑肌细胞化学诱导剂,可导致肺动脉高压中肺血管重构。肺动脉高压患者肺血管 PDGF 表达水平升高,且 PDGF 引起 PASMC 增殖过程中BMPRⅡ活性降低。可能 BMPRⅡ活性不足丧失对 PDGF 有抑制作用,这种作用可通过过氧化酶-增殖-活性受体 γ 激活来补救。

(二) BMP 信号通路与 TGF-β 信号通路

BMPs 通过 *BMPR2* 激活典型的 Smad1/5/8 通路,而 TGF-β 主要通过与 ALK5 受体

结合从而激活 Smad2/3 通路。BMP 信号通路的抗增殖与 TGF 信号通路的促增殖之间达到一个平衡,当 *BMPR2* 基因突变时,两条信号通路之间的平衡遭到破坏。2013 年 Morrell 的研究发现野百合碱诱导的肺动脉高压大鼠模型中促增殖的 TGF – β 信号通路增强,而抑制增殖的 BMP 信号通路减弱。ALK5 受体拮抗剂能够有效阻止该肺动脉高压大鼠模型的疾病进程。此外,体外实验证实 TGF – β1 能够直接抑制人肺动脉平滑肌细胞(PASMC)BMP – Smad 信号通路,提示 TGF – β1 可能与血管重构的发生与发展有关。血管内皮细胞特异性 *BMPR2* 基因缺失的 L1Cre 细胞株已被证实 TGF – β1 能够提高 Smad2 蛋白磷酸化的灵敏度,且该细胞株 Smad2 异常磷酸化不能被 *BMP4* 抑制。这一结论也支持 BMP 信号通路与 TGF 信号通路之间平衡丧失可能与肺动脉高压的发生与发展相关。此外,功能紊乱的 BMPRⅡ 通过 TGF – β 激活激酶 1(TGF – β – associated kinase 1,TAK1)激活 Smad 蛋白非依赖的 MAPK 通路,从而引起细胞异常增殖、凋亡抑制。

前列环素类似物作为肺动脉高压的临床一线治疗用药,被证实能够通过蛋白激酶 A 途径减少 Smad2 和 Smad3 蛋白及 p38 丝裂原活化蛋白激酶蛋白,从而有效地抑制 TGF – β1 诱导的 Smad 蛋白依赖性、非依赖性信号通路引起的细胞异常增殖,有望防止肺动脉高压的发生及减缓疾病的进程。

(三)BMP 信号通路与炎症反应

肺动脉高压患者体内炎症细胞因子水平增加伴肺组织炎症细胞浸润。过度增加的炎症反应和受损的 BMP 信号通路与 HPAH 的发生与发展密切相关。通常情况下,BMP 信号通路通过心肌素相关转录因子 A(myocardin-related transcription factor A,MRTF – A)抑制肿瘤坏死因子 α 信号通路发挥抗感染作用。另外一项研究表明 *BMPR2* 缺陷细胞中 TGF – β1 信号通路的增强与异常的 NF – κB 信号通路引起的 IL – 6、IL – 8 表达增加有关。

肺血管内皮细胞 BMPRⅡ 表达量降低能够诱导炎症细胞因子的产生、促进白细胞浸润肺血管壁,更易发生炎症反应。体外实验发现 TNF – α、TGF – β1 刺激 *BMPR2* 缺陷的内皮细胞后,白细胞的迁移明显增加,且不依赖 CXCR2 的水平。内皮细胞特异性 *BMPR2* 缺失的小鼠血浆中调节白细胞迁移和浸润的可溶性介质增加,CXCR2 作为一种趋化因子受体,其配体明显增加,CXCR2 信号通路增强,且 CXCR2 拮抗剂 SCH527123 能够抑制白细胞迁移逆转肺动脉高压的病理改变。这提示 *BMPR2* 能够调节 CXCR2 在内皮细胞的表达,为肺动脉高压治疗指明了新的方向。此外,CXCR4 的表达与在已重构的动脉循环血管祖细胞聚集有关。

由于 IPAH 和 HPAH 患者血清中大量炎症介质失调,故可能将其作为评估患者生存的生物标志物,2010 年 Morrell 的研究团队发现 IL – 6＞9 pg/ml 的患者 5 年生存率为 30%,然而 IL – 6≤9 pg/ml 的患者能达到 63%($P=0.008$)。抗炎药物地塞米松通过减少 IL – 6、重建 *BMPR2* 表达及减少肺血管平滑肌细胞的增殖来预防和逆转野百合碱诱导 PAH 大鼠模型的肺血管病变。

(四)BMP 信号通路与其他信号通路

肺动脉高压患者内皮素、NO 及前列环素通路存在异常,表现为内皮素-1 过度表达、前列环素和 NO 减少,导致肺血管收缩舒张失衡及重构。近年来,肺动脉高压治疗取得了实质性的进展,患者的预后得到改善,这主要得益于临床上广泛应用针对前三条经典通路的靶向药物,它主要包括内皮素受体拮抗剂、前列环素类药物和 5 型磷酸二酯酶抑制剂。研究证明这三条途径与 BMP 信号通路相互联系。

体外实验证实不同 BMPs 与其受体能够促进内皮素-1 的产生。例如,BMP－7 能够增加 *BMPR2* 基因敲除小鼠内皮素-1 的水平,但是敲除 *ALK2* 基因后不具备该效应,由此可见 *ALK2* 在 *BMPR2* 表达下降时对内皮素-1 的产生尤为重要。

5 型磷酸二酯酶抑制剂西地那非经体内外实验均证实通过环磷酸鸟苷及环磷酸鸟苷依赖的蛋白激酶 I 增强经典的 BMP 信号通路,并且能够部分重建 *BMPR2* 突变的 PASMC 受损的 BMP 信号通路。该研究不仅揭示了西地那非在肺动脉高压治疗方面的新机制,同时也提示针对 BMP 信号通路的治疗或许使患者受益。

另一项研究证实前列环素类似物能够上调 DNA 结合蛋白抑制物 1(inhibitor of DNA binding protein 1,Id1)的水平、重建 *BMPR2* 突变的 PASMCs 内受损的 BMP 信号通路。

五、 其他肺动脉高压中的基因突变及多态性

肺静脉闭塞病(pulmonary venoocclusive disease,PVOD)是一种由于肺小静脉和静脉闭塞引发肺高压的少见疾病。Runo 等人在 1 例活检证实为 PVOD 的 36 岁女性患者中发现 *BMPR2* 基因突变,导致截短蛋白表达。先证者母亲也死于肺高压,先证者妹妹为 *BMPR2* 基因突变携带者。Aldred 等人也在 1 例 PVOD 患者中发现 *BMPR2* 基因突变,这例患者三个直系亲属死于肺高压。突变类型与一个 HPAH 家族相同,但该家族却无 PVOD。Montani 等人研究 24 例 PVOD 患者中,有 2 例患者存在 *BMPR2* 基因突变。PVOD 中检测到 *BMPR2* 基因突变说明 *BMPR2* 基因突变引起分子改变呈现出临床表型多态性。PVOD 和肺动脉高压可能是同一种疾病的不同发展阶段。

现已明确服用减肥药可导致肺动脉高压,如芬氟拉明和右芬氟拉明。减肥药导致肺动脉高压的发病机制还不清楚,但证明在遗传易感人群中,外在环境可促使疾病的发生与发展。芬氟拉明使用者肺动脉高压发病率不高(1/10 000),说明自身易感性是重要的致病条件。Humbert 等人发现无亲属关系的芬氟拉明诱发肺动脉高压患者中,*BMPR2* 基因突变率为 9%。值得注意的是,和其他芬氟拉明相关肺动脉高压患者相比,*BMPR2* 杂合突变患者服用芬氟拉明较短时间后便发生了肺动脉高压。这些发现再次强调遗传和环境共同作用于疾病。

BMP 信号通路在胚胎期心血管系统形成发展中起着非常重要的作用,但先天性心脏病和 *BMPR2* 突变有关的证据不充足。Roberts 等人报道在 106 例先天性心脏病儿童和成人患者中仅有 6% 存在 *BMPR2* 基因突变。此项研究与心血管畸形大鼠模型研究结果一致,说明 TGF－β 家族通路发生异常改变可引起先天性心脏病相关性肺动脉高压。

Koumakis 等人对系统性硬化症相关肺动脉高压患者编码 TGF－β 受体家族的候选基因(如 *BMPR2*、*ALK1*、*TGFR2*、*ENG* 基因等)进行直接测序及基因分型,测序结果未发现任何突变,但该类患者中存在 *ENG* 和 *ALK* 基因单核苷酸多态性,然而该项研究不足以表明 TGF－β 受体基因多态性与系统性硬化症相关肺动脉高压存在明显的相关性。

六、 遗传性出血性毛细血管扩张症和肺动脉高压

遗传性出血性毛细血管扩张症(hereditary hemorrhagic telangiectasia，HHT)是一种血管发育异常的疾病，Rendu-Osler-Weber 综合征，表现为黏膜和皮肤微血管扩张、反复鼻出血、胃肠道出血，以及肺、肝和脑血管的动静脉畸形。此病是由 12 号染色体上活化受体样激酶 1(activin-receptor-like kinase 1，ALK1)和 9 号染色体上的 endoglin 发生突变所致。这两种基因属于 TGF-β 信号通路超家族受体复合物。HHT 一般合并肺动脉高压。单倍剂量不足也被认为是该病的发病机制。

HHT 合并肺动脉高压患者体内 TGF-β 信号通路异常说明存在共同的分子途径导致肺血管疾病的发生。BMPR2 基因和 ALK1 或 endoglin 基因的表达产物无直接相互作用关系，它们的受体也只能作用于各自的活化配体，不能共用。但这些受体都是通过 Smad 家族的共同活化来调节细胞内信号。HHT 合并肺动脉高压说明 TGF-β 信号通路缺陷类型多样，相互作用方式不同，临床表型也不一样。

七、 其他基因突变和肺动脉高压

虽然 BMPR2 基因突变能解释 HPAH 中大部分(80%～85%)病例，但仍有 15%～20%的 HPAH 家系没有发现 BMPR2 突变，提示可能存在其他基因参与疾病的发生。血小板反应蛋白-1(TSP1)能够调节 TGF-βs，且抑制内皮细胞和平滑肌细胞增殖。Maloney 等人研究发现 3 例肺动脉高压患者存在 TSP1 基因(THBS1)突变，其中 2 例伴有 BMPR2 基因突变，提示 THBS1 可能作为 FPAH 的一个修饰基因。另一项报道发现与小髌骨综合征有关的 Tbox 转录因子(TBX4)突变与儿童时期发病的 PAH 密切相关，但在成人时期发病的肺动脉高压患者中很少见。

八、 基因/表型关系研究

关于 BMPR2 基因型对于肺动脉高压临床预后和治疗反应的研究数据非常少，目前人们对于这方面的关注也逐渐增加。Elliott 等人发现 HPAH 和 IPAH 非同义 BMPR2 突变者急性肺血管扩张试验阳性患者较少。Rosenzweig 等人研究一组成人和儿童 BMPR2 突变的肺动脉高压时也得出同样结论。

法国肺动脉高压患者注册登记研究中发现 BMPR2 突变患者，无论有无家族史，肺动脉高压临床表现比无突变患者更严重，发病年龄更早，血流动力学指标异常更严重，预后更差。

2012 年 *Circulating: Cardiovascular Genetics* 报道了上海市肺科医院进行基因咨询的 305 例 IPAH 和 HPAH 患者。其中比较了 BMPR2 突变患者和无突变患者的临床、功能和血流动力学特征。与其他种族相同的是，BMPR2 突变患者在诊断时血流动力学受损较非突变者更为严重。对年龄和性别进行校正后，BMPR2 突变与更高的死亡风险相关(HR，

1.971;95%CI,1.121～3.466;$P=0.018$)。突变患者和无突变患者的总体生存率差异在男性患者中更为显著,即经过诊断年龄校正后,男性突变患者的死亡风险较男性无突变患者更高(HR,3.702;95%CI,1.416～9.679;$P=0.008$)。该趋势在女性患者中同样存在,但无统计学意义。由此可见,*BMPR2* 突变对表型的影响在男性肺动脉高压患者中更显著。鉴于女性肺动脉高压患者的发病机制更为复杂,*BMPR2* 突变的影响可能被其他未知因素所修正,这削弱了女性突变患者和无突变患者的预后差异。

九、　表观遗传学与肺动脉高压

表观遗传学是指在不改变 DNA 序列的前提下,某些机制所引起的可遗传的基因表达或表型的变化。表观遗传主要包括三大机制:DNA 甲基转移酶介导的 CpG 岛甲基化、组蛋白修饰及 microRNA 调节。目前广泛认为表观遗传学在肺动脉高压的发生与发展过程中发挥着重要的作用。

2010 年,美国研究学者 Archer 发现肺动脉高压患者及 FHR(fawn hooded rats)大鼠 PASMC 中线粒体超氧化物歧化酶-2 表达下降,主要与 DNA 甲基转移酶介导的 CpG 岛甲基化有关,造成细胞过度增殖及凋亡受损。近年来人们越来越关注 microRNA 对肺动脉高压发生与发展的影响。microRNA 是一类内源基因编码的长度约为 22 个核苷酸的非编码单链 RNA 分子,参与转录后基因表达调控,与肿瘤、心血管疾病等的发生与发展密切相关。一些研究已证实 miR-204 和 miR-206 调控 PASMC 细胞增殖,另一些 microRNA (如 miR-145、miR-21 及 miR-17/92)被认为与 BMPRⅡ信号通路紊乱相关。miR-145 在 *BMPR2* 缺陷小鼠及 IPAH、HPAH 患者病变血管的 PASMC 表达上调,提示该 microRNA 的增加与 *BMPR2* 突变有关。不仅如此,*SMAD9* 突变 HPAH 患者内皮细胞和 PASMC 内抗增殖效应的miR-21 及 miR-27a 表达量大幅度减少,导致 BMPs 的抑制效应减弱,促进血管细胞的增殖。microRNA 在肺动脉高压领域的相关研究将为临床医师制订新的治疗策略提供理论依据。

十、　基因测序、遗传咨询及基因治疗

遗传检测是个很复杂的过程,HPAH 外显率约为 20%,估计患病风险为 10%。因此,大多数患者家属即使携带 *BMPR2* 杂合突变但无临床症状。

突变患者家属检测 *BMPR2* 突变为阴性时,可减轻患者家属对患此疾病的恐惧。如果检测结果为阴性,突变患者家属患此病的可能性从 1/10 降低到 1/100 万(缩小 10 万倍)。然而,如果一个无临床症状的人发现携带 *BMPR2* 突变,他后半生的患病风险仅轻度增加,约为 1/5(增加 2 倍)。

HPAH 基因检测在北美和欧洲临床已经实现,适用于有肺动脉高压家族史的人群或肺动脉高压患者。实验室检测 *BMPR2* 突变要对包括剪切位点在内的 13 个外显子进行全部测序。某些基因突变可能需要其他的方法检测,如多聚连接酶探针扩增法。检测先证者基

因突变可能花费1 000～3 000美元，一旦检测出突变，其他家庭成员的检查费则会相应减低。遗传检测前和检测后需有经验的遗传咨询师提供咨询。检测出突变，即可诊断为HPAH。其父母、兄弟姐妹、子女有50%的风险携带同样的突变。

《欧洲呼吸杂志》上发表了Frydman等人的研究，成功在1例HPAH家系中BMPR2突变携带者进行了着床前基因诊断，筛选体外受精(in vitro fertilisation，IVF)无突变携带受精卵。该受精卵成功发育成健康婴儿。这是首次采用体外受精方式为BMPR2突变携带者选择健康后代，为BMPR2突变携带者提供了一个生育健康后代的机会。

目前对于肺动脉高压患者无症状家庭成员推荐其每隔3～5年行一次超声心动图检查，德国研究人员建议在HPAH家庭成员中，利用心脏彩超评估静息时和运动后的肺动脉收缩压指标进行筛选。对肺动脉高压家庭成员采用系统性临床评估，评估其静息时和运动情况下的肺动脉压力。Grunig等人发现，BMPR2突变携带者在缺氧状态下行超声心动图检查时肺动脉压力异常，结合其他影像学特征，对于早期发现肺动脉高压风险人群非常重要。然而，负荷超声心动图筛查肺动脉高压有待进一步研究，不推荐作为常规检查。

BMPR2表达下降在实验动物模型中被证实可促进肺动脉高压的发展，改善BMPR2信号通路有望成为肺动脉高压治疗的新方向。构建表达BMPR2的腺病毒载体转染动物模型能够减缓肺动脉高压的进程。靶向载体转染大鼠肺血管内皮细胞能够降低大鼠对低氧和野百合碱的肺高压反应，即降低肺动脉和右心室压力、改善右心室肥厚和远端肺小血管的肌化。改善BMPR2通路能部分抵消TGF通路促增殖的血管重构效应，在肺动脉高压治疗领域有一定的前景。但BMPR2过表达能够改善肺动脉高压的观点仍存在争议。雾化吸入含hBMPR2腺病毒分布到肺动脉高压大鼠模型阻力肺血管，肺动脉高压并未得到明显改善。提示不同的实验条件及载体会对实验结果造成较大的影响。研究表明BMPR2表达下降主要表现在内皮细胞，因此针对内皮细胞相关基因的治疗有待进一步研究。

十一、 全基因组关联研究

全基因组关联研究(genome-wide association study，GWAS)是从人类全基因组范围内的序列变异——单核苷酸多态(single nucleotide polymorphism，SNP)中筛选出与疾病性状关联SNPs。自2005年Science报道了第一项年龄相关性(视网膜)黄斑变性GWAS以来，一系列有关肥胖、2型糖尿病、冠心病等GWAS被陆续报道。研究者无须预先假设致病基因，而是在病例和对照中比较全基因组范围所有变异等位基因频率，从中发现与疾病关联的序列变异。GWAS适用于能够准确测量并且遗传度较高的数量表型的遗传易感性研究。IPAH患者的第一个GWAS研究于2013年在Nature Genetics上报道。研究入选了625例排除BMPR2突变的IPAH患者及1 525例健康对照。结果发现在染色体18q22.3位置的CBLN2上的SNP位点与肺动脉高压明显相关(OR=1.97)。而该领域相关Meta分析对于开展更大规模研究发现疾病相关其他位置的SNP位点有着重要意义。

十二、总结与展望

研究人员对于肺动脉高压遗传学机制的研究取得了巨大进步，大多数 HPAH 和一部分 IPAH 患者中存在 *BMPR2* 基因突变，这一发现大大促进了肺动脉高压分子机制的研究。但全部的遗传学机制的阐明，还需要进一步研究，如 *BMPR2* 突变外显率低的原因、疾病发展过程中各种修饰因子的作用。这些修饰因子可能是 HPAH 遗传发病的基础。高通量测序对于 HPAH 和 IPAH 患者遗传方面的全局把握有着重要意义，为发现其他潜在机制及制订新的治疗策略奠定了基础。对肺动脉高压遗传分子学的深入理解，有助于为肺动脉高压的预防和治疗开创新的里程碑。

参考文献

［1］Abenhaim L，Moride Y，Brenot F，et al．Appetite-suppressant drugs and the risk of primary pulmonary hypertension．International Primary Pulmonary Hypertension Study Group［J］．The New England journal of medicine，1996，335(9)：609－616．

［2］Aldred MA，Vijayakrishnan J，James V，et al．*BMPR2* gene rearrangements account for a significant proportion of mutations in familial and idiopathic pulmonary arterial hypertension［J］．Human mutation，2006，27(2)：212－213．

［3］Archer SL，Marsboom G，Kim GH，et al．Epigenetic attenuation of mitochondrial superoxide dismutase 2 in pulmonary arterial hypertension：a basis for excessive cell proliferation and a new therapeutic target［J］．Circulation，2010，121(24)：2661－2671．

［4］Austin ED，Cogan JD，West JD，et al．Alterations in oestrogen metabolism：implications for higher penetrance of familial pulmonary arterial hypertension in females［J］．The European respiratory journal，2009，34(5)：1093－1099．

［5］Badesch DB，Raskob GE，Elliott CG，et al．Pulmonary arterial hypertension：baseline characteristics from the REVEAL Registry［J］．Chest，2010，137(2)：376－387．

［6］Burton VJ，Ciuclan LI，Holmes AM，et al．Bone morphogenetic protein receptor Ⅱ regulates pulmonary artery endothelial cell barrier function［J］．Blood，2011，117(1)：333－341．

［7］Burton VJ，Holmes AM，Ciuclan LI，et al．Attenuation of leukocyte recruitment via CXCR1/2 inhibition stops the progression of PAH in mice with genetic ablation of endothelial BMPR－Ⅱ［J］．Blood，2011，118(17)：4750－4758．

［8］Caruso P，Dempsie Y，Stevens HC，et al．A role for miR－145 in pulmonary arterial hypertension：evidence from mouse models and patient samples［J］．Circulation research，2012，111(3)：290－300．

［9］Cogan J，Austin E，Hedges L，et al．Role of BMPR2 alternative splicing in heritable pulmonary arterial hypertension penetrance［J］．Circulation，2012，126(15)：1907－1916．

［10］Cogan JD，Pauciulo MW，Batchman AP，et al．High frequency of BMPR2 exonic deletions/duplications in familial pulmonary arterial hypertension［J］．American journal of respiratory and critical care medicine，2006，174(5)：590－598．

［11］Cogan JD，Vnencak-Jones CL，Phillips JA，3rd，et al．Gross BMPR2 gene rearrangements constitute a new cause for primary pulmonary hypertension[J]. Genet Med, 2005, 7(3): 169 - 174.

[12] Davies RJ, Holmes AM, Deighton J, et al. BMP type Ⅱ receptor deficiency confers resistance to growth inhibition by TGF - beta in pulmonary artery smooth muscle cells: role of proinflammatory cytokines[J]. American journal of physiology Lung cellular and molecular physiology, 2012, 302(6): L604 - 615.

[13] Davies RJ, Morrell NW. Molecular mechanisms of pulmonary arterial hypertension: role of mutations in the bone morphogenetic protein type Ⅱ receptor[J]. Chest, 2008, 134(6): 1271 - 1277.

[14] Deng Z, Morse JH, Slager SL, et al. Familial primary pulmonary hypertension (gene PPH1) is caused by mutations in the bone morphogenetic protein receptor- Ⅱ gene[J]. American journal of human genetics, 2000, 67(3): 737 - 744.

[15] Dresdale DT, Michtom RJ, Schultz M. Recent studies in primary pulmonary hypertension, including pharmacodynamic observations on pulmonary vascular resistance [J]. Bulletin of the New York Academy of Medicine, 1954, 30(3): 195 - 207.

[16] Dresdale DT, Schultz M, Michtom RJ. Primary pulmonary hypertension. I. Clinical and hemodynamic study[J]. The American journal of medicine, 1951, 11(6): 686 - 705.

[17] Eddahibi S, Humbert M, Sediame S, et al. Imbalance between platelet vascular endothelial growth factor and platelet-derived growth factor in pulmonary hypertension[J]. Effect of prostacyclin therapy. American journal of respiratory and critical care medicine, 2000, 162(4 Pt 1): 1493 - 1499.

[18] Elliott CG, Glissmeyer EW, Havlena GT, et al. Relationship of BMPR2 mutations to vasoreactivity in pulmonary arterial hypertension[J]. Circulation, 2006, 113(21): 2509 - 2515.

[19] Fernandez LA, Sanz-Rodriguez F, Blanco FJ, et al. Hereditary hemorrhagic telangiectasia, a vascular dysplasia affecting the TGF - beta signaling pathway[J]. Clinical medicine & research, 2006, 4(1): 66 - 78.

[20] Flynn C, Zheng S, Yan L, et al. Connectivity map analysis of nonsense-mediated decay-positive BMPR2-related hereditary pulmonary arterial hypertension provides insights into disease penetrance [J]. Am J Respir Cell Mol Biol, 2012, 47(1): 20 - 27.

[21] Frydman N, Steffann J, Girerd B, et al. Pre-implantation genetic diagnosis in pulmonary arterial hypertension due to BMPR2 mutation [J]. The European respiratory journal, 2012, 39 (6): 1534 - 1535.

[22] Gaine SP, Rubin LJ. Primary pulmonary hypertension[J]. Lancet, 1998, 352(9129): 719 - 725.

[23] Grunig E, Dehnert C, Mereles D, et al. Enhanced hypoxic pulmonary vasoconstriction in families of adults or children with idiopathic pulmonary arterial hypertension[J]. Chest, 2005, 128(6 Suppl): S630 - S633.

[24] Hamid R, Cogan JD, Hedges LK, et al. Penetrance of pulmonary arterial hypertension is modulated by the expression of normal BMPR2 allele[J]. Human mutation, 2009, 30(4): 649 - 654.

[25] Han C, Hong KH, Kim YH, et al. SMAD1 deficiency in either endothelial or smooth muscle cells can predispose mice to pulmonary hypertension[J]. Hypertension, 2013, 61(5): 1044 - 1052.

[26] Harrison RE, Berger R, Haworth SG, et al. Transforming growth factor-beta receptor mutations and pulmonary arterial hypertension in childhood[J]. Circulation, 2005, 111(4): 435 - 441.

[27] Humbert M, Deng Z, Simonneau G, et al. BMPR2 germline mutations in pulmonary hypertension associated with fenfluramine derivatives [J]. The European respiratory journal, 2002, 20(3):

518－523.

［28］Humbert M，Sitbon O，Chaouat A，et al. Pulmonary arterial hypertension in France：results from a national registry［J］. American journal of respiratory and critical care medicine，2006，173(9)：1023－1030.

［29］Humbert M，Sitbon O，Chaouat A，et al. Survival in patients with idiopathic，familial，and anorexigen-associated pulmonary arterial hypertension in the modern management era［J］. Circulation，2010，122(2)：156－163.

［30］Johnson DW，Berg JN，Baldwin MA，et al. Mutations in the activin receptor-like kinase 1 gene in hereditary haemorrhagic telangiectasia type 2［J］. Nature genetics，1996，13(2)：189－195.

［31］Kabata H，Satoh T，Kataoka M，et al. *BMPR2* mutations，clinical phenotypes and outcomes of Japanese patients with sporadic or familial pulmonary hypertension［J］. Respirology，2013，18(7)：1076－1082.

［32］Kerstjens- Frederikse WS，Bongers EM，Roofthooft MT，et al. TBX4 mutations（small patella syndrome）are associated with childhood-onset pulmonary arterial hypertension［J］. Journal of medical genetics，2013，50(8)：500－506.

［33］Koumakis E，Wipff J，Dieude P，et al. TGF beta receptor gene variants in systemic sclerosis-related pulmonary arterial hypertension：results from a multicentre EUSTAR study of European Caucasian patients［J］. Ann Rheum Dis，2012，71(11)：1900－1903.

［34］Lane KB，Machado RD，Pauciulo MW，et al. Heterozygous germline mutations in *BMPR2*，encoding a TGF－beta receptor，cause familial primary pulmonary hypertension［J］. Nature genetics，2000，26(1)：81－84.

［35］Lee SL，Wang WW，Moore BJ，et al. Dual effect of serotonin on growth of bovine pulmonary artery smooth muscle cells in culture［J］. Circulation research，1991，68(5)：1362－1368.

［36］Liu D，Wu WH，Mao YM，et al. BMPR2 mutations influence phenotype more obviously in male patients with pulmonary arterial hypertension［J］. Circulation Cardiovascular genetics，2012，5(5)：511－518.

［37］Liu Y，Suzuki YJ，Day RM，Fanburg BL. Rho kinase-induced nuclear translocation of ERK1/ERK2 in smooth muscle cell mitogenesis caused by serotonin［J］. Circulation research，2004，95(6)：579－586.

［38］Loyd JE，Butler MG，Foroud TM，et al. Genetic anticipation and abnormal gender ratio at birth in familial primary pulmonary hypertension［J］. American journal of respiratory and critical care medicine，1995，152(1)：93－97.

［39］Machado RD，Eickelberg O，Elliott CG，et al. Genetics and genomics of pulmonary arterial hypertension［J］. Journal of the American College of Cardiology，2009，54(1 Suppl)：S32－42.

［40］Machado RD，James V，Southwood M，et al. Investigation of second genetic hits at the BMPR2 locus as a modulator of disease progression in familial pulmonary arterial hypertension［J］. Circulation，2005，111(5)：607－613.

［41］Machado RD，Koehler R，Glissmeyer E，et al. Genetic association of the serotonin transporter in pulmonary arterial hypertension［J］. American journal of respiratory and critical care medicine，2006，173(7)：793－797.

［42］Machado RD，Pauciulo MW，Thomson JR，et al. BMPR2 haploinsufficiency as the inherited molecular mechanism for primary pulmonary hypertension[J]. American journal of human genetics, 2001, 68(1): 92 - 102.

[43] Maloney JP, Stearman RS, Bull TM, et al. Loss-of-function thrombospondin-1 mutations in familial pulmonary hypertension[J]. American journal of physiology Lung cellular and molecular physiology, 2012, 302(6): L541 - 554.

[44] McAllister KA, Grogg KM, Johnson DW, et al. Endoglin, a TGF - beta binding protein of endothelial cells, is the gene for hereditary haemorrhagic telangiectasia type 1[J]. Nature genetics, 1994, 8(4): 345 - 351.

[45] McGoon M, Gutterman D, Steen V, et al. Screening, early detection, and diagnosis of pulmonary arterial hypertension: ACCP evidence-based clinical practice guidelines[J]. Chest, 2004, 126(1 Suppl): 14S - 34S.

[46] McMurtry MS, Moudgil R, Hashimoto K, et al. Overexpression of human bone morphogenetic protein receptor 2 does not ameliorate monocrotaline pulmonary arterial hypertension[J]. American journal of physiology Lung cellular and molecular physiology, 2007, 292(4): L872 - 878.

[47] Montani D, Achouh L, Dorfmuller P, et al. Pulmonary veno-occlusive disease: clinical, functional, radiologic, and hemodynamic characteristics and outcome of 24 cases confirmed by histology[J]. Medicine, 2008, 87(4): 220 - 233.

[48] Morisaki H, Nakanishi N, Kyotani S, et al. *BMPR2* mutations found in Japanese patients with familial and sporadic primary pulmonary hypertension[J]. Human mutation, 2004, 23(6): 632.

[49] Morse JH, Barst RJ. Detection of familial primary pulmonary hypertension by genetic testing[J]. The New England journal of medicine, 1997, 337(3): 202 - 203.

[50] Morse JH, Jones AC, Barst RJ, et al. Familial primary pulmonary hypertension locus mapped to chromosome 2q31 - q32[J]. Chest, 1998, 114(1 Suppl): S57 - S58.

[51] Morse JH, Jones AC, Barst RJ, et al. Mapping of familial primary pulmonary hypertension locus (PPH1) to chromosome 2q31 - q32[J]. Circulation, 1997, 95(12): 2603 - 2606.

[52] Nasim MT, Ogo T, Ahmed M, et al. Molecular genetic characterization of SMAD signaling molecules in pulmonary arterial hypertension[J]. Human mutation, 2011, 32(12): 1385 - 1389.

[53] Nasim MT, Ogo T, Chowdhury HM, et al. BMPR - II deficiency elicits pro-proliferative and anti-apoptotic responses through the activation of TGFbeta-TAK1-MAPK pathways in PAH[J]. Human molecular genetics, 2012, 21(11): 2548 - 2558.

[54] Newman JH, Trembath RC, Morse JA, et al. Genetic basis of pulmonary arterial hypertension: current understanding and future directions[J]. Journal of the American College of Cardiology, 2004, 43(12 Suppl S): 33S - 39S.

[55] Nichols WC, Koller DL, Slovis B, et al. Localization of the gene for familial primary pulmonary hypertension to chromosome 2q31 - 32[J]. Nature genetics, 1997, 15(3): 277 - 280.

[56] Ogo T, Chowdhury HM, Yang J, et al. Inhibition of overactive transforming growth factor-beta signaling by prostacyclin analogs in pulmonary arterial hypertension[J]. Am J Respir Cell Mol Biol, 2013, 48(6): 733 - 741.

[57] Perros F, Dorfmuller P, Humbert M. Current insights on the pathogenesis of pulmonary arterial hypertension[J]. Seminars in respiratory and critical care medicine, 2005, 26(4): 355 - 364.

[58] Price LC, Montani D, Tcherakian C, et al. Dexamethasone reverses monocrotaline-induced pulmonary

arterial hypertension in rats[J]. The European respiratory journal, 2011, 37(4): 813 - 822.

[59] Reynolds AM, Xia W, Holmes MD, et al. Bone morphogenetic protein type 2 receptor gene therapy attenuates hypoxic pulmonary hypertension[J]. American journal of physiology Lung cellular and molecular physiology, 2007, 292(5): L1182 - 1192.

[60] Rich S, Dantzker DR, Ayres SM, et al. Primary pulmonary hypertension. A national prospective study. Ann Intern Med, 1987, 107(2): 216 - 223.

[61] Roberts KE, McElroy JJ, Wong WP, et al. BMPR2 mutations in pulmonary arterial hypertension with congenital heart disease[J]. The European respiratory journal, 2004, 24(3): 371 - 374.

[62] Rosenzweig EB, Morse JH, Knowles JA, et al. Clinical implications of determining BMPR2 mutation status in a large cohort of children and adults with pulmonary arterial hypertension[J]. The Journal of heart and lung transplantation: the official publication of the International Society for Heart Transplantation, 2008, 27(6): 668 - 674.

[63] Rubin LJ. BMPR2 mutation and outcome in pulmonary arterial hypertension: clinical relevance to physicians and patients[J]. American journal of respiratory and critical care medicine, 2008, 177(12): 1300 - 1301.

[64] Rubin LJ. Primary pulmonary hypertension[J]. The New England journal of medicine, 1997, 336(2): 111 - 117.

[65] Rudarakanchana N, Flanagan JA, Chen H, et al. Functional analysis of bone morphogenetic protein type II receptor mutations underlying primary pulmonary hypertension [J]. Human molecular genetics, 2002, 11(13): 1517 - 1525.

[66] Runo JR, Loyd JE. Primary pulmonary hypertension[J]. Lancet, 2003, 361(9368): 1533 - 1544.

[67] Said SI. Mediators and modulators of pulmonary arterial hypertension[J]. American journal of physiology Lung cellular and molecular physiology, 2006, 291(4): L547 - 558.

[68] Scharpfenecker M, van Dinther M, Liu Z, et al. BMP - 9 signals via ALK1 and inhibits bFGF - induced endothelial cell proliferation and VEGF - stimulated angiogenesis[J]. Journal of cell science, 2007, 120(Pt 6): 964 - 972.

[69] Shi Y, Massague J. Mechanisms of TGF - beta signaling from cell membrane to the nucleus[J]. Cell, 2003, 113(6): 685 - 700.

[70] Simonneau G, Gatzoulis MA, Adatia I, et al. Updated clinical classification of pulmonary hypertension [J]. Journal of the American College of Cardiology, 2013, 62(25 Suppl): D34 - 41.

[71] Soon E, Holmes AM, Treacy CM, et al. Elevated levels of inflammatory cytokines predict survival in idiopathic and familial pulmonary arterial hypertension[J]. Circulation, 2010, 122(9): 920 - 927.

[72] Star GP, Giovinazzo M, Langleben D. ALK2 and BMPR2 knockdown and endothelin-1 production by pulmonary microvascular endothelial cells[J]. Microvasc Res, 2013, 85: 46 - 53.

[73] Stewart DJ. Bone morphogenetic protein receptor-2 and pulmonary arterial hypertension: unraveling a riddle inside an enigma? Circulation research, 2005, 96(10): 1033 - 1035.

[74] Sztrymf B, Coulet F, Girerd B, et al. Clinical outcomes of pulmonary arterial hypertension in carriers of BMPR2 mutation[J]. American journal of respiratory and critical care medicine, 2008, 177(12): 1377 - 1383.

[75] Sztrymf B, Yaici A, Girerd B, et al. Genes and pulmonary arterial hypertension[J]. Respiration; international review of thoracic diseases, 2007, 74(2): 123 - 132.

［76］ Teichert-Kuliszewska K，Kutryk MJ，Kuliszewski MA，et al. Bone morphogenetic protein receptor－2 signaling promotes pulmonary arterial endothelial cell survival：implications for loss-of-function mutations in the pathogenesis of pulmonary hypertension［J］. Circulation research，2006，98（2）：209－217.

［77］ Thomas AQ，Gaddipati R，Newman JH，et al. Genetics of primary pulmonary hypertension［J］. Clinics in chest medicine，2001，22（3）：477－491，ix.

［78］ Thomson JR，Machado RD，Pauciulo MW，et al. Sporadic primary pulmonary hypertension is associated with germline mutations of the gene encoding BMPR Ⅱ，a receptor member of the TGF－beta family［J］. Journal of medical genetics，2000，37（10）：741－745.

［79］ Toshner M，Voswinckel R，Southwood M，et al. Evidence of dysfunction of endothelial progenitors in pulmonary arterial hypertension［J］. American journal of respiratory and critical care medicine，2009，180（8）：780－787.

［80］ Upton PD，Morrell NW. The transforming growth factor-beta-bone morphogenetic protein type signalling pathway in pulmonary vascular homeostasis and disease［J］. Exp Physiol，2013，98（8）：1262－1266.

［81］ Wang D，Prakash J，Nguyen P，et al. Bone morphogenetic protein signaling in vascular disease：anti-inflammatory action through myocardin-related transcription factor A［J］. J Biol Chem，2012，287（33）：28067－28077.

［82］ West J，Cogan J，Geraci M，et al. Gene expression in BMPR2 mutation carriers with and without evidence of pulmonary arterial hypertension suggests pathways relevant to disease penetrance［J］. BMC Med Genomics，2008，1：45.

［83］ Willers ED，Newman JH，Loyd JE，et al. Serotonin transporter polymorphisms in familial and idiopathic pulmonary arterial hypertension［J］. American journal of respiratory and critical care medicine，2006，173（7）：798－802.

［84］ Yang J，Li X，Al-Lamki RS，et al. Sildenafil potentiates bone morphogenetic protein signaling in pulmonary arterial smooth muscle cells and in experimental pulmonary hypertension［J］. Arterioscler Thromb Vasc Biol，2013，33（1）：34－42.

［85］ Yang J，Li X，Al-Lamki RS，et al. Smad-dependent and smad-independent induction of id1 by prostacyclin analogues inhibits proliferation of pulmonary artery smooth muscle cells in vitro and in vivo ［J］. Circulation research，2010，107（2）：252－262.

［86］ Yang X，Long L，Southwood M，et al. Dysfunctional Smad signaling contributes to abnormal smooth muscle cell proliferation in familial pulmonary arterial hypertension［J］. Circulation research，2005，96（10）：1053－1063.

第三章 肺高压的分类

陈丹丹　周达新

1973 年世界卫生组织第一届肺高压国际会议提出将肺高压分为原发性和继发性两大类,此后肺高压的临床分类经历了一系列的变化。1998 年在法国 Evian(依云)举办的第二届肺高压国际会议根据肺高压的病理学、病理生理学特点和治疗方法的不同将之分为五大类,2003 年在意大利 Venice(威尼斯)举办的第三届肺高压国际会议(Venice 会议)对 Evian 诊断分类标准进行了修订。2008 年在美国加利福尼亚的 Dana Point 举办的第四届肺高压国际会议(Dana Point 会议)上,专家一致同意保留肺高压 Evian-Venice 分类的总体原则和框架,并对个别地方进行修订使得分类更为明确。2013 年 Nice 会议采纳了最新的研究成果,再次对肺高压的诊断分类进行了更新。

一、1998 年 Evian 分类

Evian 分类根据肺高压的病理学、病理生理学和治疗方法不同,将其分为五大类(表 3-1),包括:① 肺动脉高压;② 肺静脉高压;③ 呼吸系统疾病和(或)低氧血症相关肺高压;④ 慢性血栓和(或)栓塞性疾病相关肺高压;⑤ 直接损伤肺血管床疾病所致肺高压。

表 3-1　1998 年 Evian 分类

1　肺动脉高压	2　肺静脉高压
1.1　原发性肺动脉高压	2.1　左心房或左心室心肌病
1.1.1　散发性肺动脉高压	2.2　左心瓣膜病
1.1.2　家族性肺动脉高压	2.3　中央型肺静脉受压
1.2　危险因素或相关疾病所致肺动脉高压	2.3.1　纤维素性纵隔炎
1.2.1　结缔组织疾病	2.3.2　腺病、肿瘤
1.2.2　先天性体-肺循环分流性疾病	2.4　肺静脉闭塞病
1.2.3　门静脉高压	2.5　其他
1.2.4　HIV 感染	3　呼吸系统疾病和(或)低氧血症相关性肺高压
1.2.5　药物和毒物	3.1　慢性阻塞性肺疾病
1.2.5.1　食欲抑制剂	3.2　间质性肺疾病
1.2.5.2　其他	3.3　睡眠呼吸障碍
1.2.6　新生儿持续性肺高压	3.4　肺泡低通气综合征
1.2.7　其他	3.5　慢性高原病

3.6　新生儿肺病	4.2.3　镰状细胞病
3.7　肺泡-毛细血管发育不良	5　直接损伤肺血管床疾病所致肺高压
3.8　其他	5.1　炎症
4　慢性血栓和(或)栓塞性疾病相关性肺高压	5.1.1　血吸虫病
4.1　肺动脉近端血栓栓塞	5.1.2　结节病
4.2　肺动脉远端血栓栓塞	5.1.3　其他
4.2.1　肺栓塞(血栓、肿瘤、虫卵或寄生虫)	5.2　肺毛细血管瘤
4.2.2　原位血栓	

1. **肺动脉高压**　包括以下类型：① 原发性肺动脉高压(primary pulmonary arterial hypertension，PPAH)，其中包括散发性肺动脉高压和家族性肺动脉高压(FPAH)；② 危险因素或相关疾病所致肺动脉高压(PAH related to risk factor or associated conditions，APAH)，这些因素包括结缔组织疾病、先天性体-肺循环分流性疾病、门静脉高压、HIV感染、药物和毒物所致肺动脉高压及新生儿持续性肺动脉高压(PPHN)等。上述疾病的病理表现、临床症状及治疗手段类似，静脉使用伊前列醇有效，因此被分为第一大类。

2. **肺静脉高压**　包括左心瓣膜疾病、心肌疾病等引起的肺高压，治疗上以改善左心功能为主，该类疾病应用静脉伊前列醇有害。中央型肺静脉受压与肺静脉闭塞症同属于该类型。

3. **呼吸系统疾病和(或)低氧血症相关肺高压**　该类型疾病一般是由缺氧、肺部疾病或长期居住在高海拔地区造成的。平均肺动脉压力一般在中度(<35 mmHg)。长期氧疗(每日16～24 h)能够改善该类型患者的预后。

4. **慢性血栓和(或)栓塞性疾病相关肺高压**　包括肺动脉主干血栓形成、肺周小血管栓塞和来源不明的血栓导致的肺高压。

5. **直接损伤肺血管床疾病所致肺高压**　包括炎症或机械压迫引起的肺高压，如肺血吸虫病、肺结节病等。肺毛细血管瘤(pulmonary capillary hemangiomatosis，PCH)也属于该类型，但是其临床表现通常类似于肺静脉闭塞症。

二、2003 年 Venice 分类

2003年，Venice会议在维持1998年Evian分类的基本框架和原则的基础上，修订了肺高压的临床分类标准(表3-2)，它反映了人们对肺高压认识的进展。2003年Venice临床分类方法有以下特点。

表3-2　2003 年 Venice 分类

1　肺动脉高压	1.3.3　门静脉高压
1.1　特发性肺动脉高压	1.3.4　HIV感染
1.2　家族性肺动脉高压	1.3.5　药物和毒物
1.3　危险因素或相关疾病所致肺动脉高压	1.3.6　其他：甲状腺疾病、糖原贮积症、戈谢病、
1.3.1　结缔组织疾病	遗传性出血性毛细血管扩张症、血红蛋白
1.3.2　先天性体-肺循环分流性疾病	病、骨髓增生异常综合征、脾切除后

1.4　肺静脉或毛细血管病变	3.6　新生儿肺病
1.4.1　肺静脉闭塞病	3.7　肺泡-毛细血管发育不良
1.4.2　肺毛细血管瘤	4　慢性血栓和(或)栓塞性疾病相关性肺高压
1.5　新生儿持续性肺动脉高压	4.1　肺动脉近端血栓栓塞
2　左心疾病相关性肺高压	4.2　肺动脉远端血栓栓塞
2.1　主要累及左心房或左心室的心脏疾病	4.3　远端肺动脉梗阻
2.2　二尖瓣或主动脉瓣疾病	4.3.1　非血栓性肺栓塞(肿瘤、寄生虫、异物)
3　呼吸系统疾病和(或)低氧血症相关性肺高压	4.3.2　原位血栓形成
3.1　慢性阻塞性肺疾病	5　其他原因所致肺高压
3.2　间质性肺疾病	5.1　结节病
3.3　睡眠呼吸障碍	5.2　肺朗格汉斯组织细胞增多症
3.4　肺泡低通气综合征	5.3　淋巴管肌瘤病
3.5　慢性高原病	5.4　肺血管受压(淋巴结增大、肿瘤、纤维素性纵隔炎)

1. 停止使用原发性肺动脉高压(primary pulmonary arterial hypertension，PPAH)的诊断名称，以特发性肺动脉高压(idiopathic pulmonary arterial hypertension，IPAH)代替　100多年前，PPAH被用于描述肺血管硬化所致的肺动脉高压，50多年前又被用于无明确病因的非肺血管病变导致的肺动脉高压。近20年来，人们发现服用食欲抑制剂、结缔组织病、门静脉高压或HIV感染也可引起肺血管病变，其病理改变和临床特征与PPAH相似，为了与PPAH区别，人们将这些疾病引起的肺动脉高压均归类为继发性肺动脉高压。因此，继发性肺动脉高压既有涉及肺动脉的，也有因影响肺静脉或因呼吸的结构或功能异常而影响肺循环所导致的肺动脉高压，其病因是异源性的。由于继发性肺动脉高压的诊断名称不仅无助于诊断与治疗，也容易造成新的混乱，因此在Evian分类中此诊断已被停止使用。新的分类法中使用特发性肺动脉高压(IPAH)的诊断名称取代PPAH。新分类法中的第一大类肺动脉高压包括三个亚类：① IPAH；② FPAH；③ 危险因素或相关因素导致的肺动脉高压(APAH)。

2. 增加以遗传学为基础的家族性肺动脉高压分类　约有50%的FPAH和10%～26%的散发性IPAH的遗传学基础与存在染色体2q33上的编码BMPR2基因突变有关(少数食欲抑制剂引起的肺动脉高压和11例肺动脉闭塞病(PVOD)也被发现存在BMPR2基因突变)。BMPR2属于TGF-β受体超家族成员，BMPR2激酶结构异常使受体功能发生显性失活效应，使肺动脉平滑肌细胞增殖凋亡抵抗引起肺动脉高压，已经发现46种BMPR2基因突变类型，其中60%的BMPR2基因突变可提前中止转录过程。然而BMPR2基因突变的外显率不高，携带BMPR2基因突变人群中仅有15%～20%可发生肺动脉高压，迄今世界上也仅有70例BMPR2基因突变所致的IPAH报道。发生肺血管病变产生肺高压还与其他遗传因素和环境因素有关。

3. 对肺静脉闭塞病(PVOD)和肺毛细血管瘤(PCH)重新进行分类　PVOD和PCH是临床少见病，但因可导致PAH而受到医学界的重视，在1998年的Evian分类标准中，PVOD和PCH被分别划分在两个不同的类别中，PVOD分在肺静脉高压类中，PCH分在直接损伤肺血管床疾病导致的肺动脉高压类中。现已发现PVOD和PCH不仅在肺实质均有含铁血黄素沉积、间质性肺水肿、淋巴管扩张、肺动脉内膜增厚、血管中层平滑肌增生及动脉丛样改变,而且在应用前列环素治疗时,两者又都可能发生肺水肿,在病理特点和临床表现方面很相似,提示这两种疾病可能重叠存在。由于两者均具有肺小动脉组织学改变,临床表现也一般类同于 IPAH,因此在肺高压新分类中被共同列在"因肺静脉和(或)毛细血管病变所致的肺动脉高压"这个亚类。由于 PVOD 和 PCH 病情凶险,病况常急转直下、预后差,用扩血管药易发生肺水肿,因此一旦诊断应考虑肺移植手术。

4. 更新肺动脉高压的易患因素和相关因素   易患因素是指在肺动脉高压发展过程中可能起诱发或促发作用的任何因素,包括药物、化学物质、疾病、年龄和性别等。相关因素是指尚未"肯定"能够诱发肺动脉高压的遗传和环境因素。由于已确定可能导致肺动脉高压的易患因素较少,个体易感性和遗传倾向可能在肺动脉高压发病中起着重要作用。根据与肺动脉高压相关性的大小及致病性强弱,对易患因素和相关因素进行分类:"已明确有致病作用",指至少经过一个大规模对照研究或流行病学调查,表明易患因素与肺动脉高压发病密切相关;"非常可能有致病作用",指经过几个研究(包括大样本研究)提示该易患因素或相关因素与肺动脉高压发病有一定关系,但不能归于"已明确有致病作用"的范畴;"可能有致病作用",指经个例报道,注册登记或专家观点认为该易患因素或相关因素与肺动脉高压的发病可能有关;"不太可能有致病作用",指易患因素或相关因素经对照研究未发现与肺动脉高压的发病有任何关系。2003 年更新后的与肺动脉高压有关的因素分类标准见表 3-3。

表 3-3   肺动脉高压的易患因素和相关因素分类标准

1 药物和毒物		高血压
1.1 明确有致病作用		2.3 不太可能的相关因素
阿米雷司		肥胖
芬氟拉明(氟苯丙胺)	3	疾病
右芬氟拉明		3.1 明确的疾病
毒性菜籽油		HIV 感染
1.2 非常可能有致病作用		3.2 非常可能的疾病
苯丙胺(安非他命)		门静脉高压/肝病
L-色氨酸		结缔组织疾病
1.3 可能有致病作用		先天性体-肺分流性心脏病
甲基苯丙胺		3.3 可能的疾病
可卡因		甲状腺疾病
化疗药物		脾切除后
1.4 不太可能有致病作用		罕见的遗传性或代谢性疾病
抗抑郁药		—Ⅰ型糖原贮积症
口服避孕药		—脂质贮积障碍
治疗剂量雌激素		—遗传性出血性毛细血管扩张症
吸烟		血红蛋白病
2 有统计学意义的相关因素		—镰刀细胞病
2.1 明确的相关因素		—地中海贫血(珠蛋白生成障碍性贫血)
2.2 可能的相关因素		—骨髓增生异常综合
妊娠		

5. 对先天性体-肺分流性心脏病进一步分类　先天性体-肺分流性心脏病根据肺动脉血管组织病理学特点而区别于 IPAH,其病理特点为肺动脉中膜肥厚、内皮细胞过度纤维增生、丛样损伤和坏死性动脉炎,以及更为严重的肺动脉压力。然而在部分小型房间隔缺损患者中,其病因仍不明确。该类患者无明显左向右分流的血流动力学异常,提示该类小型房间隔缺损患者更倾向于 IPAH 的分类,因为有部分病例报道小型房间隔缺损的肺动脉高压患者的母亲存在 IPAH。根据先天性体-肺分流性心脏病缺损的位置与大小、是否属于复杂型及手术后缺损纠正的程度进行分类,这可以解释不同病因的先天性心脏病病情发展和对血管扩张治疗反应的不同,肺动脉高压发生时间在不同缺损类型的先天性心脏病中不同。在单纯的心脏缺损中,动脉导管未闭和室间隔缺损肺动脉高压发生要早于房间隔缺损,而联合房室间隔缺损或肺动脉主动脉共干等其他复杂先天性心脏病则肺动脉高压发生的时间更早。除缺损部位外,其也与缺损大小及分流量大小有关。作为体循环向肺循环分流伴肺动脉高压和肺血管阻力增高后引起的肺动脉高压性右向左分流(艾森门格综合征),可发生双向分流或右向左分流,在室间隔缺损直径小于或等于 1.5 cm,分流量较小时,艾森门格综合征发生率仅为 3%;当缺损大于1.5 cm,分流量较大时,发生率则高达 50%。因此,对心内畸形进行早期纠正可防止肺动脉高压发生(少数患者也可在心内分流成功纠正以后发现存在严重肺动脉高压)(表 3-4)。

表 3-4　先天性体-肺分流相关性肺动脉高压分类

1. 类型	无肺血流受阻的单心室
简单	房间隔缺损合并室间隔缺损
房间隔缺损	2. 缺损大小
室间隔缺损	小(房间隔缺损≤2.0 cm,室间隔缺损≤1.0 cm)
动脉导管未闭	大(房间隔缺损>2.0 cm,室间隔缺损>1.0 cm)
全部或部分肺静脉异位引流	3. 合并心脏以外其他异常
联合	4. 纠正情况
需描述联合分流的类型,同时确定以哪一缺损为主	未纠正
复杂	部分纠正
永存动脉干	纠正:自然闭合或者手术

三、2008 年 Dana Point 分类

2008 年 Dana Point 会议上,来自世界各地的专家一致同意保留 Evian - Venice 分类的总体框架和原则,但认为需对原分类的个别地方进行修订使分类更为明确,同时也要体现肺高压的新进展(表 3-5)。

表 3 - 5   2008 年 Dana Point 分类

1 肺动脉高压	2.3 瓣膜疾病
1.1 特发性肺动脉高压	3 呼吸系统疾病和(或)低氧血症相关性肺高压
1.2 遗传性肺动脉高压	3.1 慢性阻塞性肺疾病
1.2.1 BMPR2 基因	3.2 间质性肺疾病
1.2.2 ALK1、endoglin 基因(伴或不伴有遗传性出血性毛细血管扩张症)	3.3 其他伴有限制性、阻塞性或混合性通气障碍的肺部疾病
1.2.3 未知基因	3.4 睡眠呼吸暂停
1.3 药物和毒物所致肺动脉高压	3.5 肺泡通气不足
1.4 相关疾病所致肺动脉高压	3.6 慢性高原病
1.4.1 结缔组织疾病	3.7 肺泡-毛细血管发育不良
1.4.2 HIV 感染	4 慢性血栓和(或)栓塞性疾病相关性肺高压
1.4.3 门静脉高压	5 原因不明和(或)多种机制所致肺高压
1.4.4 先天性心脏病	5.1 血液系统疾病:骨髓增生性疾病、脾切除术
1.4.5 血吸虫病	5.2 系统性疾病:结节病、肺朗格汉斯组织细胞增多症、淋巴管肌瘤病、多发性神经纤维瘤、血管炎
1.4.6 慢性溶血性贫血	
1.5 新生儿持续性肺高压	
1′ 肺静脉闭塞病和(或)肺毛细血管瘤病	5.3 代谢性疾病:糖原贮积症、戈谢病、甲状腺疾病
2 左心疾病所致的肺高压	
2.1 收缩功能不全	5.4 其他:肿瘤样阻塞、纤维纵隔炎、行透析的慢性肾衰竭
2.2 舒张功能不全	

Dana point 分类区别于 Venice 分类的内容见下述。

1. 针对第一大类肺高压

(1) 取消 FPAH 诊断名称而改用 HPAH,因为在少部分肺动脉高压患者中,人们明确地发现肺动脉高压特异的基因突变,但是这些患者并不存在相关家族史。这样 HPAH 就包括两种情况:一种是患者无肺动脉高压家族史,临床判断为 IPAH,但被发现有基因突变(主要有 BMPR2 基因、ALK1 基因和 endoglin 基因);另一种是患者有肺动脉高压及肺动脉高压家族史,伴或不伴有基因突变。基因的发现与否并不影响患者的治疗方案,而 HPAH 这一分类其意义并不要求对所有 IPAH 或 FPAH 的患者都做基因检测。

(2) 对先天性心脏病相关性肺动脉高压进行临床分类(表 3 - 6)和解剖-病理生理分类(表 3 - 7)进行修订。在 Dana Point 分类中,先天性心脏病所致的肺动脉高压包括一个临床分类和一个解剖-病理生理学分类,这样方便人们对患者进行个体化的评估。

表 3 - 6   2008 年先天性心脏病相关性肺动脉高压临床分类

艾森门格综合征
  大缺损导致肺血管阻力明显增加,体-肺分流方向发生逆转或双向分流
  临床表现为发绀、红细胞增多及多脏器受累等
体-肺分流相关性肺动脉高压
  中-大缺损导致肺血管阻力轻中度增加,以左向右分流为主,休息时无发绀

续　表

肺动脉高压合并小缺损

　　存在小缺损[WHO 及欧洲心脏病学会(ESC)指南等文件建议超声心动图评价室间隔缺损<1 cm,房间隔缺损<
2 cm 为小缺损;我国部分专家建议室间隔缺损<5 mm,房间隔缺损<10 mm 为小缺损],临床特点与 IPAH 相似

心脏修补术后肺动脉高压

　　心脏畸形修补术后仍持续存在肺动脉高压

　　术后明显好转,但数月甚至数年后再次明显加重,且没有明显术后残余瘘

表 3-7　2008 年先天性心脏病相关性肺动脉高压解剖-生理学新分类

类别	主-肺动脉窗
三尖瓣前单一水平分流	其他
房间隔缺损(atrial septal defect,ASD)	大小(若存在 1 个以上缺损,需评估每个缺损大小)
继发孔缺损	血流动力学分类(Qp/Qs)
静脉窦型缺损	限制性(缺损两侧存在压力阶差)
原发孔缺损	非限制性
肺静脉无梗阻的完全性肺静脉异位引流、部分肺静脉异位引流	解剖分类
	小型至中型(VSD<1 cm/m^2、ASD<2 cm/m^2)
三尖瓣后单一水平分流	大型(VSD≥1 cm/m^2、ASD≥2 cm/m^2)
室间隔缺损(ventricular septal defect,VSD)	分流方向
动脉导管未闭(patent ductus arteriosus,PDA)	体循环至肺循环分流
多水平分流	肺循环至体循环分流
多分流来源及主要分流来源	双向分流
复杂先心病	伴随畸形
大血管错位合并室间隔缺损(无肺动脉狭窄)或(和)动脉导管未闭	21-三体综合征
	18-三体综合征
肺血流无梗阻型单心室生理	纠治状态
完全性房室间隔缺损	未修补
永存动脉干	部分修补(手术方式、手术时年龄)
右心室双出口	完全修补(手术方式、手术时年龄)
主动脉中断	自行关闭
主动脉缩窄	

注:Qp/Qs 为肺循环血流量/体循环血流量;cm/m^2 为缺损大小直径与体表面积之比。

　　(3) 相关疾病所致肺动脉高压包括有多种疾病,该类疾病具有相似的临床表现和组织病理学特征,如肺动脉丛样病变。相关疾病所致肺动脉高压患者约占肺动脉高压专科中心肺动脉高压患者总数的一半。血吸虫病也被划为了相关疾病所致肺动脉高压的一种,因为近期的研究显示同时患有血吸虫病和肺动脉高压的患者有着特异的临床和病理特点。血吸虫病的患者出现肺动脉高压的机制可能是多因素的,包括门静脉高压(血吸虫病常见的并发症)和血吸虫虫卵引起的局部炎症等。慢性溶血性贫血,如镰状细胞病、珠

蛋白生成障碍性贫血、遗传性球形红细胞增多症、口形红细胞增多和微血管溶血性贫血等，也可能导致肺动脉高压，上述疾病所致的肺动脉高压也被归为相关疾病所致肺动脉高压一类。慢性溶血性贫血患者形成肺动脉高压的机制在于一氧化氮（NO）的高消耗率，这种高消耗率可以导致 NO 抵抗。同时慢性溶血性贫血患者血管平滑肌中的环磷酸鸟苷（cGMP）活性降低，而 cGMP 是一种重要的血管扩张剂和抗增殖介质，也是 NO 发挥作用的重要第二信使。

（4）由于肺静脉闭塞病和毛细血管瘤与 IPAH 既有共同点也存在明显差异，因此难以完全与肺动脉高压分开。

2. 第二大类左心疾病所致肺高压和第三大类肺部疾病和低氧血症所致肺血压　新分类与旧分类相比没有实质性的改变。

3. 第四大类慢性血栓栓塞性肺高压（CETPH）　由于没有很好的标准能明确区分 CETPH 患者的血栓病变到底是近端还是远端栓塞，Dana Point 分类决定不再区分是近端还是远端栓塞，而仅保留 CETPH 这个总分类。

4. 第五大类致病机制不明确和（或）多种致病机制共同作用所致的肺高压　与旧版指南比较，在这类中增加了不少疾病，主要包括血液性疾病、系统性疾病、代谢性疾病和其他一些较为少见的疾病，从而扩大了肺高压的病因谱，有利于指导临床对肺高压进行病因筛查，并针对病因进行治疗。

四、2013 年 Nice 分类

2013 年 Nice 会议上，专家组一致同意沿用 2008 年 Dana Point 分类框架，并根据近几年发表的论文对第一大类肺动脉高压分类进一步修订，同时新增了部分先天性心脏病引起肺动脉高压的分类以便成人与儿童通用（见表 1-1）。

1. HPAH 新增基因　约有 80％ 的 HPAH 与 BMPR2 基因突变有关，BMPR2 为 TGF-β 受体超家族成员。约 5％ 的患者存在另一些 TGF-β 受体家族成员突变，包括 ALK1、endoglin（ENG）和 mothers against decapentaplegic 9（Smad 9）。约 20％ 的 HPAH 患者中未检测出目前所知的相关基因。目前有两个新的遗传基因被发现：① caveolin-1（CAV-1），属于 caveolae 家族蛋白，广泛存在于肺组织内皮细胞中；② potassium channel subfamily K member 3（KCNK-3），属于钾离子通道超家族蛋白。新发现的这两种基因非隶属于 TGF-β 受体超家族成员，这对于肺动脉高压发病机制的研究提供了新的契机。

2. 更新药物和毒物所致肺高压　许多药物与毒物具有致肺动脉高压的作用，在过去的 5 年里又有新的药物被发现具有潜在致肺动脉高压的作用（表 3-8）。1976 年，在欧洲苯氟雷司用于治疗低血脂和低血糖，该药物为芬氟拉明的衍生物，类似右旋氟苯丙胺。由于该药物的特性，1998 年撤出欧洲市场。然而法国在 1998～2009 年仍将其频繁用于代替右旋氟苯丙胺使用。2009 年首次报道苯氟雷司相关性肺动脉高压病例，其中有 5 例发展为严重的肺动脉高压。达沙替尼用于治疗慢性骨髓增生性疾病。Montani 等在 2006 年 10 月至 2010 年 9 月随访发现有 9 例肺动脉高压患者发病与服用达沙替尼相关，同时终止服用该药物后随访

4个月根据患者的临床表现、心功能及血流动力学指标发现除了1例患者外,其余患者均持续存在肺动脉高压。随访9个月后多数患者病程呈不可逆发展,并且有2例死亡。目前2 900例服用达沙替尼的慢性骨髓增生性疾病患者中有超过13例患者被发现有肺动脉高压。达沙替尼导致肺动脉高压的发病率约为0.45%,被认为是导致肺动脉高压非常有可能的致病因素(表3-8)。临床发现干扰素-α或干扰素-β可能有致肺动脉高压的作用。法国肺动脉高压注册研究分析1998～2012年53例肺动脉高压患者曾使用过干扰素,其中48例患者因慢性丙型肝炎使用干扰素-α,这些病例中多数同时合并HIV感染或门静脉高压等危险因素。另外5例患者因多发性硬化使用干扰素-β。绝大部分患者从药物使用到肺动脉高压诊断病程约为3年,有16例患者因丙型肝炎使用干扰素-α在短短几个月内出现肺血管阻力显著升高的情况。上述病例中约半数患者停用药物后血流动力学指标明显好转。许多研究发现干扰素-α和干扰素-β能抑制肺血管细胞分泌内皮素-1(endothelin-1,ET-1),从而导致肺动脉高压。有研究发现孕妇妊娠期间使用5-羟色胺再摄取抑制剂(SSRI)可导致PPHN的发病率增加6倍。基于上述研究,SSRI被认为有明确的致肺动脉高压作用,但在成人中是否增加肺动脉高压的发病率尚不可知。

表3-8　药物和毒物所致肺动脉高压的新分类

明确有致病作用	可能有致病作用	非常可能有致病作用	不太可能有致病作用
阿米雷司	可卡因	苯丙胺	口服避孕药
芬氟拉明(氟苯丙胺)	苯丙醇胺	L-色氨酸	治疗剂量雌激素
右芬氟拉明	金丝桃素	甲基苯丙胺	吸烟
毒性菜籽油	化疗药物	达沙替尼	
苯氟雷司	干扰素-α和干扰素-β		
5-羟色胺再摄取抑制剂	苯丙胺类似药物		

3. **成人先天性心脏病相关性肺动脉高压的更新**　由于先天性心脏病治疗手段的发展,越来越多的先天性心脏病患儿存活到成年。据统计约10%的成人先天性心脏病患者可能发展成肺动脉高压。目前先天性心脏病相关性肺动脉高压基本框架沿用2008年分类,该分类简单、临床可操作性强。更重要的是该分类顺应了Nice儿科分类,将肺高压与先天性心脏病视为终身伴随疾病(表3-9)。而另一些先天性心脏病被分到其他组,如先天性/获得性左心流入道/流出道梗阻和先天性心肌病属于第二大类,节段性肺高压包含在第五大类。

表3-9　2013年先天性心脏病相关性肺动脉高压的临床分类

1. 艾森门格综合征

　　包括存在心脏内外的大缺损引起的体-肺分流,并随着时间逐渐进展为严重的肺血管阻力升高,以及反向分流(肺-体分流)或双向分流;发绀、继发性红细胞增多症,通常累及多个器官

2. 左向右分流肺动脉高压

可以纠正的

不可以纠正的

包括中到大的缺损：肺血管阻力轻度至中度升高；体-肺分流仍然存在，但发绀不是特征性表现

3. 肺动脉高压同时伴随先天性心脏病

存在轻微心脏缺损的情况下，肺血管阻力明显升高，即心脏缺损本身不能够导致肺血管阻力升高；临床表现与肺动脉高压极相似，禁忌缺损修补

4. 术后肺动脉高压

修补先天性心脏病后，肺动脉高压可能在术后持续存在，或在术后数月或数年复发/出现，即使没有严重的术后血流动力学表现，临床表现通常凶险

---

4. 慢性溶血性贫血划入第五大类肺高压的更新　慢性溶血性贫血包括镰状细胞病、珠蛋白生成障碍性贫血、遗传性球形细胞增多症和口形红细胞增多症，都能增加肺高压的风险。该类疾病导致肺高压的病因不明，通常存在多种原因，包括慢性血栓栓塞、脾切除术、高心排血量、左心相关疾病和高黏滞血症。慢性贫血导致 NO 的高消耗，这个观点目前仍有争议。目前在慢性溶血性疾病谱中，对于发病率与疾病特点研究最广泛深入的疾病只有镰状细胞病。在 Evian 分类中，它曾被划入第四大类（慢性血栓栓塞性疾病）。而在 Venice 分类和 Dana point 分类中，慢性溶血性贫血又被划入第一大类。2003 年一项记录最完整的研究报道了 20 例镰状细胞病患者的尸检结果，12 例患者有肺血管丛样病变，但是并不典型，而其中 8 例患者存在肝硬化，这是主要的干扰因素。另一项研究报道了 21 例镰状细胞病患者的尸检结果，66.6% 的患者存在微血栓栓塞，仅 1/3 的患者有轻中度和严重的肺血管内皮病变。2003 年有研究报道 306 例镰状细胞病患者的尸检结果，约 24% 的患者被发现存在血栓栓塞，但没有典型的肺血管内皮损伤。而在治疗方面，由于缺乏相关临床依据，镰状细胞病引起肺高压缺少特异性药物治疗。近期有随机双盲对照研究波生坦治疗镰状细胞病引起肺高压的报道，虽然样本量少，但是患者对于波生坦药物耐受性良好。而另一项研究西地那非治疗镰状细胞病引起肺高压被迫中止，因为其可加重镰状细胞贫血。基于该疾病的病理、治疗手段等方面特点有别于第一大类肺高压，因此将其归入第五大类原因不明与多种机制引起的肺高压。

参考文献

[1] 陆慰萱，季颖群. 肺动脉高压的研究进展[J]. 中华内科杂志，2004，43：874-877.

[2] Andrade SE，McPhillips H，Loren D，et al. Antidepressant medication use and risk of persistent pulmonary hypertension of the newborn[J]. Pharmacoepidemiol Drug Saf，2009，18：246-252.

[3] Austin ED，Ma L，LeDuc C，et al. Whole exome sequencing to identify a novel gene (Caveolin-1) associated with human pulmonary arterial hypertension [J]. Circ Cardiovasc Genet，2012，5：336-343.

[4] Badesch DB，Tapson VF，McGoon MD，et al. Continuous intravenous epoprostenol for pulmonary

hypertension due to the scleroderma spectrum of disease. A randomized, controlled trial[J]. Ann Intern Med, 2000, 132: 425 – 434.

[5] Barst RJ, Mubarak KK, Machado RF, et al. Exercise capacity and haemodynamics in patients with sickle cell disease with pulmonary hypertension treated with bosentan: results of the ASSET studies [J]. Br J Haematol, 2010, 149: 426 – 435.

[6] Barst RJ, Rubin LJ, Long WA. A comparison of continuous intravenous epoprostenol (prostacyclin) with conventional therapy for primary pulmonary hypertension[J]. N Engl J Med, 1996, 334: 296 – 302.

[7] Berry DF, Buccigrossi D, Peabody J, et al. Pulmonary vascular occlusion and fibrosing mediastinitis [J]. Chest, 1986, 89: 296 – 301.

[8] Boutet K, Frachon I, Jobic Y, et al. Fenfluramine-like cardiovascular side-effects of benfluorex[J]. Eur Respir J, 2009, 33: 684 – 688.

[9] Bunn HF, Nathan DG, Dover GJ, et al. Pulmonary hypertension and nitric oxide depletion in sickle cell disease[J]. Blood, 2010, 116: 687 – 692.

[10] Califf RM, Adams KF, McKenna WJ, et al. A randomized controlled trial of epoprostenol therapy for severe congestive heart failure: the Flolan International Randomized Survival Trial (FIRST)[J]. Am Heart J, 1997, 134: 44 – 54.

[11] Caravita S, Secchi MB, Wu SC, et al. Sildenafil therapy for interferon – β1 induced pulmonary arterial hypertension: a case report[J]. Cardiology, 2011, 120: 187 – 189.

[12] Chambers CD, Hernandez-Diaz S, Van Martere LJ, et al. Serotonin reuptake inhibitors and risk of persistent pulmonary hypertension of the newborn[J]. N Engl J Med, 2006, 354: 579 – 587.

[13] Chambers CDE, Johnson KA, Dick LM, et al. Birth outcomes in pregnant women taking fluoxetine [J]. N Engl J Med, 1996, 335: 1010 – 1015.

[14] Chaouat A, Coulet F, Favre C, et al. Endoglin germline mutation in a patient with hereditary haemorrhagic telangiectasia and dexfenfluramine associated pulmonary arterial hypertension[J]. Thorax, 2004, 59: 446 – 448.

[15] Daliento L, Somerville J, Presbitero P, et al. Eisenmenger syndrome. Factors relating to deterioration and death[J]. Eur Heart J, 1998, 19: 1845 – 1855.

[16] Dhillon S, Kaker A, Dosanjh A, et al. Irreversible pulmonary hypertension associated with the use of interferon alpha for chronic hepatitis C[J]. Dig Dis Sci, 2010, 55: 1785 – 1790.

[17] Engelfriet PM, Duffels MG, Möller T, et al. Pulmonary arterial hypertension in adults born with a heart septal defect the Euro Heart Survey on adult congenital heart disease[J]. Heart, 2007, 93: 682 – 687.

[18] Fishman AP. Clinical classification of pulmonary hypertension[J]. Clin Chest Med, 2001, 22: 385 – 391.

[19] George PM, Badiger R, Alazawin, et al. Pharmacology and therapeutic potential of interferons[J]. Pharmacol Ther, 2012, 135: 44 – 53.

[20] Graham JK, Mosunjac M, Hanzlick RL, et al. Sickle cell lung disease and sudden death: a retrospective/prospective study of 21 autopsy cases and literature review[J]. Am J Forensic Med Pathol, 2007, 28: 168 – 172.

[21] Haque AK, Gokhale S, Rampy BA, et al. Pulmonary hypertension in sickle cell hemoglobinopathy: a clinicopathologic study of 20 cases[J]. Hum Pathol, 2002, 33: 1037 – 1043.

[22] Harrison RE, Flanagan JA, Sankelo M, et al. Molecular and functional analysis identifies ALK – 1 as the predominant cause of pulmonary hypertension related to hereditary haemorrhagic telangiectasia[J]. J Med Genet, 2003, 40865 – 40871.

［23］Jamieson SW，Kapelanski DP，Sakahibara N，et al. Pulmonary endarterectomy：experience and lessons learned in 1 500 cases［J］. Ann Thorac Surg，2003，76：1457－1464.

［24］Kallen B，Olausson PO. Maternal use of selective serotonin re-uptake inhibitors and persistent pulmonary hypertension of the newborn［J］. Pharmacoepidemiol Drug Saf，2008，14：801－806.

［25］Kidd L，Driscoll D，Gersony W，et al. Second natural history study of congenital heart defects. Results of treatment of patients with ventricular septal defects［J］. Circulation，1993，87：138－151.

［26］Ma L，Roman-Campos D，Austin E，et al. A novel channelopathy in pulmonary arterial hypertension ［J］. N Engl J Med，2013，369：351－361.

［27］Machado RD，Eickelberg O，Elliott CG，et al. Genetics and genomics of pulmonary arterial hypertension［J］. J Am Coll Cardiol，2009，54 Suppl：S32－S42.

［28］Machado RF，Barst RJ，Yovetich NA，et al. Hospitalization for pain in patients with sickle cell disease treated with sildenafil for elevated TRV and low exercise capacity［J］. Blood，2011，118：855－864.

［29］Manci EA，Culberson DE，Yang YM，et al. Causes of death in sickle cell disease：anautopsy study ［J］. Br J Haematol，2003，123：359－365.

［30］Mandel J，Mark EJ，Hales CA. Pulmonary veno-occlusive disease［J］. Am J Respir Care Med，2000，162：1964－1973.

［31］Miller AC，Gladwin MT. Pulmonary complications of sickle cell disease［J］. Am J Respir Crit Care Med，2012，185：1154－1165.

［32］Montani D，Bergot E，Gunther S，et al. Pulmonary hypertension in patients treated by dasatinib［J］. Circulation，2012，125：2128－2137.

［33］Morse JH，Barst RJ，Fotino M. Familial pulmonary hypertension：immunogenetic findings in four Caucasian kindreds［J］. Am Rev Respir Dis，1992，145：787－792.

［34］Nasim MT，Ogo T，Ahmed M，et al. Molecular genetic characterization of SMAD signaling molecules in pulmonary arterial hypertension［J］. Hum Mutat，2011，32：1385－1389.

［35］Rich S，Rubin LJ，Abenhail L，et al. Executive summary from the World Symposium on Primary Pulmonary Hypertension（Evian，France，September 6－10，1998）. The World Health Organization publication via the Internet. Available at：http：//www. who. int/ncd/cvd/pph. html.

［36］Richard JH，Trembath RC，Morse JA，et al . Genetic basis of pulmonary aterial hypertension：current understanding and future directions［J］. J Am Coll Cardio，2004，43：33－39.

［37］Schraufnagel DE，Sekosan M，McGee T，et al. Human alveolar capillaries undergo angiogenesis in pulmonary veno-occlusive disease［J］. Eur Respir J，1996，9：346－350.

［38］Simonneau G，Azarian R，Brenot F，et al. Surgical management of unresolved pulmonary embolism. A personal series of 72 patients［J］. Chest，1995，107：S52－S55.

［39］Simonneau G，Galie N，Robin LJ，et al . Clinical classification of pulmonary hypertension ［J］. J Am Coll Candiol，2004，43：5,10.

［40］Simonneau G，Gatzoulis MA，Adatia I，et al. Updated clinical classification of pulmonary hypertension ［J］. J Am Coll Cardiol，2013，25(Suppl)：S34－S41.

［41］Simonneau G，Robbins IM，Beghetti M，et al. Updated clinical classication of pulmonary hypertension ［J］. J Am Coll Cardiol，2009，54(1 Suppl)：S43－S54.

［42］Wagenvoort CA，Beetsra A，Spijker J. Capillary hemangiomatosis of the lung［J］. Histopathology，1978，2：401－406.

［43］Weitzenblum E，Sautegeau A，Ehrhart M，et al. Long-term course of pulmonary arterial pressure in chronic obstructive pulmonary disease［J］. Am Rev Respir Dis，1984，130：993－998.

［44］Wichman Cl，Moore KM，Lang TR，et al. Congenital heart disease associated with selective serotonin reuptake inhibitor use during pregnancy［J］. Mayo Clin Proc，2009，84：23－27.

［45］Wijson KL，Zelig CM，Harvey JP，et al. Persistent pulmonary hypertension of the newborn is associated with mode of delivery and not with maternal use of selective serotonin reuptake inhibitors ［J］. Am J Perinatol，2011，28：19－24.

第四章　肺高压的诊断和评估

管丽华

在海平面,静息状态下右心导管(RHC)测定的肺动脉平均压力≥25 mmHg,称为肺高压(PH)。一般不将运动时右心导管测得的肺动脉平均压力≥30 mmHg 定义为肺高压,因为健康人在运动条件下可能达到更高的值。表4-1 为右心导管评估肺动脉高压(PAH)的血流动力学标准。

表4-1　右心导管评估肺动脉高压的血流动力学标准

定　义	特　　点	临 床 分 类
肺高压	肺动脉平均压≥25 mmHg*	所有类型的肺高压
毛细血管前肺高压 (即 PAH)	肺动脉平均压≥25 mmHg* 肺动脉楔压≤15 mmHg* 心排血量正常或者减少**	动脉性肺高压 肺部疾病所致的肺高压 慢性血栓栓塞性肺高压 原因不明或多因素所致的肺高压
毛细血管后肺高压	肺动脉平均压≥25 mmHg* 肺动脉楔压＞15 mmHg*	左心疾病相关性肺高压
被动性 反应性 混合性	心排血量正常或减少** 跨肺压≤12 mmHg 跨肺压＞12 mmHg	

注:跨肺压＝肺动脉平均压－平均肺动脉楔压。
* 在静息状态下测得的值。
** 在运动功能亢进,如体-肺分流(仅在肺循环)、贫血、甲状腺功能亢进等条件下,可以出现高的心排血量。

一、诊　　断

因为 PAH 诊断的复杂性,无论是欧美指南还是中国的专家共识均强烈建议患者到肺血管疾病专科中心、心血管内科或具有肺血管专业医师的呼吸内科、免疫内科、小儿内科就诊,进行全面的诊断和功能评价。强烈建议非肺血管病专业医师,在接诊可疑 PAH 患者时,应及时将患者转诊到专科医师处进行诊断评价。危重患者不宜转诊时,应邀请专科医师参与诊治。

(一) 病史与体格检查

1. 症状　PAH 本身没有特异性的临床表现。最常见的首发症状是活动后气短、乏力,其他症状有胸痛、咯血、眩晕、黑矇或晕厥等。气短往往提示 PAH 患者出现右心功能不全。

当出现晕厥或眩晕时,则往往提示患者心排血量已经明显下降。指南强调:首次出现症状的时间距离确诊为 PAH 的时间与预后有明确的相关性,因此应准确记录首次出现症状的时间。

2. 体格检查　PAH 的体征多与右心功能不全有关,常见有发绀;颈静脉充盈或怒张;下肢水肿;右心室充盈压升高,可出现颈静脉巨大"a"波;右心室肥厚可导致胸骨左缘膨隆,剑突下出现抬举性搏动;肺动脉瓣区第二心音(P_2)亢进;由于肺动脉瓣开放突然受阻出现的收缩早期喷射性喀喇音;肺动脉瓣关闭不全的高调舒张早期杂音;血液反流通过三尖瓣引起的收缩期杂音;第三心音(S_3)出现代表右心室舒张充盈压增高及右心功能不全,约 38% 的患者可闻及右心室第四心音(S_4)奔马律等。发绀是 PAH 的晚期表现,通常是因为伴随循环血管收缩的心排血量明显减低,肺-通气灌注比例失调。扩张的肺动脉压迫可引起喉返神经麻痹,较少见(Ortner 综合征)。

颈静脉检查还可以帮助判断右心房压力:患者采取 45°半卧位,量取颈静脉搏动最高点到胸骨柄之间的垂直距离(单位为 cm),加上 5 cm(代表右心房到胸骨柄的距离),数值即为估测的右心房压力值(单位为 cmH_2O)。右心房压力是判断患者预后的重要指标。

有些与 PAH 相关疾病的特殊体征往往可提示诊断:① 如果上下肢均存在杵状指(趾)往往提示存在艾森门格综合征的可能性大;差异性发绀往往是诊断动脉导管未闭合并艾森门格综合征的重要线索。② 反复自发性鼻出血、特异性体表皮肤毛细血管扩张往往提示遗传性出血性毛细血管扩张症。③ 反复出现皮疹、面部红斑、黏膜溃疡、小关节肿胀畸形、雷诺症、脱发等提示结缔组织病。④ 吸气相湿啰音提示肺间质疾病。⑤ 如果患者出现蜘蛛痣、肝掌、睾丸萎缩提示肝脏疾病。

3. 危险因素

(1)既往史:先天性心脏病、结缔组织病、HIV 感染史、减肥药物治疗史、肝病及贫血等都是提示 PAH 病因分类的重要线索,需要采集患者所有的既往史,这些可帮助明确诊断分类,也可帮助发现新的危险因素。

(2)个人史:需要注意患者有无危险因素接触史,如印刷厂、制鞋厂和加油站工人接触油类物品、HIV 感染、同性恋、吸毒及染发剂等特殊接触史。

(3)婚育史:需要注意女性患者有无习惯性流产史,男性患者的母亲、姐妹等亲属有无习惯性流产等病史。

(4)家族史:家族有无任何类型的 PH 患者是需要重点关注的问题,有无其他家族性遗传病史对于发现新的危险因素、帮助诊断分类亦具有重要意义。

(二)实验室检查

1. 心电图　PAH 患者的心电图表现缺乏特异性,有以下心电图改变时往往提示存在PAH:① 电轴右偏;② Ⅰ 导联出现 S 波;③ 右心室高电压;④ 右胸前导联出现 ST 段压低、T 波低平或倒置。有的 PAH 患者心电图可出现完全性或不完全性右束支传导阻滞,在IPAH 患者中,87% 出现右心室肥厚,79% 出现电轴右偏。其发生机制是由于 PAH 造成右心室肥厚,继而心包、心肌张力增加影响心肌供血。肺动脉阻力越高,增加的速度越快(所用时间越短),心电图反映心肌缺血的敏感性越高。

需要强调的是,心电图检查作为 PAH 的筛查手段,其敏感性(55%)和特异性(70%)均不是很高,心电图正常并不能排除 PAH。

心律失常相对少见,如出现室上性心律失常、心房扑动、心房颤动等常提示病情恶化。图 4-1 所示为 PAH 患者的心电图,电轴右偏,不完全右束支传导阻滞,ST 段改变。

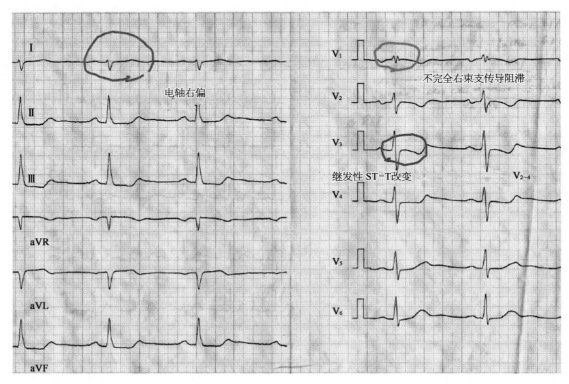

图 4-1　PAH 患者心电图

2. 胸部 X 线片检查　在确诊时 90% 的 IPAH 患者胸部 X 线检查的异常表现为:肺动脉段凸出及右下肺动脉扩张,伴外周肺血管稀疏——"截断现象";重症患者可以出现右心房和右心室扩大。胸部 X 线检查还可以协助发现原发性肺部疾病、胸膜疾病、心包钙化或心内分流性畸形,因为后者可出现肺血增多。图 4-2 为正常人和 PAH 患者的胸片。

胸部 X 线检查对于中重度的 PAH 患者有更高的诊断价值,但是胸部 X 线正常并不能排除 PAH。PAH 的严重程度和肺部放射性检查的结果不一定一致。

3. 肺功能评价和血气分析　有助于区别气道和肺实质的疾病。如无禁忌,所有 PAH 患者均需要完成肺功能检查和动脉血气分析,了解患者有无通气障碍及弥散障碍。PAH 患者常表现为肺弥散功能障碍(通常是预计值的 40%～80%)和轻度至中度的肺容积减少,也可出现周围气道阻塞。动脉氧分压正常或轻度降低,二氧化碳分压常由于过度换气而减低。而慢性阻塞性肺疾病(COPD)导致的 PAH 肺功能和血气分析常表现为残气量增加,一氧化碳弥散量降低,二氧化碳分压正常或增高。肺容积和肺弥散功能同时减低常提示肺间质疾病。肺气肿和肺间质疾病的严重程度常可以由高分辨率 CT(HRCT)明确。心功能 IV 级的

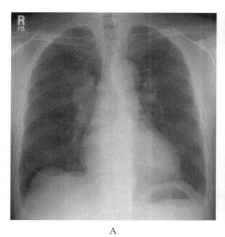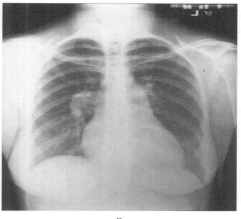

图 4-2 正常人和 PAH 患者的胸片

A. 正常人的胸片；B. PAH 患者的胸片

患者禁忌行肺功能检查。

4. **超声心动图** 是筛查 PAH 最重要的无创性检查方法，在不合并肺动脉瓣狭窄、肺动脉闭锁及右心室流出道梗阻时，肺动脉收缩压（sPAP）等于右心室收缩压（RVSP）。可通过多普勒超声心动图测量收缩期右心室与右心房压差来估测 RVSP。PAP 一般通过三尖瓣反流峰值的速度估算，经验公式为：三尖瓣反流压力梯度＝4×三尖瓣反流速度（m/s）的平方。而肺动脉收缩压＝三尖瓣反流压力梯度＋右心房压力（估计值一般为 5～10 mmHg）。肺平均动脉压力＝0.61×肺动脉收缩压力＋2 mmHg。因此，多普勒超声可以估测肺动脉平均压大于 25 mmHg 的 PAH 患者，有些患者在运动时才会出现肺动脉压升高，因此有必要对有危险因素的患者进行运动负荷或药物负荷超声心动图检查（常用静脉泵入腺苷注射液），进行 PAH 的早期筛查。目前国际推荐超声心动图拟诊 PAH 的标准为：肺动脉收缩压≥40 mmHg。

总之，超声心动图在 PAH 诊断中的重要价值有：① 估测肺动脉收缩压及肺总阻力；② 评估病情严重程度和预后，右心房压、左右心室大小、右心室收缩功能、Tei 指数（心肌做功指数）及有无心包积液等均可在一定程度上反映病情的严重程度和估计预后；③ 病因诊断，如发现心内畸形、大血管畸形、瓣膜情况、心肌病等。另外，声学造影还有助于发现一些难以诊断的心内分流，如房间隔缺损。

PAH 患者超声心动图常表现为右心房及右心室扩大，左心室内径正常或缩小，室间隔增厚。右心室压力的超负荷引起的室间隔异常运动具有特征性。通过经胸壁的超声心动图能够反映右心血流动力学的变化。图 4-3～图 4-5 给出了正常人和 PAH 患者心脏横断面模型；图 4-4 为 PAH 患者特征性结构心脏超声显示的室间隔矛盾运动；图 4-5 为 PAH 患者的心脏超声表现。

5. **睡眠监测** 约有 15％的阻塞性睡眠呼吸障碍患者合并 PH，因此应对 PH 患者常规进行睡眠监测。

6. **胸部 CT（HRCT、增强 CT、肺动脉 CTA）** HRCT 能够清晰地显示肺实质的图像，

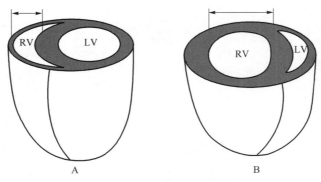

图 4-3　心脏横断面模型图

A. 正常人:左心室心腔大,左心室壁厚,呈椭圆形,室间隔膨向右心室,
右心室心脏小,右心室壁薄,呈月牙形;B. IPAH 患者,右心室壁厚,心腔
扩大,室间隔膨向左心室,左心室受压变小,左心室壁相对薄,呈月牙形

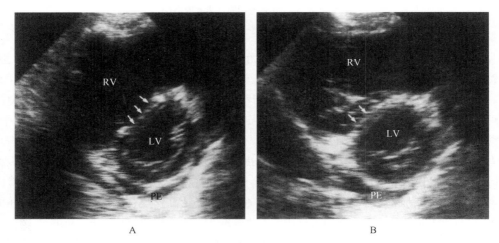

图 4-4　PAH 患者心脏超声显示舒张期和收缩期的室间隔矛盾运动

A. 舒张期;B. 收缩期

有助于鉴别肺间质性疾病和肺气肿。同时在临床上怀疑 PVOD 的患者,HRCT 也有助于确诊。PVOD 的特征是间质水肿,小叶中心斑片状模糊影,毛玻璃状,小叶间隔增厚;其他的表现包括淋巴结病和胸腔积液。需要注意的是,PVOD 行急性血管反应试验可引起急性肺水肿,因此在做右心导管术检查之前,需进行此鉴别诊断。肺毛细血管多发瘤的表现是双侧弥散性小叶间隔增厚和小叶中心型局限斑片影。

　　一般对于 PAH 患者,需要完成 CT 肺动脉造影(CTA),这样大多数 CTEPH 可以获得明确诊断而避免风险性更大的肺动脉造影检查。增强 CT 肺动脉造影术在确定 CTEPH 的患者能否行外科手术治疗方面很有价值。它可以较清晰地呈现出 CTEPH 的影像学特征,如单侧肺动脉闭塞、肺动脉管壁粗糙不规则,采用这种技术可以确定支气管动脉的代偿性扩张或破裂。

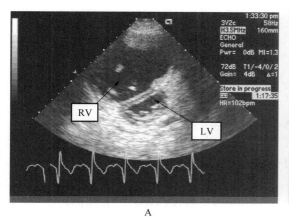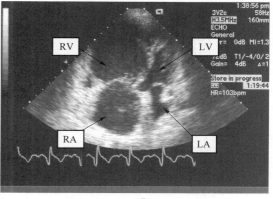

A   B

图 4-5 PAH 患者心脏超声：右心房、右心室明显扩大，室间隔偏向左心室，左心房、左心室偏小

（引自 2009 年 AHA 的指南）

7. **肺通气/灌注扫描** PAH 患者的肺通气/灌注扫描可以完全正常。但灌注扫描中也可在外周发现一些小的非节段性缺损。由于 PAH 通气功能一般正常，所以往往会呈现 V/Q 比例失调。

肺通气/灌注扫描在筛查 CTEPH 时较 CT 敏感。一般而言，正常或低度异常可能的肺通气/灌注扫描可以有效地排除 CTEPH，敏感性达 90%~100%，特异性达 94%~100%。

8. **心脏磁共振技术** 提供了一种直接评价右心室大小、形态和功能的方法，同时也是无创检查中评价血流动力学的重要方法，对于右心室的容量、体积、质量及心排血量的测定，心脏 MRI 优于心脏超声，此外心脏 MRI 能够测定包括每搏量、心排血量、肺动脉扩张情况等指标。心排血量降低、右心室舒张末期容量增大、基线左心室舒张末期容量降低常提示预后不良。

9. **血液检查和免疫学检查** 血清学检查在确诊结缔组织疾病（CTD）、HIV 感染、肝炎等方面很有帮助。在 CTEPH 患者当中，应进行凝血功能检查，包括抗-磷脂抗体、狼疮抗凝物、抗心磷脂抗体等。

10. **生物学指标** 有研究显示，心房利钠肽、脑钠肽（brain natriuretic peptide，BNP）在 IPAH 患者与生存和预后相关，心房利钠肽和脑钠肽有相似的生理性能，均引起血管扩张和尿钠增多，且均由心肌细胞感受心壁压力改变后释放。BNP 是监测由长期 PAH 导致的右心室衰竭的重要指标。前 BNP 为 BNP 高分子量前体，裂解为无生物活性的氨基末端片段（N-terminal segment，NT-proBNP）和低分子量 BNP。NT-proBNP 半衰期长，稳定性强。右心室衰竭是 PAH 患者的主要死亡原因，BNP/NT-proBNP 水平可以很好地反映右心室功能损伤的严重程度。随访发现血浆 NT-proBNP 水平升高提示预后差。目前许多试验以治疗组较对照组 NT-proBNP 显著降低为新药物治疗 PAH 或 CTEPH 有效的标志。NT-proBNP 的应用越来越广泛，用于协助右心室扩张和功能下降的评估。NT-proBNP 受很多因素影响：① 年龄，<75 岁，正常值<125 pg/ml；>75 岁，正常值<450 pg/ml。② 判断心力衰竭，<50 岁，正常值>450 pg/ml；50~75 岁，正常值>900 pg/ml；>75 岁，则一般>1 800 pg/ml。

在 IPAH 患者的无创性检查中，尿酸升高反映了氧化代谢的受损，与心功能的严重性及死亡率独立相关。PAH 患者经常使用别嘌醇,高尿酸血症和利尿剂能影响尿酸的血浆水平,从而削弱了它的临床监测价值。升高的肌钙蛋白 T(cTnT)也提示预后相对差,可能与右心室心肌缺血有关。

11. **右心导管检查**　目前仍然是确诊 PAH 的金标准,也是指导确定科学治疗方案必不可少的手段。对病情稳定、WHO PAH 功能分级 Ⅰ～Ⅲ级、没有明确禁忌证的患者均应积极开展标准的右心导管检查。热稀释法和(或)FICK 法在估算心排血量方面必须重复计算至少 3 次,在有体-肺分流的患者当中,应采用 FICK 方法计算心排血量。在 IPAH 患者,尤其应该注意右心房压和右心室舒张末压,平均右心房压升高和心脏指数(CI)降低是 PAH 患者生存的重要预测指标之一。

一般认为以下指标是右心导管检查过程中所必须获得的参数：① 心率和体循环血压(收缩、舒张、平均)。② 上下腔静脉压力、血氧饱和度和氧分压。③ 右心房压力、右心室压力和血氧饱和度。④ 肺动脉压力、血氧饱和度和氧分压。⑤ 心排血量、心脏指数。⑥ 全肺血管阻力。⑦ 小肺动脉阻力。⑧ 体循环阻力。⑨ 肺毛细血管嵌顿压(PCWP)和血氧饱和度。

应测定的血氧指标包括：① 动脉氧饱和度(SaO_2)。② 上、下腔静脉、右心房、右心室及肺动脉的氧饱和度。之所以需要逐个监测,是因为少数房间隔缺损,即使有经验的超声科医师也容易漏诊;而有些肺动脉水平分流,如冠状动脉肺动脉瘘,超声心动图或心脏 CT 等未能发现,通过氧饱和度监测可以提示。对于无心内分流或大血管分流者,从右心房到肺动脉,各腔室氧饱和度依次递减或改变不明显;若血氧饱和度在肺动脉＞右心室 2％～3％,提示可能为肺动脉水平左向右分流;若右心室＞右心房 3％～5％,提示可能为心室水平左向右分流;若右心房＞腔静脉(上下腔静脉混合)5％以上,提示可能为心房水平左向右分流;根据氧饱和度异常,进一步行检查确诊。③ 混合静脉氧饱和度(SvO_2),对于无心内分流或大血管分流患者,SvO_2 指肺动脉近端血氧饱和度;而对于有分流患者,SvO_2 指分流前心腔或大血管氧饱和度(房间隔缺损患者指上、下腔静脉,室间隔缺损指右心房,动脉导管未闭患者指右心室)。④ 对于房间隔缺损患者应测定肺静脉血氧饱和度。

临床诊断 PAH 时,PCWP 必须≤15 mmHg。为了完成肺毛细血管嵌顿压和心排血量的测量,目前推荐使用带有气囊的四腔或六腔漂浮导管来完成右心导管检查。心导管室工作站应该配备心排血量测量相应插件与导线,或单独配备血流动力学监测设备。

12. **肺动脉造影**　检查指征有：① 临床怀疑有 CTEPH 而无创检查不能提供充分证据。② CTEPH 术前评价。③ 临床诊断患者为肺血管炎,需要了解肺血管受累程度。④ 诊断肺动脉内肿瘤。

右心导管检查和肺血管造影是有创性检查,临床上经验丰富的操作者也可对重度 PH 和右心衰竭的患者安全地执行检查。最近一项回顾性研究中,20 家大型肺血管病收治中心回顾了 5 年间 5 718 例右心导管检查操作,并前瞻性收集另外 1 500 例右心导管检查操作资料,共计 7 218 例。回顾性研究和前瞻性分析结果几乎相同。其共报道 76 例(1.1％)严重不良事件。最常见的并发症与穿刺相关(如血肿、气胸),其次是迷走神经反射相关的心律失常和低血压。这些并发症绝大多数为轻中度,可自行缓解或经过治疗后缓解。总的操作相关死亡率为 0.005％。

需要注意的是,肺动脉造影并非 PAH 常规的检查项目。血流动力学不稳定的 PAH 患者进行肺动脉造影可能导致右心衰竭加重,甚至猝死,故对肺动脉收缩压>70 mmHg 的患者应谨慎应用。

13. **急性肺血管扩张试验** 部分 PAH 尤其是 IPAH 的发病机制可能与肺血管痉挛有关。急性肺血管扩张试验是筛选这些患者的有效手段。急性肺血管扩张试验阳性提示肺循环内有相当多的小肺动脉处于痉挛状态。研究证实,钙通道阻滞剂可使试验结果阳性患者的预后得到显著改善。另外,首次入院进行急性肺血管扩张试验后总肺阻力指数下降大于 50% 的患者比反应相对较低的患者预后好。因此,为患者行首次右心导管检查时,评价急性肺血管扩张试验就显得尤为重要。

试验药物与方法:目前国际上公认可用于急性肺血管扩张试验的药物有四种:静脉依前列醇(epoprostenol)、吸入伊洛前列素、腺苷(adenosine)和一氧化氮(nitric oxide,NO)。2014 年 PAH 中国专家共识正式推荐吸入伊洛前列素为首选用药,腺苷为第二选择试验用药。在国内主要有两种药物:吸入伊洛前列素(iloprost,商品名万他维,德国拜耳先灵公司)和腺苷注射液(商品名艾朵,辽宁诺康医药有限公司)。

吸入伊洛前列素试验方法:在右心导管检查获取了基线血流动力学资料之后,开始进行急性肺血管扩张试验。吸入伊洛前列素剂量是 5~10 μg,持续吸入药物 10 min,吸入结束立即重复测定肺动脉平均压、心排血量等参数,观察吸入前后患者的血流动力学变化,判断患者是否试验阳性。

腺苷注射液具体试验方法:在右心导管检查获取基线血流动力学资料之后,开始从中心静脉或肺动脉泵入腺苷,起始剂量为 50 μg/(kg·min),每 2 min 递增剂量,每次递增 25 μg/(kg·min),直至达到最大剂量 200~300 μg/(kg·min)。

表 4-2 给出了急性血管反应试验伊洛前列素和腺苷的用法推荐。

表 4-2 急性血管反应试验伊洛前列素和腺苷的用法推荐

药 物	给药途径	起 始 剂 量	使 用 方 法
伊洛前列素	雾化吸入	5~10 μg(指装入雾化吸入装置剂量)实际吸入肺泡内剂量为 2.5~5 μg	1. 应使用推荐的空气压缩式或超声雾化吸入设备,需保证雾化颗粒大小适合雾粒沉积于肺泡组织 2. 吸入需持续 5~10 min,至少观察 15 min,测定肺动脉压力下降幅度最大值 3. 可直接应用伊洛前列素原液或使用注射用水 1∶1 稀释后使用
腺苷	静脉注射	50 μg/(kg·min)	每 2 min 增加 25 μg/(kg·min),直至最大剂量 [200 μg/(kg·min)]或最大耐受量

终止急性肺血管扩张试验的指征包括以下情况:① 体循环收缩压下降超过 30% 或低于 85 mmHg;② 心率增加超过 40% 或大于 100 次/min;③ 心率低于 60 次/min 并出现体循环低血压;④ 发生不可耐受的不良反应;⑤ 肺动脉压下降达到目标值;⑥ 血管扩张剂已应用至最大剂量。

急性肺血管扩张试验阳性标准：① 平均肺动脉压下降到 40 mmHg 之下；② 平均肺动脉压下降幅度超过 10 mmHg；③ 心排血量增加或至少不变。必须满足此三项标准才可将患者诊断为试验结果阳性。

阳性患者可以口服钙通道阻滞剂治疗。多在治疗 12 个月时重复急性肺血管扩张试验，来判断患者是否持续敏感。国外研究表明，初次急性肺血管扩张试验阳性患者中仅有约 54％能够从钙通道阻滞剂治疗中长期获益，约有 46％的患者变为阴性。因此，建议对初次检查阳性的患者接受钙通道阻滞剂治疗 1 年后再次行急性肺血管扩张试验，结果仍阳性则表示该患者持续敏感，可继续给予钙通道阻滞剂治疗。

国内外的研究已经证实，IPAH 患者中仅有 8％～10％急性肺血管扩张试验呈阳性结果，其他类型患者阳性率更低。目前国际上建议对 IPAH 及相关性 PAH 患者在行首次右心导管检查时完成急性肺血管扩张试验，以间接判断患者肺血管的病理改变严重程度。

钙通道阻滞剂不能作为肺血管扩张反应试验的药物。钙通道阻滞剂可能引起致命的血流动力学改变：对体循环的扩张作用强于对肺血管的作用，此时如果患者肺血管阻力固定，心排血量不能增加，导致严重的体循环低血压，同时右心房压升高加剧冠状动脉灌注压的下降，肥厚的右心室心肌缺血，此外加上钙通道阻滞剂负性肌力作用，患者可能出现严重的低心排血量导致猝死。因此，必须在急性血管扩张试验阳性的基础上，应用钙通道阻滞剂。

二、预后综合评估

根据临床表现、无创性和有创性检查结果，我们可以将患者的状态分为稳定且良好、稳定但欠良好和不稳定且恶化三种。评价 PAH 预后的指标见表 4-3。

表 4-3 评价 PAH 预后的指标

影响预后的因素	提示预后较好	提示预后较差
右心衰竭的临床证据	无	有
症状出现的快慢	慢	快
晕厥	无	有
WHO 心功能分级	Ⅰ级、Ⅱ级	Ⅳ级
6MWT	较长（>500 m）	较短（<300 m）
心肺运动试验	最大氧耗量>15 ml/(kg·min)	最大氧耗量<12 ml/(kg·min)
血浆 BNP/NT-proBNP 水平	正常或接近正常	很高或持续上升
超声心动图指标	无心包积液、TAPSE>2.0 cm	有心包积液、TAPSE<1.5 cm
血流动力学参数	RAP<8 mmHg 且 CI≥2.5 L/(m²·min)	RAP>15 mmHg 或 CI≤2.0 L/(m²·min)

注：BNP，脑钠肽；TAPSE，三尖瓣瓣环收缩期偏移；RAP，右心房压；CI，心脏指数。

1. **稳定且良好** 患者临床上没有右心衰竭的症状和体征，WHO 心功能分级稳定于Ⅰ级或Ⅱ级且不伴有晕厥，6 min 步行距离（6MWD）>500 m，最大耗氧量>15 ml/(kg·min)，血浆 BNP/NT-proBNP 水平正常或接近正常，无心包积液，三尖瓣瓣环收缩期运动幅度（tricuspid annular plane systolic excursion，TAPSE）>2.0 cm，右心房压<8 mmHg

和心脏指数＞2.5 L/（m² · min）。

2. 稳定但欠良好　患者病情稳定但并未达到患者及治疗医师期望的状态、稳定良好状态包含的所有条件。

3. 不稳定且恶化　临床上患者有右心衰竭的症状和体征，逐渐变差的 WHO 心功能分级，如从Ⅱ级到Ⅲ级或从Ⅲ级到Ⅳ级，6MWD＜300 m，最大耗氧量＜12 ml/（kg · min），血浆 BNP/NT - proBNP 水平很高或升高，有心包积液，TAPSE＜1.5 cm，右心房压＞15 mmHg 且升高，心脏指数＜2.0 L/（m² · min）且降低。临床上恶化的标志有水肿增加和（或）需要增加利尿剂的治疗剂量，新发心绞痛或心绞痛的症状加重、频率增加（可以作为右心功能恶化的标志），出现晕厥或晕厥的频率增加（通常是预后差的标志且需要立即注意，因为其预示着心排血量低）。此类患者可能出现室上性心律失常，导致临床症状恶化。

（一）功能评价

1. 6 min 步行试验（6 - minute walking test，6MWT）　是客观评价患者运动能力最常用的指标。6MWT 操作简单，花费少，可反复测试且已有操作规范，主要记录行走距离（6MWD）、（劳力性）呼吸困难分级（Borg 量表）和指尖氧饱和度。6MWD＜332 m 或＜250 m 且指尖氧饱和度下降＞10% 常提示患者预后不良。判断标准：6MWD＜150 m 为重度心力衰竭，150～450 m 为中度心力衰竭，＞450 m 为轻度心力衰竭。但是测试结果常受医师诱导或患者主观能动性的影响。

6MWT 已成为客观评价慢性心力衰竭患者心功能的重要指标，临床医师应熟悉 6MWT 的方法和应用。6MWD 越长提示患者的运动耐量越大，心功能越好。步行距离为 150～425 m 时，其与运动峰氧耗量的相关性最好。

1993 年 Bittner 根据病情将 6MWT 的结果分为四级（表 4 - 4），这种测试结果分级与纽约心脏病协会（NYHA）心功能分级正好相反，即级别越低，心功能越差。

表 4 - 4　6MWT 结果的分级

分　级	距　离　（m）
Ⅰ级	＜300
Ⅱ级	300～375
Ⅲ级	375～450
Ⅳ级	＞450

6MWT 的适应证和禁忌证：1993 年《6 分钟步行试验指南》的建议，6MWT 主要适用于：① 病情稳定的慢性心力衰竭患者心功能的评价；② 心肌缺血患者运动耐量的评价；③ 慢性肺部疾病患者肺功能的评价。

6MWT 的绝对禁忌证：1 个月内发生过不稳定型心绞痛和急性心肌梗死。相对禁忌证：① 静息心率＞120 次/min；② 收缩压＞180 mmHg，舒张压＞100 mmHg；③ 恶性室性心律失常患者；④ 年老体弱，极度肥胖患者；⑤ 严重瓣膜病患者；⑥ 有关节和精神、神经疾病患者。

6MWT 简便、重复性好、安全性高，特别适合不同程度的慢性心力衰竭患者心功能的评

定,预计其临床应用将愈广泛。从 2003 年 Venice 会议,中国专家 PH 治疗共识及 2013 年
Nice 会议及 2014 年中国 PH 指南均明确指出对于 PAH 患者必须进行 6MWT 来进行心功
能的判定,并需进行重复试验来进行随访和评估,6MWT 的结果分级见表 4-4。做 6MWT
时,应根据 Borg scale 分级记录 Borg 呼吸困难指数(表 4-5)。6MWT 试验结果需要按照
标准格式来记录,具体请见表 4-6。

表 4-5 Borg scale 分级

分级	症状
0 级	没有任何呼吸困难症状
0.5 级	呼吸困难症状非常非常轻微
1 级	呼吸困难症状非常轻微
2 级	呼吸困难症状轻微
3 级	有中度呼吸困难症状
4 级	呼吸困难症状稍微有点严重
5 级	呼吸困难症状严重
7 级	呼吸困难症状非常严重
10 级	呼吸困难症状非常非常严重

表 4-6 6MWT 试验结果报告表

姓 名		性 别		年 龄		病 区		病案号	
目前诊断									
心功能分级									
试验日期									
步行距离									
	试验前				试验后				
心 率									
血 压									
血氧饱和度									
Borg scale 分级									
试验中患者出现的症状									
备 注									

试验者:
报告者:

2. WHO PAH 功能评级　1998 年 WHO PAH 专题会议上,提出对 PAH 患者的活
动耐量应该有一个统一的分级评价标准,其分级原则根据 NYHA 心功能分级标准修

订,但描述性语言略有不同(表4-7)。国外研究证实,患者首次入院时的心功能评级与预后密切相关。国内的研究也表明,首次入院心功能Ⅱ级患者预后远好于心功能Ⅲ级或Ⅳ级患者。表4-8给出了2013年Nice PH指南WHO PAH患者心功能分级标准。

表4-7　1998年WHO PAH患者功能分级评价标准

分级	描　　　　述
Ⅰ级	患者体力活动不受限,日常体力活动不会导致气短、乏力、胸痛或黑矇
Ⅱ级	患者体力活动轻度受限,休息时无不适,但日常活动会出现气短、乏力、胸痛或近乎晕厥
Ⅲ级	患者体力活动明显受限,休息时无不适,但低于日常活动量时即出现气短、乏力、胸痛或近乎晕厥
Ⅳ级	患者不能进行任何体力活动,有右心衰竭的征象,休息时可有气短和(或)乏力,任何体力活动都可加重症状

表4-8　2013年Nice PH指南WHO PAH患者心功能分级标准

分级	描　　　　述
Ⅰ级	患者体力活动不受限,日常体力活动不会导致气短、乏力、胸痛或黑矇
Ⅱ级	患者体力活动轻度受限,休息时无不适,但日常活动会出现气短、乏力、胸痛或黑矇
Ⅲ级	患者体力活动明显受限,但低于日常体力活动时即出现气短、乏力、胸痛或黑矇,晕厥
Ⅳ级	患者不能进行任何体力活动,有右心衰竭的征象,休息时有气短和乏力,任何体力活动可加重症状

3. **运动心肺功能检查(CPET)**　是一项从静息到运动整体定量评估心肺功能的重要检查方法。目前已有越来越多的证据支持CPET用于评价PAH患者运动功能受损、药物疗效及预后。PAH患者活动耐力、有氧代谢能力和通气效率明显受损,可以通过峰值氧耗量(VO_{2max})、分钟通气量/二氧化碳产生量斜率(VE/Vco_2)、呼气末二氧化碳分压($P_{ET}CO_2$)、外周血压变化、心电图改变、血氧饱和度变化等指标量化反映。研究表明,VE/Vco_2斜率≥45、VO_{2max}<10.0 ml/(kg·min)、$P_{ET}CO_2$<20 mmHg临床恶化事件发生率明显升高,预后差,需要更加积极药物干预。

(二)早期筛查

尽管对PAH的诊疗意识在提高,但大多数PAH患者确诊时仍为疾病晚期阶段,预后不佳。临床医师应积极对PAH高危人群定期进行超声心动图筛查,以便早期发现患者并及早进行干预。对可能发生PAH的高危人群,如PAH相关基因(*BMPR2*或其他与PAH发病相关基因)突变携带者、结缔组织病患者(尤其是系统性硬化症患者)、先天性心脏病患者、门静脉高压患者、HIV感染患者等均应进行定期超声心动图检查。

在过去的5年中,人们发现一些新型药物是PAH的危险因素(表4-9)。为了更好地检出潜在诱发PAH的药物,在每一例新诊断PAH病例收集既往和当前的详细用药史是至关重要的。PAH注册研究的广泛开展将为前瞻性地收集上述数据提供绝佳机会。2013年Nice会议对PAH危险因素的更新见表4-10。

表 4-9　2009 欧洲心脏病学会(ESC)诱导 PAH 的药物和毒物的危险程度

肯　定　的	可能性相对要小的	肯　定　的	可能性相对要小的
阿米雷司	可卡因	可能性相对大的	不可能的
芬氟拉明	苯丙醇胺	苯异丙胺	口服避孕药
右芬氟拉明	St. johns wort	L-色氨酸	雌激素
毒油菜籽油	化疗药物	甲基苯丙胺	吸烟
苯氟雷司	选择性 5-羟色胺再摄取抑制剂 培高利特		

表 4-10　2013 年 Nice 会议对 PAH 危险因素的更新

明　确　相　关	可　能　相　关	非常可能相关	不太可能相关
阿米雷斯	可卡因	苯丙胺	口服避孕药
芬氟拉明	苯丙醇胺	色氨酸	雌激素
右旋芬氟拉明	贯叶连翘提取物	甲基苯丙胺	吸烟
毒菜籽油	化疗药物	达沙替尼	
苯氟雷司	Ⅰ型干扰素		
5-羟色胺再摄取抑制剂	苯丙胺类似物		

　　2013 年 Nice 会议和 2014 中国 PH 指南均强调 PAH 早期筛查的重要性,尤其是结缔组织疾病相关性肺高压(PAH-CTD)的早期筛查。最新发表的关于系统性硬化症早期筛查 PAH 的 DETECT 研究,使用两步法评估病程大于 3 年合并 DLCO≤60% 患者。第一步评估患者的临床特征,如存在毛细血管扩张、抗着丝点抗体阳性、心电图电轴右偏、显著降低的 DLCO 或 FVC,以及血尿酸、NT-proBNP 水平增高则被判定为高风险患者。第二步对这些高风险患者行超声心动图估测右心房面积和三尖瓣反流速,如异常则行 RHC 明确诊断。应用此两步法筛查 PAH 比单用超声心动图能提供更可靠的信息,显著降低漏诊率。因此,根据 DETECT 研究提供的硬皮病人群 PAH 的筛查结果,目前指南推荐硬皮病谱性疾病(包括系统性硬化症、混合性结缔组织病或其他以硬皮病为特征表现的结缔组织病)患者需每年常规进行超声筛查,建议使用两步法筛查,并且尽可能成为常规操作流程。

　　确诊 PAH 患者,应尽早进行 CTD 初筛:① 问诊是否有雷诺现象、手指肿胀、皮疹、关节肿痛、口腔溃疡、口眼干等;② 常规检查是否有血细胞减少、尿红细胞或尿蛋白阳性、高球蛋白血症、低补体血症等;③ 自身抗体检查应完善抗核抗体、抗可提取的核抗原抗体、抗磷脂抗体等。如有提示 CTD 的临床表现或实验室检查异常,应尽快请风湿科医师进行会诊,绝不能仅满足于 CTD-PAH 的诊断,而应进一步确定具体风湿病的诊断,因 SSc-PAH、SLE-PAH 及其他类型的 CTD-PAH 的治疗和预后各不相同。此外,需要注意的是,CTD 不仅能够造成第一大类 PH,也会因损害心脏瓣膜或心肌而导致第二大类左心疾病相关 PH;继发肺纤维化而导致第三大类慢性缺氧相关性 PH;CTD 继发抗磷脂抗体综合征导致第四大类 CTEPH。

　　(三) 诊断流程

　　PH 的诊断流程内容见图 4-6。

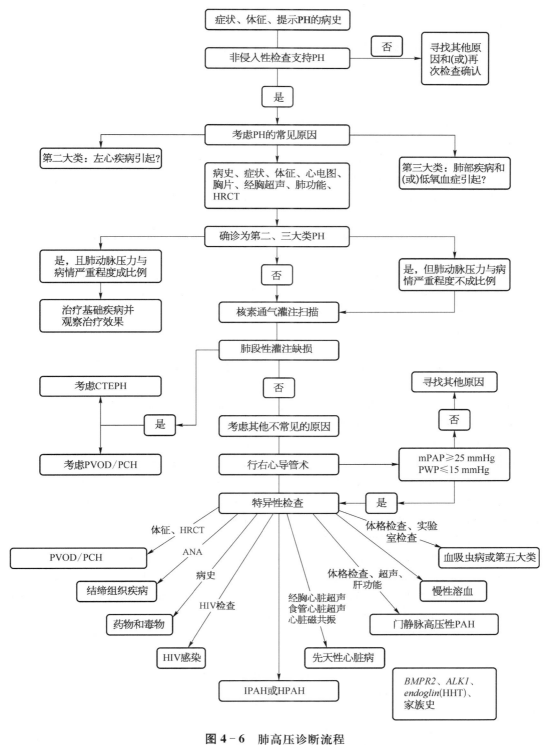

图 4 - 6 肺高压诊断流程

参考文献

［1］荆志成. 六分钟步行距离的临床应用［J］. 中华心血管病杂志，2006，34：183-186.

［2］中华医学会心血管病学分会，中华心血管病杂志编辑委员会. 中国 PAH 筛查诊断治疗专家共识［J］. 中华心血管病杂志，2007，35：979-986.

［3］de Man FS，Handoko ML，Groepenhoff H，et al. Effects of exercisetraining in patients with idiopathic pulmonary arterial hypertension［J］. Eur Respir J，2009，34：669-675.

［4］Becker-Grunig T，Klose H，Ehlken N，et al. Efficacy of exercisetraining in pulmonary arterial hypertension associated with congenitalheart disease［J］. Int J Cardiol，2013，168：375-381.

［5］Benza R，Biederman R，Murali S，Gupta H. Role of cardiac magnetic resonance imaging in the management of patients with pulmonary arterial hypertension［J］. J Am Coll Cardiol，2008，52：1683-1692.

［6］Bossone E，D'Andrea A，D'Alto M，et al. Echocardiography in pulmonary arterial hypertension：from diagnosis to prognosis［J］. J Am Soc Echocardiogr，2013，26：1-14.

［7］Coghlan JG，Denton CP，Grunig E，et al. Evidence-based detection of pulmonary arterial hypertension in systemic sclerosis：the DETECT study［J］. Ann Rheum Dis，2013 May 18.

［8］Galiè N，Simonneau G. The Fifth World Symposium on Pulmonary Hypertension［J］. J Am Coll Cardiol，2013，62：D1-D3.

［9］Grunig E，Ehlken N，Ghofrani A，et al. Effect of exercise and respiratorytraining on clinical progression and survival in patients withsevere chronic pulmonary hypertension［J］. Respiration，2011，81：394-401.

［10］Grunig E，Lichtblau M，Ehlken N，et al. Safety and efficacy of exercisetraining in various forms of pulmonary hypertension［J］. Eur Respir J，2012，40：84-92.

［11］Grunig E，Maier F，Ehlken N，et al. Exercise training in pulmonaryarterial hypertension associated with connective tissue diseases［J］. Arthritis Res Ther，2012，14：R148.

［12］Guazzi M，Adams V，Conraads V，et al. Clinical recommendations for cardiopulmonary exercise testing data assessment in specific patient populations ［J］. Circulation［J］，2012，126：2261-2274.

［13］Hoeper MM，Bogaard HJ，Condliffe R，et al. Definitions and diagnosis of pulmonary hypertension［J］. J Am Coll Cardiol，2013，62：D42-D50.

［14］Hoeper MM，Pletz MW，Golpon H，et al. Prognostic value of blood gas analysesin patients with idiopathic pulmonary arterial hypertension［J］. Eur Respir J，2007，29：944-950.

［15］Jais X，Olsson KM，Barbera JA，et al. Pregnancy outcomes in pulmonary arterial hypertension in the modern management era［J］. Eur Respir J，2012，40：881-885.

［16］Jing ZC，Jiang X，Han ZY，et al. Iloprost for pulmonary vasodilator testing in idiopathic pulmonary arterial hypertension［J］. Eur Respir J，2009，33：1354-1360.

［17］Jing ZC，Xu XQ，Badesch DB，et al. Pulmonary function testing in patients with pulmonary arterial hypertension［J］. Respir Med，2009，103：1136-1142.

［18］McLaughlin VV，Archer SL，Badesch DB，et al. ACCF/AHA 2009 Expert Consensus Document on Pulmonary Hypertension［J］. J Am Coll Cardiol，2009，53：1573-1619.

［19］Montani D，Savale L，Natali D，et al. Long-term response to calcium-channel blockers in non-idiopathic pulmonary arterial hypertension[J]. Eur Heart J, 2010, 31: 1898 - 1907.

[20] Okajima Y, Ohno Y, Washko GR, et al. Assessment of pulmonary hypertension what CT and MRI can provide[J]. Acad Radiol, 2011, 18: 437 - 453.

[21] Olsson KM, Nickel NP, Tongers J, et al. Atrial flutter and fibrillation in patients with pulmonary hypertension[J]. Int J Cardiol, 2013, 167: 2300 - 2305.

[22] Stevens GR, Fida N, Sanz J. Computed tomography and cardiac magnetic resonance imaging in pulmonary hypertension[J]. Prog Cardiovasc Dis, 2012, 55: 161 - 171.

[23] Sun XG, Hansen JE, Oudiz RJ, et al. Pulmonary function in primary pulmonary hypertension[J]. J Am Coll Cardiol, 2003, 41: 1028 - 1035.

[24] Willemink MJ, van Es HW, Koobs LCT, et al. evaluation of chronic thromboembolic pulmonary hypertension[J]. Clin Radiol, 2012, 67: 277 - 285.

[25] Zuo XR, Zhang R, Jiang X, et al. Usefulness of intravenous adenosine in idiopathic pulmonary arterial hypertension as a screening agent for identifying long-term responders to calcium channel blockers[J]. Am J Cardiol, 2012, 109: 1801 - 1806.

第五章　肺动脉高压的传统治疗

谢迪阳

肺动脉高压(PAH)的传统治疗方法主要包括利尿剂、华法林、氧疗、钙通道阻滞剂、正性肌力药等。对于合并右心功能不全的 PAH 患者,初始治疗应给予利尿剂。为了对抗肺动脉原位血栓形成,一般应用华法林并控制国际标准化比值(INR)在 1.6～2.5。PAH 患者氧疗的指征是血氧饱和度<90％,先天性体-肺分流性心脏病无此限制。钙通道阻滞剂是用于治疗轻度功能性 PAH 的一线用药。顽固性右心衰竭及合并快速性心律失常是应用洋地黄的指征。多巴胺是应用于重度右心衰竭和急性右心衰竭的首选正性肌力药。

一、利　尿　剂

PAH 合并右心衰竭、容量负荷过重的患者常规应用利尿剂治疗。尽管没有针对利尿剂治疗 PAH 的随机对照研究,临床实践证实利尿剂能显著改善患者外周水肿等体液潴留症状。常用的利尿剂包括噻嗪类、襻利尿剂、保钾利尿剂等(表 5-1)。噻嗪类主要作用于远曲肾小管,增加尿钠排泄为钠滤过负荷的 5％～10％,在肾功能中度损害(肌酐清除率<30 ml/min)时失效,适用于有轻度液体潴留且肾功能正常的心力衰竭患者。氢氯噻嗪剂量为每日 100 mg 时达最大效应,剂量-效应曲线已达平台期,再增量无效。襻利尿剂主要作用于髓襻,增加尿钠排泄可达钠滤过负荷的 20％～25％,并且能加强游离水的清除,适用于有明显液体潴留或伴有肾功能受损的患者。此外,襻利尿剂的剂量与效应呈线性关系,给药剂量不受限制。保钾利尿剂如醛固酮受体拮抗剂螺内酯,利尿作用相对较弱,主要与其他利尿剂联用以达到增强利尿、减少低钾血症等不良反应的效果。利尿剂具体种类的选择及其剂量的应用目前无统一标准,主要根据临床经验调整治疗。通常从小剂量开始,如呋塞米20 mg,托拉塞米 10 mg,氢氯噻嗪25 mg,逐渐增加剂量至体液潴留改善。应用利尿剂期间应密切监测患者的肾功能、电解质及血压,避免低钾血症及过度利尿导致组织器官灌注不足、肾前性肾功能不全等。特别是在重度 PAH 患者中,过度利尿容易出现低血压等有效循环血容量不足的表现,预后不良。

表 5-1　临床常用利尿剂一览表

利尿剂类型	代表性药物	主要作用位点	散在作用位点	作 用 机 制		利尿强度	临床评价
襻利尿剂	托拉塞米	髓襻升支全段远曲小管前段	—	抑制 $Na^+-K^+-2Cl^-$ 转运体	减少 Na^+、Cl^- 的重吸收 促进远曲小管 Na^+-K^+ 交换	强烈、高效	具有醛固酮拮抗作用的强效襻利尿剂
		远曲小管中后段集合管近段	肾上腺皮质心肌组织	抑制醛固酮分泌拮抗醛固酮受体	抑制 Na^+-K^+ 交换	较弱、弱效	
	布美他尼	髓襻升支髓质部	近曲小管后段	抑制 $Na^+-K^+-2Cl^-$ 转运体	减少 Na^+、Cl^- 重吸收	强烈、高效	排钾的强效襻利尿剂
	呋塞米		髓襻升支皮质部			强烈、高效	
噻嗪类	氢氯噻嗪	髓襻升支末端远曲小管前段	—	抑制 Na^+、Cl^- 配对转运，促进 Na^+、Cl^- 排泄	减少 Na^+、Cl^- 重吸收 促进远曲小管 Na^+-K^+ 交换	中等、低效	排钾的中效利尿剂
保钾利尿药	螺内酯	远曲小管中后段集合管近段	其他组织	拮抗醛固酮受体	抑制 Na^+-K^+ 交换	较弱、弱效	保钾的弱效利尿剂
	氨苯蝶啶		—	抑制 Na^+ 进入上皮细胞	抑制 Na^+ 重吸收减少 K^+ 分泌	较弱、弱效	

二、华　法　林

多项研究通过肺活检证实 IPAH 患者肺小血管原位血栓的高发生率,同时由于存在心力衰竭、制动等血栓形成的非特异性危险因素及凝血纤溶系统异常,理论上华法林治疗可使 PAH 患者获益。迄今尚无针对华法林治疗 PAH 患者疗效的随机对照研究。3 项回顾性及 1 项前瞻性单中心研究证实,华法林治疗 IPAH 患者与对照组相比生存率显著提高。在没有合并应用钙通道阻滞剂、靶向药物的情况下,Rich 等报道未予以抗凝治疗 IPAH 患者的 1 年、3 年、5 年生存率分别为 52%、31%、31%,华法林治疗组相应生存率则分别为 91%、62%、47%;Fuster 等报道与未予以抗凝治疗 IPAH 患者的 3 年生存率(21%)相比,华法林治疗组的 3 年生存率可显著提高至 49%。Kawut 等以 IPAH、HPAH 及食欲抑制剂相关 PAH 患者为研究对象,同样证实华法林抗凝治疗较未予以抗凝治疗可显著提高生存率。因此,目前指南推荐对于上述三种类型的 PAH 患者长期予以华法林治疗。目前华法林在其他类型 PAH 患者的安全性及有效性尚无依据。在合并高出血风险,如门静脉高压合并重度胃底-食管静脉曲张、硬皮病合并凝血功能异常、先天性心脏病合并肺动静脉瘘等 PAH 患者中,华法林的应用必须谨慎,权衡利弊。关于华法林治疗 PAH 的 INR 目标值,北美指南推荐控制在 1.5～2.5,欧洲指南推荐控制在 2.0～3.0,我国专家共识则推荐控制在 1.5～2.0。需要进行侵入性操作等情况下,除非患者同时合并慢性肺血栓栓塞性 PH 或其他需要长期抗凝治疗的疾病,华法林可直接停药,无须肝素过渡。

三、氧　疗

大部分 PAH 患者静息下合并轻度低氧血症,严重低氧血症见于先天性心脏病合并艾森门格综合征、卵圆孔未闭合并右向左分流、硬皮病相关 PAH 合并严重弥散功能障碍的患者。尽管右心导管证实氧气作为急性血管扩张剂可有效降低全肺阻力,但目前尚无随机对照研究证实长期氧疗能使 PAH 患者获益。一项非随机对照研究显示,长期夜间氧疗对艾森门格综合征患者的血红蛋白、生活质量及生存率均无改善作用。目前有关 PAH 氧疗的实践是基于慢性阻塞性肺疾病治疗的证据,推荐动脉血氧分压<60 mmHg 或氧饱和度<88% 的患者每日低流量吸氧至少 15 h。运动后低氧血症患者则推荐应用便携式氧疗。此外,PAH 患者在乘飞机旅程中低氧血症较为常见,并且与机舱压力、时程、患者活动量相关。因此,尽管大部分病情稳定的 PAH 患者能安全耐受飞机旅行,仍建议对于需要长途飞行的患者均应重新评估飞行过程中辅助氧疗的必要性。

四、钙通道阻滞剂

钙通道阻滞剂是最早应用于治疗 PAH 的肺血管扩张剂。应用钙通道阻滞剂治疗 PAH 患者前需行急性肺血管扩张试验进行筛查,只有急性肺血管扩张试验阳性的 PAH 患者能安全应用并从中获益,阴性患者应用钙通道阻滞剂治疗后反而增加低血压、右心衰竭、急性肺水肿、死亡等风险。因此,对于未行急性肺血管扩张试验或急性肺血管反应试验扩张阴性的患者禁用钙通道阻滞剂。Sibton 等以 557 例 IPAH 患者为研究对象的回顾性研究显示,IPAH 患者急性肺血管扩张试验的阳性率为 12.6%,其中大约一半患者对钙通道阻滞剂能够持续应答。持续应答指钙通道阻滞剂单药治疗 3~4 个月后血流动力学显著改善,1 年后 WHO 心功能分级改善至 Ⅰ 级或 Ⅱ 级。Montani 等则以 663 例非 IPAH、非 HPAH 患者为研究对象的前瞻性队列研究显示,食欲抑制剂相关 PAH 患者急性肺血管扩张试验的阳性率为 13.4%,钙通道阻滞剂持续应答率为 9.4%,与 IPAH 患者相仿。结缔组织疾病相关 PAH 患者急性肺血管扩张试验的阳性率为 10.1%,与 IPAH 患者相仿,钙通道阻滞剂持续应答率则为 0,显著低于 IPAH 患者。HIV 感染相关 PAH、CHD 相关 PAH 患者急性肺血管扩张试验的阳性率及钙通道阻滞剂持续应答率均显著低于 IPAH 患者。值得注意的是,上述两项研究中急性肺血管扩张试验阳性的定义为肺动脉平均压和肺血管阻力均较基线下降>20%,而目前应用于临床的急性肺血管扩张试验阳性的标准是沿用 2003 年 Venice 会议制定的标准,即应用肺血管扩张剂后,平均肺动脉压下降幅度>10 mmHg 且绝对值<40 mmHg,心排血量增加或不变。采用上述标准后,急性肺血管扩张试验的实际阳性率比上述两项研究中的数据有所下降,但是预测钙通道阻滞剂治疗持续应答的特异性有所增加。钙通道阻滞剂治疗持续应答的患者 5 年生存率达 90% 以上,显著高于非应答患者。只有持续应答患者可予以钙通道阻滞剂单药长期治疗肺动脉压。

迄今,经临床研究证实能安全应用于治疗 PAH 的钙通道阻滞剂主要包括硝苯地平、地尔硫草及氨氯地平,具体种类的选择取决于患者的基础心率。基础心率慢的患者推荐硝苯地平或氨氯地平,基础心率快的患者推荐地尔硫草。因负性肌力作用,避免应用维拉帕米。钙通道阻滞剂治疗 PAH 需达高剂量才能发挥疗效,其中硝苯地平的目标剂量为每日 120～240 mg,地尔硫草每日 240～720 mg,氨氯地平每日 20～30 mg。推荐由小剂量开始,硝苯地平缓释片 30 mg(每日 2 次)、地尔硫草 60 mg(每日 3 次)、氨氯地平 2.5 mg(每日 1 次)起逐渐递增剂量,数周内增至最大耐受剂量。限制钙通道阻滞剂加量的因素主要包括低血压、双下肢水肿等。钙通道阻滞剂治疗患者应密切定期进行临床随访,评估心功能状态和(或)行右心导管检查,首次评估推荐在治疗后 3～4 个月。随访过程中未达持续应答的患者应及时调整治疗,换用 PAH 特异性药物治疗。

五、 正性肌力药

心排血量低于 4 L/min 或心搏指数低于 2.5/(min·m²)是应用地高辛的绝对指征。此外,右心室明显扩张、基础心率大于 100 次/min、心室率偏快的心房颤动等均是应用地高辛的指征。合并重度右心衰竭(WHO 心功能Ⅳ级)及急性右心衰竭的 PAH 患者首选多巴胺,一般起始剂量为 3～5 μg/(kg·min),可逐渐加量到 10～15 μg/(kg·min),甚至更高。β₁受体激动剂多巴酚丁胺增强心肌收缩力的同时可降低左心室和右心室后负荷,可联合多巴胺治疗 PAH 合并右心衰竭患者。值得注意的是,多巴酚丁胺可能诱发心动过速导致心脏舒张充盈时间减少,引起心排血量降低、症状加重,治疗过程中需严密监测心率、心律、血压等。对于部分无法耐受多巴酚丁胺的患者可以使用无明显正性频率作用的 3 型磷酸二酯酶抑制剂,如米力农等。3 型磷酸二酯酶抑制剂通过增加内源性 cAMP 水平而直接发挥正性肌力作用,并能通过降低心脏后负荷来改善心脏功能,但其同时具有体循环扩张作用可能限制其在 PAH 合并右心衰竭患者中的应用。

参考文献

［1］蔡及明,杨艳敏,陈玲. 米力农治疗心力衰竭和肺动脉高压的研究进展[J]. 国外医学(儿科学分册), 2005,32：375 - 377.

［2］中华医学会心血管病学分会,中华心血管病杂志编辑委员会. PAH 筛查诊断与治疗专家共识[J]. 中华心血管病杂志,2007,35：979 - 987.

［3］中华医学会心血管病学分会,中华心血管病杂志编辑委员会. 右心衰竭诊断与治疗中国专家共识[J]. 中华心血管病杂志,2012,40：449 - 461.

［4］Agarwal R,Gomberg M. Current therapeutics and practical management strategies for pulmonary arterial hypertension[J]. Am Heart J,2011,162：201 - 213.

［5］Badesch DB,Champion HC,Sanchez MA,et al. Diagnosis and assessment of pulmonary arterial hypertension[J]. J Am Coll Cardiol,2009,54：S55 - S66.

［6］Barst RJ,McGoon M,Torbicki A,et al. Diagnosis and differential assessment of pulmonary arterial hypertension[J]. J Am Coll Cardiol,2004,43：S40 - S47.

［7］Fuster V,Steele PM,Edwards WD,et al. Primary pulmonary hypertension：natural history and the importance of thrombosis[J]. Circulation, 1984, 70: 580 - 587.

[8] Galie N, Hoeper MM, Humbert M, et al. Guidelines for the diagnosis and treatment of pulmonary hypertension: the Task Force for the Diagnosis and Treatment of Pulmonary Hypertension of the European Society of Cardiology (ESC) and the European Respiratory Society (ERS), endorsed by the International Society of Heart and Lung Transplantation (ISHLT)[J]. Eur Heart J, 2009, 30: 2493 - 2537.

[9] Herve P, Humbert M, Sitbon O, et al. Pathobiology of pulmonary hypertension. The role of platelets and thrombosis[J]. Clin Chest Med, 2001, 22: 451 - 458.

[10] Hoeper MM, Sosada M, Fabel H. Plasma coagulation profiles in patients with severe primary pulmonary hypertension[J]. Eur Respir J, 1998, 12: 1446 - 1449.

[11] Johnson SR, Mehta S, Granton JT. Anticoagulation in pulmonary arterial hypertension: a qualitative systematic review[J]. Eur Respir J, 2006, 28: 999 - 1004.

[12] Kawut SM, Horn EM, Berekashvili KK, et al. New predictors of outcome in idiopathic pulmonary arterial hypertension[J]. Am J Cardiol, 2005, 95: 199 - 203.

[13] Montani D, Savale L, Natali D, et al. Long-term response to calcium-channel blockers in non-idiopathic pulmonary arterial hypertension[J]. Eur Heart J, 2010, 31: 1898 - 1907.

[14] Ogata M, Ohe M, Shirato K, et al. Effects of a combination therapy of anticoagulant and vasodilator on the long-term prognosis of primary pulmonary hypertension[J]. Jpn Circ J, 1993, 57: 63 - 69.

[15] Rich S, Kaufmann E, Levy PS. The effect of high doses of calcium-channel blockers on survival in primary pulmonary hypertension[J]. N Engl J Med, 1992, 327: 76 - 81.

[16] Rich S, Seidlitz M, Dodin E, et al. The short-term effects of digoxin in patients with right ventricular dysfunction from pulmonary hypertension[J]. Chest, 1998, 114: 787 - 792.

[17] Roman A, Rodes-Cabau J, Lara B, et al. Clinico-hemodynamic study and treatment of 44 patients with primary pulmonary hypertension[J]. Med Clin (Barc), 2002, 118: 761 - 766.

[18] Roubinian N, Elliott CG, Barnett CF, et al. Effects of commercial air travel on patients with pulmonary hypertension air travel and pulmonary hypertension[J]. Chest, 2012, 142: 885 - 892.

[19] Sandoval J, Aguirre JS, Pulido T, et al. Nocturnal oxygen therapy in patients with the Eisenmenger syndrome[J]. Am J Respir Crit Care Med, 2001, 164: 1682 - 1687.

[20] Sitbon O, Humbert M, Jais X, et al. Long-term response to calcium channel blockers in idiopathic pulmonary arterial hypertension[J]. Circulation, 2005, 111: 3105 - 3111.

[21] Thamm M, Voswinckel R, Tiede H, et al. Air travel can be safe and well tolerated in patients with clinically stable pulmonary hypertension[J]. Pulm Circ, 2011, 1: 239 - 243.

[22] Weitzenblum E, Sautegeau A, Ehrhart M, et al. Long-term oxygen therapy can reverse the progression of pulmonary hypertension in patients with chronic obstructive pulmonary disease[J]. Am Rev Respir Dis, 1985, 131: 493 - 498.

第六章　肺动脉高压的靶向药物治疗

周达新

　　肺动脉高压(PAH)是一类以肺小动脉重构为特征的恶性肺血管疾病,往往引起肺血管阻力进行性升高并最终导致右心衰竭而死亡。PAH 可由多种病因所致,其肺动脉及肺小血管结构的病理改变相类似,如血管内皮细胞及平滑肌细胞可呈现出不同程度的异常增生、凋亡抵抗,与炎症反应、原位血栓形成等共同参与形成肺血管的狭窄,最终导致 PAH。越来越多的研究发现,PAH 患者各种内源性缩血管因子(如内皮素-1 或血栓素 A_2)及细胞增殖调节因子(如前列腺素及 NO)发生了异常,正是对这些因子的深入认识,推动了 PAH 靶向药物的研发。当前,经典的 PAH 靶向治疗药物包括前列环素类药物、内皮素受体拮抗剂和 5型磷酸二酯酶抑制剂等,这些可改善 PAH 患者的症状,却不能延缓 PAH 的发展进程。近年来,新型靶向治疗药物开发为 PAH 治疗领域的研究热点,旨在逆转肺血管的持续性收缩、阻断或逆转细胞异常增殖和细胞外基质的异常沉积,有效提高患者生存率。新开发的靶向药物包括前列环素受体激动剂、可溶性鸟苷酸环化酶激动剂、酪氨酸激酶抑制剂和 Rho 激酶抑制剂等。

　　近年来,随着对其发病机制的认识不断深入,靶向药物治疗逐渐成为丧失外科手术、介入治疗时机的先天性心脏病合并重度 PAH 患者的重要治疗手段,是近年来先天性心脏病合并重度 PAH 患者治疗的重要进展之一。先天性心脏病(CHD)合并 PAH 的治疗包括传统的血管扩张剂,如 α 受体拮抗剂、钙通道阻滞剂、硝酸甘油、血管紧张素转换酶抑制剂(ACEI)等;新型的血管扩张剂,即目前通常所说的靶向药物(如上所述)。扩血管药物治疗艾森门格综合征的目的是扩张肺血管,降低肺血管阻力,增加肺血管血流量,改善通气-血流比,增加血氧含量,改善右心功能,维持体循环压力。

第一节　传统扩血管药

　　传统扩血管药包括 α 受体阻滞剂、钙通道阻滞剂、硝酸酯类、ACEI,这些药物肺血管选择性差,降低体循环压力程度强于肺血管,剂量稍大可致显著低血压,严重者可致猝死,一般不推荐在 PAH 患者中应用。需强调的是,自 1998 年起,欧美的指南及我国的专家共识都明确指出在 IPAH 患者中这类药物(尤其是钙通道阻滞剂)仅用于急性血管扩张试验阳性患者。CHD 合并 PAH 患者存在体-肺分流,血管扩张剂使肺动脉阻力下降时,体-肺分流增加,因此急性血管扩张试验阳性率低,不能够根据急性血管扩张试验来判断其是否有效,但晚期患者肺血管病变严重,属非可逆,此时基本不可能出现急性血管反应试验阳性,所以这类血管扩张剂应慎用。目前,因为这些药物价格低廉,可能在一定程度上降低血管阻力,改善心功能并缓解症状,仍有一定的临床应用价值,但必须严密观察体循环压力。

一、 钙通道阻滞剂

20 世纪 80 年代早期到 90 年代中期,钙通道阻滞剂是治疗 PAH 的唯一药物。直到经过了Ⅰ期、Ⅱ期的 Flolan 试验。1995 年钙通道阻滞剂被美国食品药品监督管理局(FDA)批准用于治疗 PAH。目前,急性血管扩张试验阳性患者,特别是轻度功能性 PAH 患者可使用钙通道阻滞剂治疗。

肺血管痉挛可能是 PAH 的发病机制之一。钙通道阻滞剂抑制血管平滑肌收缩,对外周血管和肺血管都具有扩张作用,降低肺血管阻力,从而降低肺动脉压力。体外试验表明,钙通道阻滞剂可抑制 β - FGF 和 PDGF 等多种生长因子诱导的血管平滑肌细胞增殖。一些中长期的临床试验表明,钙通道阻滞剂对特定的患者有效,但是目前没有临床或血流动力学参数能够预测哪些患者对钙通道阻滞剂有效。通常在初次诊断 PAH 的右心导管检查中进行急性血管扩张试验,阳性患者可应用钙通道阻滞剂,对钙通道阻滞剂反应好的患者通常预后较好。

20 世纪 90 年代初,Rich 等对急性血管反应试验阳性患者使用硝苯地平(每日 90~240 mg)或是地尔硫草(每日 360~900 mg)治疗,取得显著临床效果。目前认为,急性血管反应试验阳性患者 PAH 患者使用钙通道阻滞剂治疗,应该 6~9 个月评价一次临床状况,必要时重复急性血管反应试验,半年或一年重复一次。避免阴性患者使用钙通道阻滞剂治疗 PAH。

钙通道阻滞剂特别是选择性低的钙通道阻滞剂具有显著的心脏负性肌力作用,可致显著的低血压。钙通道阻滞剂的剂量应逐渐滴定,防止发生低血压。常用的钙通道阻滞剂有硝苯地平、地尔硫草、氨氯地平等,维拉帕米可能增加 IPAH 的猝死率,故禁用。如果患者心率静息状态下大于 80 次/min,急性血管反应试验阳性,心功能小于Ⅲ级,可以考虑选择地尔硫草。钙通道阻滞剂药物剂量相对比较大,硝苯地平 30~60 mg,可根据患者状态(心功能、血压情况)逐渐增加到每日 120~240 mg,地尔硫草可逐渐增加到每日 240~720 mg,氨氯地平可逐渐增加到每日 20 mg。不良反应有下肢水肿、低血压,可小剂量使用利尿剂。

大多数 CHD 合并中重度 PAH 患者,特别是艾森门格综合征患者,其血管病变已进入血管重构、丛样病变阶段,血管痉挛的因素较少,往往合并低血压,钙通道阻滞剂可致低血压、心律失常,甚至猝死,故不推荐 CHD 合并重度 PAH 患者使用钙通道阻滞剂。

二、 磷酸二酯酶-3 抑制剂 (PDE-3 抑制剂)

氨力农和米力农主要抑制 PDE-3,增加心肌细胞内 cAMP 含量,增加心肌收缩力,还可使血管平滑肌细胞内 cAMP 含量增加,血管平滑肌舒张,血压降低,可致严重的低血压;也可扩张肺血管,降低肺血管阻力。推荐上述两种药物在 PAH 重度右心衰竭(心功能Ⅳ级)的患者应用多巴胺、多巴酚丁胺等正性肌力药物无效的情况下使用。

氨力农负荷量 0.5~1.0 mg/kg,5~10 min 缓慢静脉注射,继续以 5~10 μg/(kg·min)静脉滴注,单次最大剂量不超过 2.5 mg/kg。每日最大量为 10 mg/kg。疗程不超过 2 周。应用期间不增加洋地黄的毒性,不增加心肌耗氧量,未见对缺血性心脏病增加心肌缺血的征象,故不必停用洋地黄。米力农的不良反应较氨力农少,静脉注射负荷量为 25~75 μg/kg,5~10 min 缓慢静脉注射,以后维持每分钟 0.25~1.0 μg/kg 给药。每日最大剂量不超过1.13 mg/kg。氨力农和米力农可降低体循环压力,合并低血压的患者不推荐使用该药。和硝酸酯类药物合用可显著降低血压,不推荐和硝酸酯类药物合用。

三、 血管紧张素转换酶抑制剂或受体阻断剂 (ARB)

ACEI 可减少血管紧张素Ⅱ的生成,ARB 可拮抗血管紧张素Ⅱ的效应,产生舒张血管和抑制血管平滑肌细胞增殖的效应。Webster 等研究结果表明,在 CHD 患者中 ACEI 对不同阶段的患者效应不同,应用不当可致病情加重。① 在左向右分流型 CHD 早期,肺血管阻力无明显升高、无心力衰竭时,应用 ACEI 最合适。此时 ACEI 对肺血管的舒张作用远小于体循环,可以降低异常增高的体循环阻力而不改变肺循环阻力,从而减少左向右分流量,减缓PAH 的形成。② 当合并 PAH 而无心力衰竭时,不宜使用 ACEI。此时肺循环阻力高,但体循环阻力不高,ACEI 不仅不能减少左向右分流量和改善血流动力学,反而可能会使病情恶化。③ 当左向右分流型 CHD 发展到梗阻性 PAH 阶段时,更不宜使用 ACEI。此时 ACEI会导致右向左分流增加,血氧饱和度降低,加重缺氧,不可选用。

常用药物有:① 卡托普利片,口服,6.25~25 mg,每日 2~3 次;② 马来酸依那普利片,5~10 mg,每日 2 次;③ 盐酸贝那普利片,5~10 mg,每日 1 次;④ 氯沙坦片 25~100 mg,每日 1 次;⑤ 缬沙坦片,20~80 mg,每日 1 次;⑥ 厄贝沙坦片,75~150 mg,每日 1 次。

四、 硝 酸 甘 油

硝酸甘油通过生成 NO 而发挥血管扩张作用,其舒张静脉作用大于动脉,静脉滴注硝酸甘油只有在较高浓度[5.0 μg/(kg·min)]时才能够降低肺动脉压力。其与 PDE 抑制剂合用,可致严重低血压。

第二节　新型肺血管扩张药

近年来 PAH 发病机制研究和药物治疗研究均取得显著进展,目前其治疗主要依据三个途径,即 NO、内皮素拮抗剂和前列环素系统,并开发研制出多种有效的药物,如吸入用的伊洛前列素(iloprost)、口服的非选择性内皮素受体拮抗剂波生坦(全可利,bosentan)、选择性内皮素受体拮抗剂安立生坦、5 型磷酸二酯酶抑制剂(西地那非、他达那非、伐地那非)、Rho 激酶抑制剂等,这些新型药物均具有高度的肺血管选择性,可改善患者预后而不影响或较少影响血压。

一、前 列 环 素

患者体内的前列环素相对缺乏是 PAH 的重要发病机制之一,前列环素可抑制血管平滑肌细胞生长,抑制血小板聚集,使血管平滑肌细胞内 cAMP 增加而松弛血管。1996 年随着首个静脉输入依前列醇方法的应用,PAH 患者的预后明显改善,其成为 PAH 治疗史上里程碑式的药物。接受前列环素治疗 3 个月后,依纽约心脏学会(NYHA)心功能确定为 Ⅰ 级或 Ⅱ 级患者的 3 年生存率为 88%,Ⅲ 级和 Ⅳ 级患者的 3 年生存率也达到 33%;早期的前列腺素 E_1(PGE$_1$)为非选择性血管扩张剂,可明显降低血压,血管刺激性大;静脉应用前列环素需中心静脉置管,相对感染的风险增加;近年来,稳定的前列环素类似物,如皮下注射曲前列素、吸入伊洛前列素及口服贝前列素等相继出现,使得前列环素类药的使用显示了广阔的前景。

(一)依前列醇

依前列醇是最早用于治疗 PAH 的前列腺素类药物,半衰期很短(3~5 min),其在常温下性质不稳定,因此必须每日进行配液并保持低温,治疗时需要使用输液泵持续静脉给药,由于上述原因患者使用依前列醇时存在极大不便,但因依前列醇在临床实践中应用时间最长,效果确切,长期静脉用依前列醇在 NYHA 心功能分级为 Ⅲ~Ⅳ 级的大多数 PAH 患者中可改善其活动能力、血流动力学及生存率,目前被认为是重度 PAH 治疗的金标准方法。McLaughlin 等随访了 162 例诊断为 PAH 并用依前列醇治疗的患者平均 36.3 个月。用依前列醇治疗的观察组中 1 年、2 年和 3 年的生存率分别为 87.8%、76.3% 和 62.8%,明显高于历史数据中的 58.9%、46.3% 和 35.4%。Sitbon 等报道,对 178 例 NYHA 心功能分级 Ⅲ 级和 Ⅳ 级 IPAH 患者静脉注射依前列醇,1 年、2 年、3 年、5 年生存率分别为 85%、70%、63%、55%。另有研究发现 62 例应用依前列醇治疗的 PAH 患者 1~3 年生存率分别为 7.8%、76.3%、62.8%,与 Sitbon 的报道相似。Barst 等研究表明,口服钙通道阻滞剂治疗失败的儿童患者,在持续静脉注射依前列醇后,5 年生存率为 92%。

依前列醇常见的不良反应包括头痛、面部潮红、恶心、腹泻、皮疹、肌肉及骨骼疼痛等。上述这些症状通常也可见于其他前列环素类似物,大部分患者均可耐受,这些症状很可能与剂量有关。给予依前列醇治疗时的大部分并发症由输注系统功能障碍或与导管相关感染有关,依前列醇输注的突然中断可导致 PAH 的反弹和急性右心衰竭。剂量过大的依前列醇有增加高心排血量心力衰竭的风险。

推荐依前列醇吸入每日 60~120 μg,分 4~6 次吸入。

在多项病例报道及观察性研究中,雾化吸入的依前列醇对治疗 PAH 有效。但由于其半衰期短,依前列醇需要以 10～50 ng/(kg·min)的速度持续吸入。

(二) 伊洛前列素

伊洛前列素(iloprost)是第二个批准上市的前列环素类药物,是前列环素类似物的气溶胶剂型,商品名万他维(Ventavis)。伊洛前列素较依前列醇稳定,半衰期相对较长(25～30 min),可以通过静脉给药,也可雾化吸入,雾化吸入时选择性扩张肺动脉,对外周动脉血压影响相对小,目前以雾化吸入伊洛前列素在临床应用最多。

Oschehewski 等将 203 例 NYHA 心功能分级Ⅲ级和Ⅳ级 PAH 患者随机分为伊洛前列素治疗组和安慰剂组,治疗 12 周后,治疗组患者的运动耐量、血流动力学指标及临床症状均较安慰剂组得到显著改善。另一项研究经雾化吸入伊洛前列素治疗后 PAH 的患者 2 年生存率为 91%,而未治疗历史对照人群的预期生存率为 63%。之后在一项通过比较持续性静脉注射伊洛前列素和依前列醇的对照研究中,结果发现两者都能显著提高运动耐量及右心的血流动力学,但只有吸入伊洛前列素显示出对肺的选择性。一项多中心、安慰剂对照的随机研究中,研究对象为接受稳定剂量的 Bosentan 治疗至少 3 个月、有症状的 NYHA 心功能分级Ⅲ级或Ⅳ级患者,试验组患者吸入伊洛前列素。在研究结束时,其活动耐力和 NYHA 心功能分级、临床恶化时间及吸入伊洛前列素后的 mPAP 及 PVR 均有了改善,伊洛前列素与其他药合用安全且可良好耐受。

目前为止,关于伊洛前列素的长期作用尚不肯定。在近期一项观察 12 个月的非对照研究中,吸入伊洛前列素作为 PAH 的主要治疗方法仅在 42% 的患者中有效,余下的患者则有持续性的病情进展而加用其他药物治疗,包括内皮素受体拮抗剂、口服和静脉用前列环素或肺移植。Hoeper 等报道,对 72 例吸入伊洛前列素治疗失败的 NYHA 心功能分级Ⅲ级、Ⅳ级的 PAH 患者静脉应用伊洛前列素后,患者短期血流动力学指标及运动耐量均得到改善,但长期作用不明显。Opitz 等报道单一使用伊洛前列素对 IPAH 患者进行治疗,1 年、2 年、3 年患者的无事件生存率分别为 53%、29% 和 20%,1 年后的生存率明显下降。

在临床工作中伊洛前列素也被用于急性血管扩张试验,筛选钙通道阻滞剂敏感患者。2014 年中国 PH 指南规范急性肺血管扩张试验,推荐伊洛前列素作为首选试验用药,腺苷为第二选择试验用药。应用方法见表 6-1、表 6-2。

表 6-1　2009 AHA/ACCF 肺高压专家共识:急性血管反应试验用药推荐

应　用	伊洛前列素	腺　苷	NO
给药途径	静脉注射	静脉注射	吸入
剂量滴定	2 ng/(kg·min),每 10～15 min	50 μg/(kg·min),每 2 min	—
剂量范围	2～10 ng/(kg·min)	50～250 μg/(kg·min)	10～80 ppm①
不良反应	头痛、恶心、头晕	呼吸困难、咽痛,房室传导阻滞	在易感人群中左心充盈压升高

---

① 1 ppm=1×10^{-6}。

表 6-2　2013 年 ESC PH 指南急性血管反应试验推荐用药

药　物	给药途径	半衰期	剂量范围	增量	用药时间
伊洛前列素	静脉	3 min	2~12 ng/(kg·min)	2 ng/(kg·min)	10 min
腺苷	静脉	5~10 s	50~350 μg/(kg·min)	50 μg/(kg·min)	2 min
NO	吸入	15~30 s	10~20 ppm	—	5 min

2003 年欧盟批准伊洛前列素可在欧洲所有国家销售。2006 年伊洛前列素进入我国市场。目前国内剂型为 20 μg/2 ml。伊洛前列素单次吸入后持续时间 30~90 min,作用时间短,白天通常需要吸入 6~9 次。推荐每次 10~20 μg,雾化吸入,夜间是否需要吸入可依病情而定,用生理盐水等量稀释可减少其不良反应。不良反应有呼吸系统和全身血管扩张的相关症状,如咳嗽、颜面潮红、头痛和颚部疼痛等,一般容易耐受。少数患者咳嗽严重,不能耐受,则不宜使用。

肌酐清除率>30 ml/min(根据血清肌酐测定值,使用 Cockroft 和 Gault 提出的公式来计算)的患者没有必要进行剂量调整。在吸入用伊洛前列素溶液的临床试验中未对肌酐清除率≤30 ml/min 的患者进行研究。根据静脉内给药数据,需要透析的肾衰竭患者对伊洛前列素的清除减少。目前仅有有限的在儿童和青少年中使用的报道,所以不推荐在 18 岁以下患者中使用吸入用伊洛前列素溶液。吸入伊洛前列素有可能诱导支气管痉挛,尤其是对于患有支气管高反应性的患者。其对有慢性阻塞性肺疾病和严重哮喘患者的作用还未明确。伊洛前列素在妊娠期妇女中的用药经验尚不充分。静脉用伊洛前列素在我国尚未获得批准。

(三) 曲前列环素

曲前列环素是一种化学性质稳定、半衰期较长的前列环素类似物,它可经皮下、静脉、吸入或口服等多种途径给药。曲前列环素在室温下可经微输液泵皮下给药。持续静脉滴注的曲前列环素(曲前列尼尔,Treprostinil)只在美国获批,与依前列醇相比其优势主要是减少药物更替时间(依前列醇每 12~24 h,曲前列环素每 48 h 更换一次)。当患者出现临床恶化时可停用曲前列环素改用依前列醇。

Gomberg-Maitland 等对 31 例 NYHA 心功能分级 Ⅱ级和Ⅲ级 PAH 患者进行了从静脉注射依前列醇过渡到静脉注射曲前列环素的研究,其中 27 例完成过渡,4 例重新回到静脉注射依前列醇,在完成过渡的患者中除出现肺动脉平均压轻度增加和心排血量轻度减少外,6 min 步行距离(6MWD)未见明显改变。值得注意的是为期 12 周的研究中,开始使用的曲前列环素剂量为静脉注射依前列醇的 2 倍。Simonneau 等的研究显示曲前列环素使 PAH 患者的临床症状、运动耐量、血流动力学及呼吸困难评分(Borg)均得到不同程度的改善,并且其对运动耐量的改善与剂量相关。在两个 12 周、多中心、随机双盲试验中,比较 470 例 NYHA 心功能分级 Ⅱ级(11%)、Ⅲ级(81%)或Ⅳ级(7%)PAH 患者连续皮下输注曲前列尼尔和安慰剂的疗效。58% 的患者 PAH 为 PPAH/HPAH,19% 的患者为结缔组织疾病相关性 PAH,23% 的患者为先天性体-肺分流相关性 PAH。第 12 周时,曲前列环素的平均剂量为 9.3 ng/(kg·min),极少数受试者的治疗剂量>40 ng/

（kg・min）。此两项研究的设计完全一致并同步进行，对其研究结果进行汇总分析和单独分析。12周研究的主要终点考察指标为6MWD，曲前列环素注射液对主要终点的影响很小，未达到常规的统计学显著性水平。但是曲前列环素显著改善了患者6 min步行期间的Borg呼吸困难评分；与安慰剂比较，曲前列环素对行走距离和Borg呼吸困难评分的综合作用也有显著作用。

静脉用曲前列尼尔于2011年进入我国，口服制剂目前在我国多中心做上市前研究。国内本品用20 ml玻璃瓶包装，共有四个规格，分别含有20 mg(1 mg/ml)、50 mg(2.5 mg/ml)、100 mg(5 mg/ml)和200 mg(10 mg/ml)。输注前需用注射用水或0.9%NaCl注射液稀释。给药方式为皮下或静脉注射。根据临床疗效进行剂量调整。在治疗的前4周，输注速率的增加值为每周1.25 ng/(kg・min)，之后为每周2.5 ng/(kg・min)。如能够耐受，可以更高频率地调整剂量。剂量>40 ng/(kg・min)的临床应用经验非常少。治疗时应避免突然停止输注，中断数小时内可重新以相同剂量速率给药，如果中断时间较长可能需要重新滴定剂量。

曲前列环素常见的不良反应是注射部位疼痛或出血，尚未对肾功能不全患者进行研究。对于轻度至中度肝功能不全患者，初始剂量应为0.625 ng/(kg・min)，给药剂量应按理想体重计算，剂量增加须谨慎，但尚未在严重肝功能不全患者中进行研究。妊娠期间应慎用，尚未确定在儿童患者中的安全性和有效性。临床试验未包括足够数量年龄>65岁的患者，故不能确定老年患者的反应是否不同于年轻患者。

人肝微粒体的体外试验显示，曲前列环素既不抑制细胞色素P450（CYP）同工酶CYP1A2、CYP2A6、CYP2C8、CYP2C9、CYP2C19、CYP2D6、CYP2E1和CYP3A，也不诱导细胞色素P450同工酶CYP1A2、CYP2B6、CYP2C9、CYP2C19和CYP3A。因此，对于经CYP酶代谢的化合物，对其药物代谢动力学没有影响。在用波生坦（每日250 mg）和曲前列环素口服剂（曲前列尼尔二乙醇胺）进行的一项人体药物代谢动力学研究中，未观察到两者之间有相互作用。在用西地那非（每日60 mg）和曲前列环素口服剂（曲前列尼尔二乙醇胺）进行的一项人体药物代谢动力学研究中，未观察到两者之间有相互作用。

（四）贝前列素

贝前列素是具有口服活性的前列环素类似物。口服用贝前列素能选择性地扩张PAH患者的肺血管首次在1996年被报道。之后有两项随机对照试验提示其可改善患者活动能力与症状。Kunieda等对46例PAH者使用口服贝前列素治疗的研究显示，12周后患者的6MWD动脉平均压及肺血管阻力均得到不同程度的改善，但此研究的结果却不尽如人意，因贝前列素对PAH患者的长期疗效的不肯定及半衰期较短等原因一直未得到广泛使用。

贝前列素的最初效益随用药时间延长而降低，其药物相关不良反应与扩张体循环血管有关，通常发生在用药起始阶段。近期有报道患者在单次剂量用药1 h后出现严重低血压、恶心、呕吐，持续3 h。贝前列素在日本和韩国已被批准用于IPAH，在我国也已经上市，但未获得PAH适应证。

贝前列素钠片（凯那），英文名beraprost sodium，与前列环素一样，通过血小板和血管平滑肌的前列环素受体,激活腺苷酸环化酶、使细胞内 cAMP 浓度升高,抑制 Ca^{2+} 流入及血栓素 A_2 生成等,从而有抗血小板和抗张血管的作用。适应证:改善慢性动脉闭塞性疾病引起的溃疡、间歇性跛行、疼痛和冷感等症状。建议用量:成人饭后口服。一次 40 μg,每日 3 次。

禁忌证:① 妊娠或可能妊娠的妇女禁服本品(有关妊娠期间用药的安全性尚未确定)。② 出血(如血友病、毛细血管脆弱症、上消化道出血、尿路出血、咯血、眼底出血等)患者服用本品可能导致出血增加。

二、 内皮素受体拮抗剂

内皮素(endothelin,ET)是 1988 年发现的调节血管功能的因子,ET 是由 21 个氨基酸组成的肽类,其家族根据其个别氨基酸的残基不同分为 ET-1、ET-2 和 ET-3 等,在肺血管中主要是 ET-1 发挥作用。血管内皮细胞受到某种刺激后可合成并释放 ET,ET 经 ET 转换酶作用后激活,激活的 ET 与其受体结合而发挥其生物学效应,包括血管的收缩、舒张、内皮细胞增生、血管壁增厚、纤维化等,ET 受体分为 ETA 和 ETB 受体,ETB 受体有两种亚型:ETB1 及 ETB2。ET-1 是至今发现的最强的缩血管因子,其缩血管效应通过 ETA 和 ETB2 发挥作用,ETB1 则发挥血管舒张效应。Chanruck 研究表明,ET-1 在 PAH 发病中起着重要作用,PAH 患者 ET 表达呈高水平,且其表达水平与病情呈正相关。因此,ET 受体阻滞剂被视为治疗 PAH 的有效方法,波生坦是首个被批准用于治疗 PAH 的 ET 受体拮抗剂。

(一) 波生坦(bosentan;商品名: 全可利,Tracleer)

波生坦是口服双重 ET 受体拮抗剂,口服生物利用度为 50%,血浆蛋白结合率大于98%,达峰时间为 3 h,半衰期为 5.4 h,进食不影响药物生物利用度。在肝中经酶 P450(CYP)3A4 和 CYPZCg 代谢,主要代谢物为 Ro 48-5033(具有活性),代谢产物主要经胆汁排泄,经肾排泄不到 3%。

1. 药代动力学　根据体重对 PAH 患儿进行单次和多次口服给药的药代动力学研究。波生坦的暴露量可随时间推移而下降,方式与波生坦已知的自身诱导特性一致。波生坦在10~20 kg、20~40 kg 和 >40 kg 患儿血药浓度达稳态时,血药浓度分别为成年患者的 43%、67% 和 75%。尚未对年龄超过 65 岁的患者进行波生坦的药代动力学评价。波生坦的药代动力学参数与性别之间未见明显关联或倾向。

轻度肝功能损害(Child-Pugh A 级)患者的药代动力学无明显变化。在一项研究中研究了中度肝功能受损(Child-Pugh B 级)对波生坦及其主要代谢物 Ro 48-5033 的药代动力学的影响,该项研究包含 5 例伴有 Child-Pugh B 级肝损伤和门静脉高压的 PAH 患者以及 3 例正常肝功能的其他原因 PAH 患者。在 Child-Pugh B 级肝损伤患者中,波生坦稳态 AUC 均值(95% CI)为 360(212~613)ng·h/ml,即高于肝功能正常患者 4.7 倍[AUC 均值(95% CI):76.1(9.07~638)ng·h/ml];活性代谢物 Ro 48-5033 的 AUC 均值(95% CI)为 106(58.4~192)ng·h/ml,即高于肝功能正常患者 12.4 倍[AUC 均值

(95％ CI)：8.57(1.28～57.2)ng·h/ml]。尽管患者数量有限并且有较高的差异性,但这些数据仍表明在中度肝功能受损(Child - Pugh B 级)患者中波生坦及其主要代谢物 Ro 48 - 5033 暴露量明显增加。在 Child - Pugh C 级肝功能损害的患者中没有进行波生坦的药物代谢动力学研究。波生坦在中度至重度肝损伤患者,即 Child - Pugh B 级或 C 级患者中禁用。

重度肾功能受损患者(肌酐清除率为 15～30 ml/min)波生坦的血浆浓度约减少 10％,三种代谢物的血浆浓度增加约 2 倍。因为低于使用剂量 3％的药物经尿排出,故肾功能受损的患者无须调整剂量。根据波生坦的物理化学性质和高度蛋白结合率,预期其在透析的过程中不会被显著清除。

2. 临床研究

(1) 体外试验：体外试验表明波生坦可竞争性抑制 ET - 1 与 ETA 和 ETB 受体的结合,对 ETA 和 ETB 受体均具有高度选择性和竞争性,为非选择性 ET - 1 受体抑制剂,可降低肺血管和全身血管阻力,在不增加心率的情况下增加心排血量。

(2) 动物试验：在组织缺氧前或同时使用波生坦,可防止 PAH。波生坦可减缓由单响尾蛇毒素引起的小鼠肺动脉压力升高。波生坦可以消除由内毒素引起的肺动脉平均压力和肺血管阻力的持续升高。波生坦能缓解与 PAH 相关的血管重塑,使栓塞后的犬肺动脉壁保持原状。波生坦还可减轻博来霉素引起的肺纤维化。在肺纤维化动物模型中,波生坦可减少胶原沉积;在 PAH 动物模型中,长期口服波生坦能降低肺血管阻力、重构肺血管和逆转右心室肥大。在 PAH 大鼠模型中,波生坦不仅可影响血流动力学指标,还可影响结构变化和疾病进展。在慢性缺氧和野百合碱大鼠模型中,100 mg/(kg·d)剂量给药 4 周后,波生坦可降低肺血管阻力,并可重构肺血管和逆转右心室肥大。猪急性 PAH 模型中,静脉给予 3～10 mg/kg 的波生坦,可预防急性 PAH。

(3) 波生坦用于 PAH 患者的研究

1) WHO 心功能分级为Ⅱ～Ⅳ级患者的研究：BREATHE - 1 研究,随机、双盲、多中心、安慰剂对照试验,入选患者为 WHO 心功能分级Ⅲ级或Ⅳ级 IPAH、硬皮病和其他结缔组织病继发的 PAH 患者,共 245 例。患者先服用波生坦 62.5 mg 或对应的安慰剂每日 2 次,共 4 周,随后每日 2 次服用波生坦 125 mg 或 250 mg,或对应的安慰剂,再治疗 8～12 周。主要研究终点考察指标为 6MWD。此外,还对症状和功能状态进行了评价。

研究表明,波生坦治疗组相对于基线水平第 12～16 周可显著增加步行距离。6MWD 经安慰剂校正后的相对基线增加值为 75.9±31.0 m(95％CI＝12.5,139.2;t 检验,P＝0.020 5)和 44.2±11.6 m(95％CI＝21.4,67.0;Mann - Whitney U 检验,P＝0.000 2)。治疗(62.5 mg,每日 2 次)1 个月后步行距离即有明显的改善,治疗 2 个月后更为明显。在长达 7 个月的双盲试验中这种改善可以持续。

有创血流动力学参数方面与安慰剂组相比,波生坦组从基线到第 12 周的肺动脉压力(PAP)、心脏指数(CI)、肺血管阻力(PVR)、右心房压力(RAP)和肺毛细管楔压(PCWP)都有明显改善(表 6 - 3)。

表 6-3　Breath-1 研究中从基线到第 12 周的血流动力学参数变化

参　　数	基 线 值		绝对变化值		治疗差异
	波生坦	安慰剂	波生坦	安慰剂	
平均 PAP(mmHg)	$n=20$	$n=10$	$n=20$	$n=10$	$-6.7*$
	53.7 ± 13.4	55.7 ± 10.5	-1.6 ± 5.1	5.1 ± 8.8	
CI[L/(m²·min)]	$n=20$	$n=10$	$n=20$	$n=10$	$1.02**$
	2.35 ± 0.73	2.48 ± 10.33	0.50 ± 0.46	-0.52 ± 0.48	
PVR(dyn·s·cm⁻⁵)	$n=19$	$n=10$	$n=19$	$n=10$	$-415**$
	896 ± 425	942 ± 430	-223 ± 245	191 ± 235	
平均 RAP(mmHg)	$n=19$	$n=10$	$n=19$	$n=10$	$-6.2**$
	9.7 ± 5.6	9.9 ± 4.13	-1.3 ± 4.1	4.9 ± 4.6	
PCWP(mmHg)	$n=19$	$n=10$	$n=19$	$n=10$	$-3.8*$
	9.3 ± 2.4	8.3 ± 3.4	0.1 ± 3.6	3.9 ± 5.6	

注：数值为平均值$\pm$SD，$*$ $P<0.05$；$**$ $P<0.001$。

通过 WHO 心功能分级、Borg 呼吸困难评分和"临床恶化"发生率对 PAH 的症状进行评估发现，波生坦治疗组患者的步行试验期间的呼吸困难（Borg 呼吸困难评分）有所缓解，WHO 心功能分级出现改善，且临床恶化率显著降低。

通过至死亡时间、因 PAH 住院、因 PAH 恶化中止治疗或需要依前列醇治疗等终点对临床恶化情况进行评价。图 6-1 显示的是 Log-rank 检验，反映了 28 周内的临床恶化情况，相对于安慰剂组 28 周时的波生坦治疗组无事件生存率明显提高。

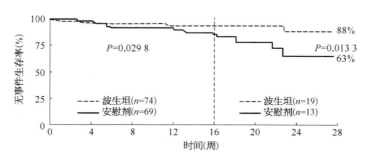

图 6-1　BREATHE-1 试验中，28 周内的随机分组至临床恶化时间

Breath-1 研究是波生坦第一个随机安慰剂对照的研究，证实了该药物在 PAH 患者中的有效性和安全性。

2）WHO 心功能分级Ⅱ级患者的研究：EARLY 研究是一项随机、双盲、多中心、安慰剂对照试验，185 例 WHO 心功能分级为Ⅱ级的轻度 PAH 患者（平均基线 6MWD 为 443 m）服用波生坦 62.5 mg，每日 2 次，4 周后服用波生坦 125 mg，每日 2 次（$n=93$）或服用安慰剂（$n=92$），共 6 个月。入组患者均为首次接受治疗的患者（$n=156$）或正在接受稳定剂量西地那非治疗的患者（$n=29$）。复合主要终点为第 6 个月时 PVR 和 6MWD 相对基线的变化值。

至临床恶化时间(通过死亡、因 PAH 并发症住院或 PAH 症状进展进行评价)、Borg 呼吸困难指数、WHO 心功能分级的变化及血流动力学参数则作为次要终点进行评价。

治疗 6 个月后,相比安慰剂组波生坦治疗组的 PVR 降低了 22.6%($P<0.000\ 1$)。波生坦组的 6MWD 增加而安慰剂组则减少,两组间平均值和中位值的差异分别为 19.1 m 和 13.1 m,但差异未达到统计学意义(以 6MWD 中位值计,$P=0.075\ 8$)。波生坦组的至临床恶化时间(首次观察到 PAH 至症状进展的时间)相比安慰剂组有显著的延迟(风险比为 0.28,$P=0.011\ 4$),见图 6 - 2。与安慰剂相比,波生坦治疗组还降低了恶化至少 1 个功能分级的发生率(波生坦 3.4%,安慰剂 13.2%,$P=0.028\ 5$),同时血流动力学参数(mPAP、TPR、CI 和 SVO_2;$P<0.05$)在两组之间有统计学意义的改善。分层分析同时发现,不论基线时患者是否使用西地那非治疗,出现的结果一致。

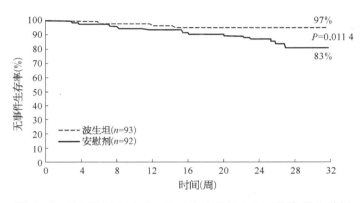

图 6 - 2　EARLY 研究中,32 周内的随机分组至临床恶化时间

长期治疗数据来自 173 例患者,他们在 EARLY 研究的对照期内接受波生坦治疗和(或)在开放扩展期从安慰剂转向波生坦治疗。波生坦平均治疗时间为 3.6 ± 1.8 年(最长 6.1 年),73% 的患者治疗时间超过 3 年,62% 的患者治疗时间超过 4 年。在开放扩展期间,如需要可加用其他 PAH 治疗药物。大多数患者诊断为 IPAH 或 HPAH(61%),总体上 78% 的患者保持在 WHO 心功能分级 Ⅱ级。治疗开始后第 3 年和第 4 年的 Kaplan - Meier 生存率分别为 90% 和 85%。同样时间点,分别有 88% 和 79% 的患者未出现 PAH 病情恶化。

先天性心脏病合并 PAH 的研究:BREATHE - 5 研究对 54 例 WHO 心功能分级为 Ⅲ级伴有先天性心脏病继发的艾森门格综合征的 PAH 患者开展了一项随机、双盲、多中心、安慰剂对照的研究。患者开始每日 2 次接受波生坦 62.5 mg($n=37$)或相应安慰剂($n=17$),4 周后每日 2 次接受波生坦 125 mg 或对应安慰剂,再治疗 12 周。

研究共设定了两个主要终点。一为波生坦不会导致分流恶化或加重低氧血症;二为与安慰剂相比第 16 周时肺血管阻力指数(PVRI)相对基线的变化均值。此外还对 6MWD 进行评估。

16 周后,与安慰剂相比,波生坦可使平均血氧饱和度增加 1.0%,证明波生坦不会使低氧血症恶化。其证实了其在先天性心脏病合并艾森门格综合征的患者中应用的安全性。

同时,波生坦治疗组的肺血管阻力比安慰剂组降低了 $472.0 \pm 221.9 \ \mathrm{dyn \cdot s \cdot cm^{-5}}$,并具有显著的统计学意义。波生坦治疗可使步行距离发生统计学的显著改善,与安慰剂相比,其安慰剂校正后的增加值为 $53.1 \pm 19.2 \ \mathrm{m}$。在 BREATHE-5 研究的 24 周开放扩展期(AC-052-409)中,有 26 例患者继续接受了波生坦治疗(平均治疗时间为 24.4 ± 2.0 周),其疗效总体上得以维持。证实波生坦在先心合并艾森门格综合征患者的有效性。

4)人类免疫缺陷病毒感染(HIV)合并 PAH 的研究:BREATHE-4 研究,是一项非对照的开放性研究中入选了 16 例 WHO 心功能分级为Ⅲ级或Ⅳ级、未经依前列醇治疗并伴有 HIV 感染(稳定期,CD4 细胞>100 个细胞/$\mathrm{mm^3}$)的 PAH 患者,受试者开始服用波生坦 62.5 mg,每日 2 次,4 周后剂量递增至 125 mg,每日 2 次,再治疗 12 周。

波生坦治疗 16 周后,6MWD 相对基线出现了显著改善,增加值为 $91.4 \pm 59.5 \ \mathrm{m}$。Borg 呼吸困难指数也有所改善,第 16 周时(1.5 ± 1.6)相比基线(3.4 ± 2.5)有显著降低。

基线时 16 例患者中的 15 例心功能分级为Ⅲ级,另 1 例为Ⅳ级。经波生坦 62.5 mg,每日 2 次,治疗 4 周后,9 例(56.3%)患者的功能分级出现了改善。再经 125 mg,每日 2 次,治疗 12 周后,16 例患者中 14 例(87.5%)分级相对基线出现了改善,包括基线时功能分级为Ⅳ级的患者。3 例患者从基线时的Ⅲ级提高到Ⅰ级,且没有出现功能分级恶化的患者。1 例患者出现了 PAH 临床状况恶化,并住院。

经波生坦治疗 16 周后以下指标相对基线出现了改善:心脏指数平均增加 $0.88 \pm 0.72 \ \mathrm{L/(m^2 \cdot min)}$;mPAP 平均降低 11.0 mmHg;PVR 平均降低 $339 \ \mathrm{dyn \cdot s \cdot cm^{-5}}$。

Breath-4 研究证实波生坦在 HIV 感染合并 PH 治疗的有效性和安全性。

5)联合应用其他靶向药物的研究:BREATHE-2 和 BREATHE-3 是波生坦与依前列醇联合用药的两项研究。BREATHE-2 是针对 33 例合用依前列醇的重度 PAH 患者进行的多中心、随机、双盲、平行分组、安慰剂对照的临床试验。BREATHE-3 是针对儿科患者开放、非对照的临床试验。19 例儿科患者中有 10 例在 12 周试验过程合用了波生坦与依前列醇。研究结果,儿童及成人患者合用波生坦与依前列醇时均耐受良好。

6)儿童 PAH 的研究:BREATHE-3 是在 PAH 患儿中进行的一项开放性非对照研究,该研究纳入了 19 例 PAH 儿童患者(IPAH 10 例、先天性心脏病相关 PAH 9 例)对波生坦治疗进行评价。该研究主要设计为药物代谢动力学研究患者根据体重分为 3 组,并给予不同的剂量治疗 12 周。具体给药剂量方案如下(表 6-4)。

表 6-4 BREATHE-3 根据体重调整给药剂量

体重(kg)	起始剂量	维持剂量
10≤体重≤20	31.25 mg,每日 1 次	31.25 mg,每日 2 次
20<体重≤40	31.25 mg,每日 2 次	62.5 mg,每日 2 次
>40	62.5 mg,每日 2 次	125 mg,每日 2 次

每组中有半数患者已经静脉应用依前列醇治疗,在整个研究过程中依前列醇的剂量保持不变。患儿的年龄为 3～15 岁。基线水平处于 WHO 心功能Ⅱ级的患儿 15 例(79%)、Ⅲ级 4 例(21%)。

17例患儿进行血流动力学检测。与基线水平相比,心脏指数平均增加0.5 L/(min·min),而平均肺动脉压力平均降低8 mmHg,肺血管阻力平均下降389 dyn·s·cm^{-5}。无论是否给予依前列醇,这些血流动力学较基线水平的改善程度相似。第12周时的运动参数较基线水平的改变是高度变异的,且均不显著。

波生坦用于左心疾病所致充血性心力衰竭研究:波生坦对伴有左心室功能紊乱的充血性心力衰竭患者治疗无效。在国外两项临床研究中,1 613例NYHA心功能分级为Ⅲ～Ⅳ级且心室射血分数<35%,使用利尿剂、ACEI和其他治疗的心力衰竭受试者随机使用安慰剂或全可利(62.5 mg,每日2次,至125 mg耐受剂量,每日2次),并随访70周。结果显示,全可利在患者的总体评估(主要终点)或死亡率方面没有获益。但是,在波生坦开始使用后的第4～8周因心力衰竭住院的情况更加常见。在严重慢性心力衰竭患者参加的安慰剂对照试验中发现,在开始使用全可利治疗的第4～8周,因CHF相关的体重增加和下肢水肿加重而住院的发生率增高。患者需要进行利尿、体液管理或因心力衰竭失代偿而住院治疗。

适应证及不良反应

适应证:鉴于以上研究,美国FDA、中国FDA批准波生坦适用于治疗WHO心功能分级Ⅱ～Ⅳ级的PAH(第一大类PH)患者,使用中应密切观察包括肝损伤在内的毒副反应。

禁忌证:对波生坦及波生坦所含任何组分过敏者;孕妇或未采取充分避孕措施(至少采用2种可靠的避孕措施)的育龄期妇女;中度或重度肝功能损伤患者和(或)肝氨基转移酶[天冬氨酸氨基转移酶(AST)和(或)丙氨酸氨基转移酶(ALT)]的基线值高于正常值上限(ULN)3倍,即3×ULN,尤其是总胆红素增加超过2×ULN的患者;合并使用环孢素者;合并使用格列本脲者。

用量:推荐初始剂量为每日2次,每次62.5 mg,持续4周后检查肝功能,观察毒副反应,如无肝功能损害,患者能够耐受,增加至推荐的维持剂量125 mg,应在早、晚进食前或后服。

不良反应:波生坦治疗最常见的药物不良反应(波生坦治疗组发生率超过1%,且其发生率较安慰剂组发生率高0.5%)包括头痛(11.5%和9.8%)、水肿/体液潴留(13.2%和9.9%)、肝功能检查异常(10.9%和4.6%)和贫血/血红蛋白减少(9.9%和4.9%)(表6～

表6-5 波生坦的不良反应

系统器官分类	频率	不良反应
血液及淋巴系统疾病	常见	贫血、血红蛋白降低
	未知[a]	需要输注红细胞的贫血或血红蛋白下降
	偶见	血小板减少
	偶见	中性粒细胞减少、白细胞减少
免疫系统疾病	常见	过敏反应(包括皮炎、皮肤瘙痒、皮疹)[b]
	罕见	过敏性反应和(或)血管性水肿

续　表

系统器官分类	频　率	不　良　反　应
神经系统疾病	十分常见	头痛c
	常见	晕厥d
心脏疾病	常见	心悸d
血管疾病	常见	面部潮红
	常见	低血压d
胃肠道疾病	常见	胃食管反流性疾病、腹泻
肝胆疾病	十分常见	肝功能检测结果异常
	偶见	伴随肝炎的氨基转移酶升高和(或)黄疸
	罕见	肝硬化、肝功能不全
皮肤及皮下组织疾病	常见	红斑
全身性疾病及用药部位状况	十分常见	水肿、体液潴留e

注：a 从现有数据不能评估不良反应的发生率。

　　b 波生坦治疗组和安慰剂治疗组的过敏反应发生率分别为 9.9% 和 9.1%。

　　c 波生坦治疗组和安慰剂治疗组的头痛发生率分别为 11.5% 和 9.8%。

　　d 此类不良反应可能与基础疾病有关。

　　e 波生坦治疗组和安慰剂治疗组的水肿或体液潴留发生率分别为 13.2% 和 10.9%。

　　值得引起注意的是波生坦可能导致肝损伤,包括肝酶升高(ALT、AST)、胆红素升高。国外的临床研究表明波生坦可导致 11% 的患者出现至少高于 $3 \times ULN$ 的肝氨基转移酶(ALT、AST)升高,国内目前没有确切的数据。在增加剂量前应该检查肝功能,治疗前应检查肝功能,治疗过程中,每个月应检查肝功能。国外有肝衰竭的报道,也有长时间使用波生坦出现肝硬化的报道。非 PAH 所致右心衰竭的患者,常有淤血性肝损伤,对于这些患者应低剂量使用波生坦并密切观察。表 6-6 给出氨基转移酶增高的不同程度如何监测和用药的推荐。

表6-6　氨基转移酶持续增高$>3\times ULN$ 患者剂量调整和监测

ALT/AST 水平	剂量调整和监测的建议
>3 且$\leqslant5\times ULN$	应再做一次肝功能检查进行确证;如确证,则应减少每日剂量或停药,并至少每 2 周监测一次氨基转移酶水平。如果氨基转移酶恢复到用药前水平,可以酌情考虑继续或重新用药
>5 且$\leqslant8\times ULN$	应再做一次肝功能检查进行确证;如确证,应停药,并至少每 2 周监测一次氨基转移酶水平。一旦氨基转移酶恢复到治疗前水平可考虑重新用药
$>8 \times ULN$	必须停药,且不得重新用药

　　重新用药:仅当使用波生坦的潜在益处高于潜在风险,且氨基转移酶降至治疗前水平时,方可考虑重新用药。重新用药时应从初始剂量开始,且必须在重新用药后 3 日内进行氨基转移酶检测,2 周后再进行一次检测,随后根据上述建议进行监测。

4. 药物相互作用

(1) 环孢素：波生坦禁与环孢素(钙调磷酸酶抑制剂)联合应用。波生坦与环孢素联合使用第 1 日,波生坦谷浓度值约比单独用药时高 30 倍。稳态时血浆浓度比单独用药时高 3~4 倍。这种相互作用的机制很可能是环孢素抑制了转运蛋白介导的肝细胞摄入波生坦的过程。联合应用波生坦可使环孢素(CYP3A4 底物)的血药浓度下降约 50%。

(2) 他克莫司和西罗莫司：虽未进行波生坦与他克莫司或西罗莫司的药物相互作用研究,但预计其有与环孢素类似的相互作用,可能会导致波生坦血药浓度升高。与波生坦联合用药可导致他克莫司和西罗莫司的血药浓度下降。因此,建议避免波生坦与他克莫司或西罗莫司的联合应用。

(3) 格列本脲：联合使用波生坦的患者中观察到氨基转移酶升高的风险。因此,禁止波生坦和格列本脲联合使用,应考虑用其他降血糖药物替代治疗。联合使用波生坦可使格列本脲的血浆浓度降低约 40%。波生坦的血浆浓度也降低约 30%。预计波生坦也可能降低其他主要由 CYP2C9 和 CYP3A4 代谢的口服降血糖药物的血浆浓度。对于使用这些药物的患者,须考虑血糖难以控制的可能性。

(4) 激素类避孕药：联合使用波生坦时,可使炔雌醇和炔诺酮的血浆浓度分别下降 31% 和 14%。但单个受试者的血浆浓度可分别下降高达 56% 和 66%。预计波生坦也可降低其他主要由 CYP3A4 代谢的甾体避孕药的血浆浓度。故无论何种给药途径(如口服、注射、经皮和植入剂型),单用激素避孕药进行避孕都不可靠,女性患者应该使用其他避孕方法而不是仅仅依赖激素类避孕药。

(5) 华法林：联合使用波生坦 500 mg,每日 2 次,共 6 日,可使 S-华法林(一种 CYP2C9 底物)和 R-华法林(一种 CYP3A 底物)的血浆浓度分别降低 29% 和 38%。PAH 患者联合使用波生坦与华法林时,对国标准化比率(INR)和华法林剂量明显影响。由于 INR 或不良事件波生坦治疗组需要调整华法林剂量的发生率与安慰剂组接近。因此,使用波生坦治疗后,不需要调整华法林剂量,但应进行 INR 监测,特别是在波生坦治疗初期及剂量增加时。

(6) 辛伐他汀和其他他汀类药物：研究表明,合用波生坦 125 mg,每日 2 次,5 日后辛伐他汀及其 β-羟基酸活性代谢产物的血浆浓度分别降低 34% 和 46%。波生坦的血浆浓度并未受到联合使用辛伐他汀的影响。推测波生坦可降低辛伐他汀及其他由 CYP3A4 代谢的他汀类药物的血浆浓度,如洛伐他汀和阿托伐他汀。故应监测胆固醇水平并相应调整他汀类药物的剂量。

(7) 酮康唑：波生坦(62.5 mg,每日 2 次)与酮康唑(CYP3A4 抑制剂)联合使用 6 日后,波生坦血浆浓度增加约 2 倍,但无须考虑调整波生坦用量。虽未经体内试验证实,但预计波生坦与其他 CYP3A4 抑制剂(如伊曲康唑和利托那韦)联合使用时也会出现血浆浓度升高。如果 CYP2C9 同工酶代谢功能差的患者在联合使用波生坦和 CYP3A4 抑制剂时,可能会使波生坦的血药浓度明显增加,导致不良事件的发生率增加。

(8) 利福平：波生坦 125 mg,每日 2 次,与 CYP2C9 及 CYP3A4 强效诱导剂利福平联合使用,7 日后波生坦的血浆浓度可下降 58%,单个病例中血浆浓度的下降可高达约 90%。因此,预计与利福平联合使用时波生坦的药效会显著减弱。尚缺乏波生坦与其他 CYP3A4 诱导剂(如卡马西平、苯巴比妥、苯妥英和贯叶连翘提取物)的数据,但预计与之联合使用时可导致波生坦的系统暴露量降低。故不能排除波生坦的临床疗效会出现显著降低。

(9) 依前列醇:儿童 PAH 患者的研究数据显示,合并依前列醇持续输注,波生坦单次给药和多次给药后其 C_{max} 和 AUC 值相似。

(10) 西地那非:健康志愿者联合使用波生坦[125 mg,每日 2 次(达稳态)]与西地那非[80 mg,每日 3 次(达稳态)],西地那非的 AUC 值降低了 63%,波生坦的 AUC 值则增加了50%。故两药联合使用时应慎重。

(11) 地高辛、尼莫地平和氯沙坦:波生坦与地高辛、尼莫地平和氯沙坦无明显药代动力学相互作用,地高辛、尼莫地平和氯沙坦对波生坦的血浆浓度也无明显影响。

(12) 抗反转录病毒药物:洛匹那韦+利托那韦(及其他利托那韦增强蛋白酶抑制剂):健康志愿者联合使用波生坦(125 mg,每日 2 次)及洛匹那韦+利托那韦(400 mg+100 mg,每日 2 次),共 9.5 日,波生坦在第 3~4 日的初始血浆谷浓度大约是单用时的 48 倍。第 9日波生坦的血浆浓度可下降至单用时的 5 倍左右。其可能与利托那韦抑制由转运蛋白介导的肝细胞摄入和抑制 CYP3A4 导致波生坦的清除率下降有关。波生坦与洛匹那韦+利托那韦或其他利托那韦增强强效蛋白酶抑制剂联合使用时,应密切监测患者肝功能及波生坦的耐受性。与波生坦联合使用 9.5 日后,洛匹那韦和利托那韦的血浆浓度可下降至无临床显著性意义(约为 14% 和 17%)。但波生坦的诱导作用可能还未完全发挥,故蛋白酶抑制剂血浆浓度还可能进一步下降。建议对 HIV 感染患者用药应进行适当调整和监测。预计波生坦联合使用其他利托那韦增强的蛋白酶抑制剂会产生类似作用。

(13) 其他抗反转录病毒药物:尚缺乏证据,但因奈韦拉平具有显著的肝毒性可能会增加波生坦对肝的影响,故不建议波生坦与奈韦拉平联用。

5. 注意事项　体重低于 40 kg 且年龄大于 12 岁的患者推荐的初始剂量和维持剂量均为 62.5 mg,每日 2 次。波生坦在 12~18 岁患者中应用的安全性和有效性数据较少。收缩血压低于 85 mmHg 的患者不宜使用波生坦治疗。波生坦严重过量时可致显著的低血压,特别是 PAH 患者血压较低者。波生坦上市后报道了 1 例成年男性患者过量服用波生坦10 000 mg 的事件,该患者出现了恶心、呕吐、低血压、头晕、出汗、视力模糊的症状。在进行血压支持治疗后,该患者在 24 h 内完全恢复。波生坦不能通过透析被清除。

(二) 马昔腾坦(macitentan,商品名:Opsumit)

马昔腾坦是一种新型的口服 ETA 和 ETB 双重 ET 受体拮抗剂。与波生坦相比,马昔腾坦有更好的组织分布,ET-1 亲和性更高。

马昔腾坦化学名称:N-[5-(4-溴苯基)-6-[2-[(5-溴-2-嘧啶基)氧]乙氧基]-4-嘧啶基]-N'-丙基磺酰胺,$C_{19}H_{20}Br_2N_6O_4S$,相对分子质量为 588.27。该药经口服吸收后,经肝 CYP3A4 代谢,代谢产物主要有 ACT-132577 和 ACT373898,其中 ACT-132577 具有活性,最后经粪便和尿液排出,尿液排泄途径可能更为重要。健康男性志愿者单次服用10 mg 马昔腾坦,血药浓度达峰时间(T_{max})平均为 8~10 h,半衰期($t_{1/2}$)为 13 h。活性代谢产物 ACT-132577 的 T_{max} 平均为 48 h,$t_{1/2}$ 为 44 h。

马昔腾坦与其活性代谢产物 CT-132577 的血药浓度在不同程度肝功能障碍者中普遍

低于健康受试者,但未发现临床相关性差异,不同程度肝损伤患者应用马昔腾坦时不必调整药物用量。一项在重度肾功能损伤患者中进行的临床试验结果显示,马昔腾坦和 ACT－132577 的 C_{max}、T_{max}、$t_{1/2}$ 均与健康者无明显差异,受试者耐受性良好,生命体征和心电图未见改变,故重度肾功能损伤患者应用马昔腾坦无须调整剂量。

2013 年 10 月,美国 FDA 批准马昔腾坦用于治疗 PAH。批准剂量为每日10 mg,口服给药。

SERAPHIN 研究是马昔腾坦的 Ⅲ 期临床研究,为一项双盲、安慰剂对照、多中心的试验,其主要终点是发病率和死亡率。全球有 151 个中心参加,共纳入 742 例 PAH 患者。结果显示,无论患者是否有基础的 PAH 治疗,马昔腾坦对其终点都有改善作用,可降低 PAH 患者的死亡率。马昔腾坦的耐受性良好,无严重事件发生。

马昔腾坦最常见的不良反应是头痛、鼻塞、咽痛、支气管炎、流感、尿路感染等,严重的不良反应有导致胚胎或胎儿严重的先天缺陷、贫血、精子数量减少等。妊娠期间禁服马昔腾坦,服用马昔腾坦的育龄期女性需停药 1 个月以上才可受孕;贫血通常在服药第 1 周出现。

（三）安立生坦（ambrisentan，商品名：凡瑞克，Volibris）

安立生坦是一选择性 ET 受体拮抗剂,化学名称：（＋）-（2S）-2-[（4,6-二甲基嘧啶-2-基)氧基]-3-甲氧基-3,3-二苯基丙酸。

1. **药代动力学**　安立生坦（S-安立生坦）在健康受试者中的药代动力学与剂量成比例。目前对安立生坦的绝对生物利用度尚未完全明了,安立生坦吸收迅速,健康志愿者和 PAH 患者的峰浓度都出现在服药后 2 h,进食不影响药物的生物利用度。

体外研究表明,安立生坦是 P-gp（P-糖蛋白）的底物。安立生坦的血浆蛋白的结合率高（99％）,主要通过非肾途径清除,其代谢途径和胆道排泄的作用还不十分明确。安立生坦在健康志愿者和 PAH 患者的平均口服清除率分别为 38 ml/min 和 19 ml/min。安立生坦的终末半衰期为 15 h,稳态时安立生坦的平均谷浓度约为平均峰浓度的 15％,有效半衰期约为 9 h。

安立生坦在肝由 CYP3A、CYP2C19、5-二磷酸葡萄糖基转移酶（UGTs）、1A9S、2B7S 及 1A3S 进行代谢。体外试验提示,安立生坦是有机阴离子转运蛋白（OATP）的底物,同时也是 P-gp 的底物。

2. **安立生坦的临床研究**

（1）PAH（第一大类 PH）的研究：ARIES-1、ARIES-2 是两项使用不同剂量安立生坦治疗 PAH（第一大类 PH,不包括先天性心脏疾病患者）的随机、双盲、安慰剂对照、多中心临床研究,均入选 393 例 PAH 患者,为期 12 周,在设计上,除了安立生坦的剂量和研究中心的地理区域之外,两项研究的设计是相同的。ARIES-1 安立生坦的剂量为每日 1 次,5 mg 和 10 mg,与安慰剂进行比较;ARIES-2 研究安立生坦剂量为每日 1 次,2.5 mg 和 5 mg,与安慰剂进行比较。两项研究均在原治疗（包括抗凝剂、利尿剂、钙通道阻滞剂和地高辛,但不包括依前列醇、曲罗尼尔、伊洛前列素、波生坦和西地那非)基础上应用安立生坦或安慰剂。主要终点事件是 6MWD,还对临床恶化、WHO 心功能分级、呼吸困难、健康调查等进行评估。受试者中有 IPAH 患者（64％）,以及 PAH 合并结缔组织病（32％）、HIV 感染（3％）或使用

anorexigen(1%)。患者在基线时都有 WHO 心功能 Ⅰ级(2%)、Ⅱ级(38%)、Ⅲ级(55%)或Ⅳ级(5%)症状。患者平均年龄为 50 岁,其中 79% 的患者为女性,而 77% 的患者为高加索人种。

ARIES-1 和 ARIES-2 研究在第 12 周时的 6MWD 结果分别在表 6-7 和图 6-3 中显示。

表 6-7　ARIES-1、ARIES-2 研究中与基线相比 6MWD 的变化(m)

参　　数	ARIES-1			ARIES-2		
	安慰剂 (N=67)	安立生坦 5 mg (N=67)	安立生坦 10 mg (N=67)	安慰剂 (N=65)	安立生坦 2.5 mg (N=64)	安立生坦 5 mg (N=63)
基线	342±73	340±77	342±78	343±86	347±84	355±84
与基线相比的变化平均值	−8±79	23±83	44±63	−10±94	22±83	49±75
经安慰剂校正的与基线相比的 变化平均值	—	31	51	—	32	59
经安慰剂校正的与基线相比的 变化中位数	—	27	39	—	30	45
P 值*	—	0.008	<0.001	—	0.022	<0.001

注: 数值以平均值±标准差表示。
* 在第 12 周时安立生坦和安慰剂相比较(经过 IPAH 和非 IPAH 分层)的 Wilcoxon 秩和检验的 P 值。

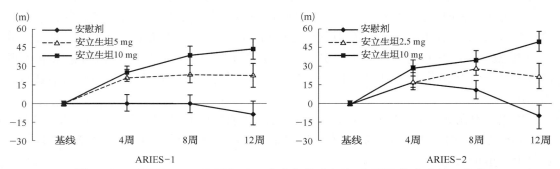

图 6-3　ARIES-1、ARIES-2 研究中与基线相比 6MWD 的变化的平均值
数值以平均值 ± 平均值的标准误来表示。

　　该两项研究中,接受安立生坦治疗的所有剂量组 6MWD 都有明显的改善,改善的程度随剂量而增加。在接受安立生坦治疗 4 周后可以观察到 6MWD 增加,在治疗 12 周后可观察到剂量-反应效应。老年患者(年龄≥65 岁)要小于年轻患者,而继发性 PAH 患者要小于IPAH 患者。

　　安立生坦的药物谷浓度水平对步行距离的影响目前还不清楚。因为在临床实验中仅对每日 1 次给药方式进行了研究,所以多次给药方案的安全性和有效性目前仍不清楚。如果 1例患者的运动能力不能持续一整天,则可以考虑其他已经有研究支持的可以每日多次给药的 PAH 治疗方案。

　　发展至 PAH 临床恶化的时间被定义为第一次出现死亡、肺移植、因 PAH 住院、房间隔造瘘、因为增加了其他治疗药物而退出研究。表 6-8 和图 6-4 所显示的为在安立生坦临床试验 12 周治疗期内所发生的临床恶化事件。

表 6-8　ARIES-1、ARIES-2 研究中发展至临床恶化的时间

参　　　数	ARIES-1		ARIES-2	
	安慰剂 （N=67）	安立生坦 （N=134）	安慰剂 （N=65）	安立生坦 （N=127）
临床恶化,人数(%)	7(10%)	4(3%)	13(22%)	8(6%)
风险比	—	0.28	—	0.30
P 值,Fisher 精确检验	—	0.044	—	0.006
P 值,对数秩检验	—	0.030	—	0.005

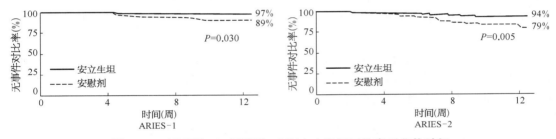

图 6-4　ARIES-1、ARIES-2 研究中发展至临床恶化的时间

　　与安慰剂相比,接受安立生坦治疗的患者疾病发展至临床恶化的时间会明显延迟。在老年人亚组中的结果也同样有利。

　　时间为从随机入组至临床恶化,用 Kaplan-Meier 判断在 ARIES-1 和 ARIES-2 研究中失败的比例。所显示的 P 值为在第 12 周时安立生坦和安慰剂相比较(按 IPAH 和非 IPAH 分层)的 Wilcoxon 秩和检验。

　　(2) PAH 的长期治疗的研究：对 ARIES-1、ARIES-2 研究中接受安立生坦治疗的患者进行的长期随访及开放延长研究显示,93%(95% CI：90.9~95.9)的受试者在 1 年后仍存活(Kaplan-Meier 曲线),使用安立生坦治疗的患者中有 91%(287/314)接受的是安立生坦单药治疗。第 2 年,有 85%(95% CI：81.7~88.9)的受试者存活(Kaplan-Meier 曲线),有 83%(214/259)的患者接受的是安立生坦单药治疗。第 3 年,79%(95% CI：75.2~83.4)的受试者存活(Kaplan-Meier 曲线),有 79%(147/186)的患者接受的是安立生坦单药治疗。在 3 期延长研究中,6MWD、WHO 心功能分级和 Borg 呼吸困难指数与基线相比在 3 年的长期治疗中一直持续改善。

　　(3) 在既往有 ET 受体拮抗剂相关性肝功能异常患者中的应用研究：在一项非对照、开放性研究中,共有 36 例既往因氨基转移酶升高>3×ULN 而中断 ET 受体拮抗剂治疗的患

者接受安立生坦治疗。2 例患者提前终止治疗(其中 1 例患者既往氨基转移酶升高 8 倍)。在剩余的 34 例患者中,1 例服用 5 mg 安立生坦治疗的患者在第 12 周时发生了氨基转移酶的轻度升高,将剂量降至 2.5 mg 后氨基转移酶恢复正常,在以后的随访中将安立生坦剂量调整至 10 mg,氨基转移酶也没有再升高。随访的中位时间为 13 个月,有 50% 的患者将安立生坦的剂量调至 10 mg,没有患者因为氨基转移酶的升高而中断治疗。这些提示以往使用其他 ET 受体拮抗剂治疗出现氨基转移酶升高的患者可以在密切观察中尝试使用安立生坦治疗。

(4) 对特发性肺纤维化患者的研究:一项研究入选 492 例(安立生坦 $N=329$,安慰剂 $N=163$,按 2∶1 的比例随机分配服用安立生坦或安慰剂)特发性肺纤维化(IPF)患者,其中 11% 的患者为继发性 PAH。由于无法达到主要疗效终点而被提前终止。在安立生坦组有 90 例(27%)患者发生 IPF 进展或死亡,安慰剂组中则有 28 例(17%)。主要终点考察指标评估表明,与安慰剂组相比,安立生坦组因呼吸问题住院、死亡事件和呼吸功能减退的发生率均更高。因此,不推荐 IPF 患者使用安立生坦治疗。

3. 适应证及不良反应 FDA 批准安立生坦用于治疗 WHO 心功能分级 Ⅱ 级或 Ⅲ 级有症状的 PAH 患者(第一大类),可改善运动耐量和延长临床恶化时间。其规格有 5 mg 和 10 mg 两种。

安立生坦的不良反应有:肝氨基转移酶升高(常见)、肝损伤、自身免疫性肝炎、液体潴留、心力衰竭(与液体潴留相关)、超敏反应(如血管性水肿、皮疹)、贫血(需要输血)、眩晕、呼吸困难、恶心、呕吐,以及虚弱、疲劳等(表 6-9)。

表 6-9 安立生坦治疗的 PAH 临床试验出现的不良事件

不良事件	安慰剂($N=132$)n(%)	安立生坦($N=261$)n(%)	经安慰剂校正(%)
外周性水肿	14(11)	45(17)	6
鼻充血	2(2)	15(6)	4
鼻窦炎	0(0)	8(3)	3
面部发红	1(1)	10(4)	3
心悸	3(2)	12(5)	3
鼻咽炎	1(1)	9(3)	2
腹痛	1(1)	8(3)	2
便秘	2(2)	10(4)	2
呼吸困难	4(3)	11(4)	1
头痛	18(14)	38(15)	1

(1) 肝功能损害,特别是在患者本身肝功能损害时应用,有可能导致安立生坦血药浓度过高,加重肝损害。

(2) 致畸,妊娠期妇女使用安立生坦很有可能会导致严重的出生缺陷,在动物模型中经常会观察到这种作用。

(3) 在应用 ET 受体拮抗剂(包括安立生坦)后曾观察到血红蛋白浓度及血细胞比容下

降,导致贫血。

（4）ET受体拮抗剂类药物可致水肿,PAH和PAH恶化的患者也可发生水肿。在安慰剂对照研究中,与安慰剂组相比,接受5 mg或10 mg安立生坦治疗的患者外周性水肿的发生率更高。

（5）精子计数下降,ET受体拮抗剂可能会对精子发生产生不良效应,导致精子减少。

（6）目前还不清楚安立生坦是否会随着乳汁进行分泌,不推荐在服用安立生坦时进行母乳喂养。一项在大鼠中开展的临床前期研究显示,从妊娠晚期至断乳给母鼠喂食安立生坦会导致新生小鼠生存率下降（中至高剂量）,并且会影响小鼠睾丸的大小和成熟度（高剂量）。

4. 药物相互作用　用人类肝组织进行的研究表明,安立生坦由CYP3A、CYP2C19、5′-二磷酸葡萄糖基转移酶（UGTs）、1A9S、2B7S及1A3S进行代谢。体外试验提示,安立生坦是有机阴离子转运蛋白（OATP）的底物,同时也是P-gp的底物（而非抑制剂）。所以,经过上述酶代谢的药物有可能与安立生坦产生相互作用。安立生坦、奥美拉唑、昔多芬、西地那非或他达那非、利福平联合应用不会导致有临床意义的安立生坦暴露量改变。联合应用华法林、地高辛、昔多芬、西地那非或他达那非、乙炔雌二醇/炔诺酮环孢素不会导致这些药物暴露量的改变。

在健康志愿者中研究了环孢素重复给药（100～150 mg,每日2次）对安立生坦稳态药代动力学（5 mg,每日1次）和安立生坦重复给药（5 mg,每日1次）对环孢素稳态药代动力学（100～150 mg,每日2次）的影响,结果显示安立生坦的C_{max}和$AUC_{(0-\tau)}$在多次给予环孢素后均增加（分别为48%和121%）。因此,当环孢素与安立生坦合用时,安立生坦的给药剂量应控制在5 mg以内,每日1次。重复给予安立生坦对环孢素的暴露没有临床相关影响,故不需要调整环孢素的剂量。

在健康志愿者中研究利福平（600 mg,口服,每日1次）急性和重复给药对安立生坦（10 mg,口服,每日1次）稳态药代动力学的影响,在利福平初始给药阶段,安立生坦的$AUC_{(0-\tau)}$出现一过性升高（在利福平第一次和第二次给药后分别增加87%和79%）。利福平给药7日后对安立生坦的影响的临床意义不大。因此,安立生坦与利福平联合使用时不需要进行剂量调整。

三、 可溶性鸟苷酸环化酶激动剂（利奥西呱,riociguat;商品名：Adempas）

利奥西呱是一种通过直接激活可溶性cGMP环化酶的活性来增加cGMP的浓度,发挥血管舒张、改善血管重塑的作用的药物。

NO-sGC-cGMP信号通路的损害被认为是引起心血管、肺、内皮、肾和肝疾病的发病原因之一,可溶性鸟苷酸环化酶是重要的信号传导酶,可以被NO激活来催化三磷酸鸟苷（GTP）转化为第二信使环磷酸鸟苷（cGMP）。可溶性鸟苷酸环化酶是目前唯一已知的NO受体。利奥西呱通过激活鸟苷酸环化酶（soluble guanlyase cyclase, sGC）的活性,促进磷酸鸟苷环化产生环一磷酸鸟苷（guanosine 3′,5′-cyclic monophosphate, cGMP）,使细胞内 cGMP 水平增高,也能稳定 NO-sGC 结合,继而激活依赖 cGMP 的蛋白激酶对心肌肌钙蛋白 I 的磷酸化作用加强,肌钙蛋白 c 对 Ca^{2+} 的亲和性下降,肌细胞膜上 K^+ 通道活性也下降,cGMP 的蛋白激酶增强,从而导致血管舒张。

Ⅲ期临床试验CHEST-1 入选 261 例 CTEPH 患者,分成利奥西呱组和安慰剂组,以 6MWD 为主要临床终点,经过 16 周的治疗后,利奥西呱组比安慰剂组的平均 6MWD 增加 46 m。同为Ⅲ期临床研究 PATENT 一项临床试验入选 443 例 PAH 患者,分成利奥西呱组和安慰剂组,经过 12 周的治疗后,利奥西呱组比安慰剂组的平均 6MWD 增加 36 m。

2013 年 10 月 8 日,美国 FDA 批准利奥西呱用于治疗第一大类 PAH 和 CTEPH。它是目前全球唯一的被批准用于 CTEPH 的药物。也有人推荐将其用于肺静脉闭塞性疾病(PVOD)。孕妇禁用。剂型规格:本品为薄膜包衣片,有 0.5 mg、1 mg、1.5 mg、2 mg 和 2.5 mg 五个规格。不良反应有:低血压、出血、头痛、头晕、消化不良、腹泻、恶心、呕吐、贫血。

四、一氧化氮(NO)

内源性 NO 又称为血管内皮舒张因子,它通过激活鸟苷酸环化酶(cGMP),增加 cGMP 的生成而直接舒张血管平滑肌,同时能抑制平滑肌细胞增殖。NO 与血红蛋白亲和力极高,一旦进入血液,立即失活,因此不产生体循环血管舒张效应;吸入 NO 只产生肺血管扩张效应,不产生体循环的扩血管效应。

吸入性一氧化氮(INO)是第一个被美国 FDA 批准的选择性肺血管扩张剂。INO 批准用于治疗新生儿持续性肺高压、需机械通气的低氧性呼吸衰竭。在这些患儿中,一些随机对照试验的分析发现系统性的回顾分析证据说明 INO 可改善氧化,降低体外膜式氧合的需要,但是并不能降低死亡率。在国外,INO 在临床上广泛应用于低氧血症的辅助疗法、PAH 和围手术期的右心衰竭急性发作的治疗。但未能显示其降低死亡率,并缺乏相关随机对照实验的证据。

NO 治疗有潜在毒性及产生毒性代谢产物。NO 与氧气并存时不稳定,在吸入时,它可自发性氧化成有毒的 NO_2,只要有低至 1.5 ppm 的 NO_2 存在就能增加气道的反应性,高浓度吸入 NO_2 能导致肺水肿而致死。职业安全和健康管理局规定人在每 24 h 的 8 h 内的 NO_2 的最高限为 5 ppm,同时高铁血红蛋白(MetHB)$<3\%$。

在吸入 NO 治疗有效的患者,突然停药可出现肺动脉压力和肺血管阻力显著上升,心排血量、血压、血氧饱和度明显下降,为 PAH 反跳现象,部分患者症状轻,经吸氧等治疗后可缓解,重者可危及生命。治疗时应缓慢逐渐停药,并根据血氧饱和度、血压、患者的症状调整停药速度,有人认为静脉用双嘧达莫、口服西地那非等可预防或缓解 INO 引起的 PAH 反跳现象。

治疗剂量一般为 1~80 ppm,存在显著的个体差异。INO 的有效性与 PAH 严重程度及肺内分流严重程度有关。虽然 INO 有潜在严重的毒性作用,如果给予合适的给药方式和剂量,其相对风险还是很小的。INO 治疗已经广泛地显示出短期生理学上的利益,但是由于给药方式的复杂,未显示降低死亡率的证据。由于设备及环境保护方面的原因,国内 INO 仅在少数心脏病中心使用。

五、5 型磷酸二酯酶选择性抑制剂 (PDEI-5)

5 型磷酸二酯酶(PDE-5)为一种存在于阴茎海绵体平滑肌、肺血管与内脏平滑肌、骨骼肌、血小板、肾、小脑中的酶,可催化环磷酸鸟苷(cGMP)的降解,cGM 可激活依赖 cGMP 的蛋白激酶对心肌肌钙蛋白 I 的磷酸化作用加强,肌钙蛋白 C 对 Ca^{2+} 的亲和性下降,肌细胞膜上 K^+ 通道活性也下降,使肺血管平滑肌细胞松弛,肺血管床舒张。PAH 发病可能与内皮及肺血管平滑肌内血管 cGMP 浓度降低、NO 释放功能受损有关。PDE-5 抑制剂广泛用于男性勃起功能障碍,随着大量临床研究发现此类药物能够降低 PAH 患者的肺动脉压力,增加 6MWD,相对于 ET 受体拮抗剂及前列环素,该类药物相对价格便宜,更进一步扩大了其运用,包括西地那非、他达那非、伐地那非等。

(一) 西地那非

西地那非(sildenafil;商品名:万艾可,Viagra)是最早用于治疗男性勃起功能障碍的 PDEI-5,1998 年 3 月在美国上市,通过抑制 5 型磷酸二酯酶抑制 cGMP 的降解,从而加强 NO 依赖的、环磷酸鸟苷介导的肺血管舒张。西地那非在几项成人随机对照试验中显示其对 PAH 具有治疗作用。在 2005 年 6 月被美国 FDA 批准用于口服治疗 PAH。

该药物对正常和病变肺组织均具有明显的血管扩张作用,而对于体循环压力无明显影响,可应用于 IPAH、CHD 合并的 PAH,以及肺病和新生儿 PAH。初步的大规模、安慰剂对照的临床试验显示,与安慰剂组对照,分别予西地那非 20 mg、40 mg 或 80 mg,每日 3 次,于第 4、8、12 周测 6MWD,其改善效果相似;而在 40 mg 和 80 mg(每日 3 次)治疗中观察到其较 20 mg(每日 3 次)有更多的副反应。基于这些发现,最近在欧洲批准的西地那非治疗 PAH 患者的剂量为 20 mg,每日 3 次。

随机、双盲、安慰剂对照的交叉试验研究表明西地那非治疗 IPAH 6 周后可明显改善患者的运动耐量、心脏指数和生存质量,无严重不良反应发生。在 13 例患者中应用西地那非,从 25 mg 开始,在能耐受的情况下,每隔 8 h 加量 25 mg,在 24~48 h 增加至 100 mg,后每隔 8 h 口服最大的耐受剂量出院。随访 3~6 个月后肺动脉压下降。

西地那非可用于持续性肺高压新生儿的治疗,能改善重度 PAH 新生儿的肺血流动力学和活动耐力。口服西地那非可用于防止婴儿继发于 INO 撤药后的反跳性 PAH。在继发于终末期 COPD 和特发性肺纤维化的 PAH 患者中,口服西地那非能降低 PAP 和肺血管阻力,提高活动耐力。

西地那非可作为 WHO 心功能分级 Ⅱ 级和 Ⅲ 级 PAH 患者的一线治疗,但需强调的是 WHO 心功能分级 Ⅳ 级的患者不能仅给予磷酸二酯酶-5 抑制剂或 ET 受体拮抗剂单药治疗,此时前列环素类似物仍然是一线首选治疗药物。

大部分的患者对西地那非的耐受性较好,常见的不良反应包括头痛、潮红、消化不良、鼻出血等。

目前在我国,西地那非未获得治疗 PAH 的适应证。目前,西地那非禁用于婴幼儿及儿童。

(二) 他达那非

他达那非(tadalafil,商品名:希爱力),化学名称:6-(1,3-苯并间二氧戊环-5-基)-2,3,6,7,12,12a-六氢化-2-甲基,(6R,12aR)-吡嗪并[1′2′:1,6]吡啶并[3,4-b]吲哚-1,4-二酮。分子式:$C_{22}H_{19}N_3O_4$。相对分子质量:389.41。2003 年 11 月在美国上市,用于治疗男性勃起功能障碍,2009 年 6 月 FDA 批准其用于治疗 PAH。

1. 药代动力学 他达那非是一种强效的、选择性 PDE-5 抑制剂,通过抑制 cGMP 水解,使得 cGMP 的作用时间延长,浓度升高。他达那非对 PDE-5 的作用比其对 PDE-1、PDE-2、PDE-3(存在于心脏和血管中的酶),以及 PDE-4(存在于心、脑、血管、肝和其他器官中的酶)的作用强 10 000 倍以上。他达那非对 PDE-5 的抑制作用比对 PDE-6(存在于视网膜中与视觉传导有关的酶)的抑制作用强 700 倍。

他达那非口服后易于吸收,C_{max} 平均为 4 h,口服给药后他达那非的绝对生物利用度尚未确定。他达那非的吸收速率和吸收程度不受食物的影响,因此他达那非片可以单服或与食物同服。给药时间(在 10 mg 剂量单次给药后,早晨或傍晚)对吸收速率和吸收程度不产生临床相关影响。

在治疗浓度时,94% 的他达那非与蛋白质结合。药物与蛋白质的结合不受肾功能损害的影响。分布在健康受试者精液中的药物量低于给药剂量的 0.000 5%。他达那非主要在肝经 P450(CYP)3A4 亚型代谢。体循环中主要代谢产物为葡萄糖醛酸苷甲基儿茶酚,代谢产物活性低,不具有临床意义。在健康受试者中,他达那非的稳态平均口服清除率为 3.4 L/h,平均终末半衰期为 16 h。他达那非主要以非活性代谢产物排泄,主要经粪便排泄(约占给药剂量的 61%),其次通过尿液排泄(约占给药剂量的 36%)。

PAH 患者在没有接受波生坦合并给药的 PAH 患者中,40 mg 他达那非给药后的平均稳态暴露量约比健康志愿者高 26%。与健康受试者相比,C_{max} 没有临床相关性的差异。这些结果提示,与健康受试者相比,PAH 患者他达那非的清除率较低。

健康老年受试者(65 岁及以上)的他达那非口服清除率较低,因此在他达那非 10 mg 给药后,健康老年受试者的药物暴露量(AUC)较 19~45 岁的健康受试者高 25%。年龄的影响不具有临床显著性,无须就此对剂量进行调整。

在他达那非单次给药(5~20 mg)临床药理学研究中,轻度(肌酐清除率 51~80 ml/min)或中度(肌酐清除率 31~50 ml/min)肾功能损害受试者及接受透析的终末期肾病受试者中,他达那非的暴露量大致翻倍。接受血液透析患者的 C_{max} 约比健康受试者高 41%。血液透析对他达那非的清除影响很小。因透析无法清除他达那非、相关临床经验不足,目前不推荐严重肾功能损害的患者使用他达那非。

他达那非 10 mg 给药时,轻度和中度肝损害(Child-Pugh A 级和 B 级)患者药物的暴露量与健康受试者相似。目前尚无高于 10 mg 剂量的他达那非在肝损害患者中给药的数据。尚未在严重肝硬化(Child-Pugh C 级)的患者中开展本品的研究,目前不推荐对严重肝硬化患者进行他达那非给药。

2. 适应证及禁忌证

(1) 适应证:用于治疗 WHO 心功能分级 Ⅱ～Ⅲ 级的 PAH 成年患者(IPAH 和胶原血管病相关 PAH),改善患者运动能力有效。推荐剂量为 5～40 mg(2×20 mg),每日 1 次,口服给药。

(2) 禁忌证:对原料或任一辅料过敏者、在最近 90 日内出现过急性心肌梗死者、严重的低血压(<90/50 mmHg)者:临床研究表明他达那非可以增强硝酸盐类药物的降压作用。禁止与硝酸盐类药物合用。既往有非动脉性前部缺血性视神经病(NAION)导致一侧视力缺失的患者禁用他达那非。

3. 临床研究 一项随机、双盲、安慰剂对照研究中 PHIRST,405 例 12 岁以上的 PAH(包括 IPAH)、胶原病相关、食欲抑制药物相关、HIV 感染相关、房间隔缺损相关或与接受先天性心脏病(如室间隔缺损、动脉导管未闭)体-肺分流术外科修补至少 1 年以上的患者。超过半数(53.3%)的患者接受波生坦治疗。他达那非的剂量分为 2.5 mg、10 mg、20 mg、40 mg 和安慰剂组。

主要有效性终点考察指标为第 16 周时的 6MWD 相对于基线的改变量。40 mg 他达那非组达到了方案规定的 6MWD 显著性差异。经过 8 周给药后,步行距离的改善开始较为明显。在第 12 周时 6MWD 出现显著改善($P<0.01$)。40 mg 他达那非加波生坦合并用药的患者($n=39$)中,安慰剂校正的 6MWD 中位增量为 17 m($P=0.09$);40 mg 他达那非给药的患者($n=37$)中安慰剂校正的 6MWD 中位增量为 39 m($P<0.01$)。第 16 周时,WHO 心功能分级改善的患者在他达那非 40 mg 组和安慰剂组间类似。他达那非 40 mg 组出现临床病情恶化的患者数(5%;79 例患者中有 4 例)较安慰剂组(16%;82 例患者中有 13 例)更少。与安慰剂组相比,在他达那非 40 mg 组中观察到了 SF-36 健康调查量表中的生理功能、生理职能、躯体疼痛、总体健康、活力和社会功能的改善。在他达那非40 mg 组中观察到了欧洲生活质量 EuroQol(EQ-5D,欧洲五维健康量表)美国和英国指数评分的改善。

在 93 例患者中进行了心肺血流动力学研究。与基线相比,40 mg 他达那非增加了心排血量(0.6 L/min)并降低了肺动脉压(−4.3 mmHg)和肺血管阻力(−209 dyn·s·cm^{-5})($P<0.05$)。

其中 357 例患者参与了长期扩展研究 PHIRST-Ⅱ。在这些患者中,311 例患者进行了至少 6 个月的他达那非治疗,293 例进行了 1 年治疗(中位药物暴露时间为 365 日;时间范围为 2～415 日)。在有研究数据的患者中,1 年生存率为 96.4%。此外,在他达那非给药的患者中,6MWD 和 WHO 心功能分级状态在 1 年内保持稳定。

4. 不良反应 用于治疗 PAH 时他达那非一般为小剂量,不良反应发生率较低。他达那非,40 mg,每日 1 次,不良反应发生率为 10%,主要有头痛、恶心、背痛、消化不良、面部潮红、肌痛、鼻咽炎和四肢疼痛、月经失调。不良反应为暂时性的,总体上为轻度或中度。

(1) 头痛为最常见的不良反应,大剂量时多见,随着治疗时间的延续可逐渐减轻,包括晕厥、偏头痛、一过性遗忘等。

(2) 视力模糊、眼睛疼痛、非动脉性前部缺血性视神经病、视网膜血管闭塞、视野缺陷等。

（3）心悸、不稳定型心绞痛、心脏性猝死、心动过速、室性心律失常、心肌梗死。

（4）腹痛、恶心、消化不良、食管反流。

（5）皮疹、荨麻疹、多汗、Stevens‐Johnson 综合征、剥脱性皮炎。

（6）肌痛、背痛、四肢疼痛（包括四肢不适）。

（7）月经失调、子宫出血增加、阴茎异常、勃起延长。

5. 药物相互作用

（1）细胞色素 P450 抑制剂，唑类抗真菌药物（如酮康唑）：酮康唑（每日 200 mg）可使他达那非（10 mg）单次给药暴露量（AUC）增加 2 倍，C_{max} 增加 15%。酮康唑（每日 400 mg）使他达那非（20 mg）单次给药暴露量（AUC）增加 4 倍，C_{max} 增加 22%。

（2）蛋白酶抑制剂（如利托那韦），CYP3A4、CYP2C9、CYP2C19 和 CYP2D6 抑制剂：利托那韦（200 mg，每日 2 次）可使他达那非（20 mg）单次给药暴露量（AUC）增加 2 倍，不改变 C_{max}。利托那韦（500 mg 或 600 mg，每日 2 次）使他达那非（20 mg）单次给药暴露量（AUC）增加 32%，C_{max} 降低 30%。

（3）细胞色素 P450 诱导剂，ET‐1 受体拮抗剂（如波生坦）：波生坦是 CYP2C9 和 CYP3A4 的底物，CYP3A4、CYP2C9 的中效诱导剂，及 CYP2C19 可能的诱导剂。多次联合给药后，波生坦（125 mg，每日 2 次）使他达那非（40 mg，每日 1 次）全身暴露量降低 42%，C_{max} 降低 27%。在已接受波生坦给药的患者中给予他达那非治疗的疗效尚未明确。他达那非不影响波生坦或其代谢物的暴露量（AUC 和 C_{max}）。尚未开展他达那非片和其他 ET‐1 受体拮抗剂联用的安全性和有效性研究。

（4）抗感染药物（如利福平）：与他达那非（10 mg）单独使用相比，CYP3A4 诱导剂利福平（每日 600 mg）使他达那非的 AUC 降低 88%，C_{max} 降低 46%。

（5）硝酸盐类：他达那非（5 mg、10 mg 和 20 mg）可增强硝酸盐类药物的降压作用。禁止硝酸盐与他达那非合用。

（6）抗高血压药物（包括钙通道阻滞剂）：多沙唑嗪（每日 4 mg 和 8 mg）和他达那非（每日单次给药 5 mg 和 20 mg）合用可显著增加这种 α 受体阻断剂的降血压作用。这种作用持续至少 12 h，可导致低血压症状，包括晕厥。因此，不推荐这种药物联用。

对主要类别的抗高血压药物进行了药物单用或联合使用他达那非（10 mg 和 20 mg）的研究。与血压控制良好的患者相比，多次服用抗高血压药物但高血压控制不佳患者的血压下降更多，但降幅很小，与健康受试者中的情况类似。合并使用抗高血压药物的患者中，他达那非 20 mg 可引起血压下降，但总体上降幅很小，不太可能具有临床相关性。

（7）乙醇：合用他达那非（10 mg 或 20 mg）不影响乙醇浓度。在与乙醇合用后，他达那非的浓度没有发生改变。他达那非（20 mg）不会增强乙醇（0.7 g/kg 或 80 kg 男性饮用 180 ml 40% 乙醇）引起的血压降低，但在一些受试者中观察到体位性头晕及直立性低血压。他达那非（10 mg）不会增强乙醇对认知功能的影响。

（8）CYP1A2 底物（如茶碱）：他达那非（10 mg）与茶碱（一种非选择性磷酸二酯酶抑制剂）合用时没有出现药代动力学相互作用。但其可能出现心率轻微增加（3.5

次/min)。CYP2C9 底物(如 R-法华林),他达那非(10 mg 和 20 mg)对 S-法华林或 R-法华林(CYP2C9 底物)的暴露量没有明显影响。他达那非不影响法华林的抗凝作用。

(9)阿司匹林:他达那非(10 mg 和 20 mg)不会延长由乙酰水杨酸引起的出血时间增加。

(10)P 糖蛋白底物(如地高辛):他达那非(40 mg,每日 1 次)对地高辛的药代动力学没有明显影响。

(11)口服避孕药:与口服避孕药合用,与安慰剂相比,稳态时的他达那非(40 mg,每日 1 次)使炔雌醇的暴露量增加 26%,C_{max} 增加 70%。他达那非对左炔诺孕酮的影响不具有统计学显著性,提示他达那非对炔雌醇的作用是他达那非抑制消化道硫酸化作用所致。该发现的临床意义尚未确定。

6. 注意事项　患有下列疾病的患者群体未参与 PAH 的临床研究:主动脉和二尖瓣病变、心包缩窄、限制性心肌病或充血性心肌病、左心室功能不全、致命性心律不齐、症状性冠状动脉疾病、控制不佳的高血压。由于缺乏在这些患者中的他达那非安全性的临床数据,因此不推荐在这些患者中使用他达那非。

目前缺乏他达那非在 PVOD 患者中的临床数据,因此不推荐 PVOD 患者使用他达那非。他达那非给药时患者出现肺水肿,应考虑患者伴有 PVOD 的可能。

与其他 PDE-5 抑制剂相同,他达那非具有全身性的舒张血管作用,可能导致暂时性的低血压。用药前应排除患者是否患有某些潜在的疾病,如严重的左心室出口阻塞、体液耗竭、自发性低血压或静息性低血压,这些患者使用他达那非可能出现严重的低血压,甚至诱发晕厥。

有报道称,服用他达那非片及其他 PDE-5 抑制剂与视力缺陷或 NAION 有关。服用他达那非治疗的患者一旦出现眼睛疼痛、突发视力缺陷,应立即咨询医师。若患者患有已知的遗传性视网膜退行性病变,包括色素性视网膜炎,不推荐使用本药物。

不推荐在严重肾功能损害的患者中使用他达那非。不推荐严重肝硬化(Child-Pugh C 级)患者使用他达那非。

如果使用 PDE-5 抑制剂进行治疗的男性患者出现阴茎异常勃起,应指导患者在出现持续 4 h 及以上勃起时,立即寻求医疗援助。若阴茎异常勃起没有得到立即治疗,可能导致阴茎组织损伤及性功能永久丧失。

在下列患者中使用他达那非片时应谨慎:阴茎畸形(如阴茎成角畸形、阴茎海绵体纤维化或佩罗尼病)的患者,或患有可能导致阴茎异常勃起的疾病的患者(如镰状细胞性贫血、多发性骨髓瘤或白血病)。

在某些使用 α_1 受体阻滞剂的患者中合并使用他达那非片可能导致出现症状性低血压。因此不推荐他达那非与多沙唑嗪合用。不推荐长期服用 CYP3A4 强效诱导剂(如利福平)的患者使用他达那非。不推荐伴随使用 CYP3A4 强效抑制剂(如酮康唑或利托那韦)的患者使用他达那非。

尚未针对他达那非片与其他 PDE-5 抑制剂或勃起功能障碍治疗药物联用的安全性和有效性开展研究。治疗时应告知服用这些药物的患者不要同时服用他达那非片。

他达那非片含有一水合乳糖。患有半乳糖不耐、Lapp 乳糖酶缺乏症或葡萄糖-半乳糖吸收不良这些罕见遗传疾病的患者，不应服用本药物。

目前尚未研究药物对驾驶和操作机械能力的影响。患者在驾驶或操作机械之前应了解自己对他达那非片的反应。

最好避免在妊娠期间使用他达那非片。哺乳期不能使用他达那非片。对于他达那非片在 18 岁以下患者个体中的安全性和有效性，目前尚无可用数据。

他达那非目前在我国未获得 PAH 适应证。

（三）伐地那非

伐地那非（vardenafil）是一种新型的 PDE-5 抑制剂。由我国学者进行的一项为期 1 年的多中心、开放研究中，入选了 45 例 PAH 患者，给予伐地那非 5 mg，每日 1 次，4 周后改为 5 mg，每日 2 次的剂量长期维持；6MWD 水平明显改善，且其血流动力学指标、WHO 心功能分级、血清尿酸等指标都有所改善；故长期应用伐地那非的有效性和安全性良好。2003 年 8 月在美国上市，FDA 批准其用于治疗男性勃起功能障碍。

在一项慢性 PAH 患者中对比西地那非、他达那非及伐地那非，伐地那非在初期显示出最大的快速效应，但缺乏像西地那非和他达那非的肺选择性。他达那非对肺血管的扩张反应最为持久。与西地那非相比，伐地那非和他达那非并不能提高动脉的氧合作用。表 6-10 给出这三种药物的药代动力学指标。

表 6-10 三种 PDEI-5 的药代动力学

参　　数	西地那非 100 mg	伐地那非 20 mg	他达那非 20 mg
生物利用度（%）	41	15	未确定
血浆峰值浓度 C_{max}（ng/ml）	560	18.7	378
血浆浓度达峰时间 T_{max}（h）	0.83	1	2
半衰期 $t_{1/2}$（h）	2.6～3.7	3.9	17.5
分布容积（L）	105	208	63
蛋白结合率（%）	96	95	94
排泄比例（粪便/尿液）	80/13	33 725	61/36

六、 Rho 激酶（ROCK）抑制剂

肺血管过度收缩是 PAH 的一个重要特点，肺血管收缩与肺动脉平滑肌细胞内钙离子水平增加和钙增敏有关。Rho 激酶（ROCK）可抑制肌球蛋白轻链的磷酸化，延长肌动蛋白和肌球蛋白间相互作用的时间，维持平滑肌收缩而不受细胞内钙离子水平的影响。

ROCK 是丝氨酸/苏氨酸蛋白激酶家族成员之一，相对分子质量约为 160 000，有两种高度同源的异构体：ROCKa/ROCK-2 和 ROCK-3/ROCK-1。ROCK 在无脊椎动物和脊椎动物中分布广泛，ROCK-2 在脑、骨骼肌和心脏组织中表达较高，而肺组织中主要以 ROCK-1 形式存在。ROCK 主要分布在细胞质内，被激活后则转移到细胞膜上。ROCK 活

化后介导其下游一系列底物脱磷酸化反应,发挥肌动蛋白纤维形成、组装及细胞骨架重组等多种生物学效应。

ROCK 是 Rho 蛋白下游效应分子之一,在血管平滑肌细胞收缩、细胞迁移、增殖及凋亡等多项细胞功能中被证实具有重要的细胞内信号转导作用。动物实验和临床研究均表明,ROCK 抑制剂能够安全有效地治疗 PAH。

ROCK 信号是肺血管功能重要的调节因素,在 PAH 的发生和进展过程中具有重要的作用。ROCK 抑制剂具有抑制肺血管收缩、降低肺血管阻力、上调 eNOS(内皮型 NO 合成酶)表达、改善肺血管重构等多方面的作用,短期用于治疗 PAH 是安全有效的。ROCK 可通过直接影响血管平滑肌细胞收缩、改变内皮衍生舒张因子与收缩因子之间的平衡、血管重构及炎症反应等机制在 PAH 的发生和发展中起着重要作用。研究表明,慢性缺氧和野百合碱所致 PAH 大鼠及严重 PAH 患者肺组织及肺动脉中 ROCK 活性均显著增高。

血管内皮功能障碍及血管平滑肌细胞过度收缩与 ROCK 激活密切相关。许多血管活性物质,如 ET-1、5-羟色胺、血管紧张素 II 和一氧化氮合酶(NOs)等,均能激活 Rho/ROCK 信号转导通路,通过磷酸化 MBs(肌球蛋白轻链 C、磷酸化的肌球蛋白结合亚单位)使血管平滑肌细胞对 Ca^{2+} 的敏感性增强,血管平滑肌收缩。

PAH 患者肺血管内皮细胞 eNOS 表达明显减少,eNOS 表达与平均肺动脉压、病理分级及肺血管形态学改变呈负相关。低氧诱导人隐静脉和肺动脉内皮细胞 eNOS 表达降低是通过 ROCK 介导的,其机制是破坏了肺组织中 eNOS mRNA 稳定性,引起 eNoS 向下调节,导致 NO 合成减少,引起血管收缩;法舒地尔诱导 eNOS 启动子活性增加,延长 eNOS mRNA 的半衰期,表明 eNOS 上调的转录后机制也依赖于 ROCK。长期抑制 eNOS 能诱导 RhoA(Rho 蛋白主要成分)mRNA 和蛋白质显著下调,表明 NO 在基础状态下的释放对于维持 RhoA 表达及平滑肌细胞的功能是必需的。

肺血管重构和肺动脉增殖是 PAH 发病机制的基本特征,肺动脉平滑肌细胞肥大、增殖可引起血管壁肥厚和远端非肌性血管的肌化。研究发现长期应用 ROCK 抑制剂能够降低野百合碱所致 PAH 大鼠的平均肺动脉压,减轻右心室肥大,同时可抑制血管平滑肌增殖,减少巨噬细胞浸润,促进血管内皮细胞凋亡,改善肺血管壁的重构。

动物实验研究表明,ROCK 抑制剂可通过抑制肺动脉生长因子表达、基质蛋白产生、炎性细胞浸润及增加凋亡信号等多种机制对肺血管细胞的生长起负调节作用。

(一)法舒地尔

法舒地尔(fasudil),化学名称:六氢-1-(5-磺酰基异喹啉)-1(H)-1,4-二氮杂䓬盐酸盐。

法舒地尔可以渗透入细胞,有效地抑制血管平滑肌细胞的 ROCK。1986 年,人们发现了法舒地尔的抗血管痉挛效应,其扩血管作用明显强于维拉帕米和尼莫地平。法舒地尔最初被称为细胞内钙通道阻滞剂,是作为一种抑制蛋白激酶(PK)A 和 PKC 的化合物进行研究的。法舒地尔在肝代谢成有活性的羟基法舒地尔,后者也是一种特异性的 ROCK 抑制剂,它对 ROCK 的抑制作用是 PKC 的 100 倍,是 MLC(肌球蛋白轻链)激酶的 1 000 倍。

法舒地尔作为一种新型异喹啉磺酰胺衍生物类 ROCK 选择性抑制剂在 1996 年于日本

上市,临床上用于改善和预防蛛网膜下隙出血后引起的脑血管病、脑血管痉挛及外伤或脑血管瘤破裂引起的脑缺血症状、稳定型心绞痛等,也是目前唯一在临床上使用的 ROCK 抑制剂。

法舒地尔对血管有直接松弛作用,体外实验研究发现,法舒地尔能有效地抑制由去甲肾上腺素、组胺、ET、5-羟色胺等诱发的血管收缩,其效应不被阿托品、茶碱等抵消,且不依赖于细胞外 Ca^{2+} 浓度。法舒地尔在正常或病理情况下都能与 ATP 竞争 ROCK 催化区的 ATP 结合位点,阻断 ROCK 的活性。

1. 药代动力学　抑制平滑肌收缩最终阶段的肌球蛋白轻链磷酸化,使血管扩张;抑制 Rho 激酶参与的细胞黏附、细胞迁移、平滑肌细胞收缩、胞质分裂的调节,从而抑制动脉粥样硬化的发生与发展;主要扩张中小动脉;改善脑血管痉挛引起的脑缺血症状;选择性增加脑、冠状动脉血流;抑制自由基形成,保护脑细胞。

健康成人单次 30 min 内静脉持续给药 0.4 mg/kg 时,血浆中原药浓度在给药结束时达峰值,之后迅速消减,清除半衰期为 16 min。盐酸法舒地尔在肝代谢,代谢成羟基异喹啉及其络合体,给药 24 h 后自尿中积累排泄的原形药和代谢产物为给药剂量的 67%。

2. 关于 PAH 的研究　法舒地尔作为第 1 代 Rho 激酶抑制剂,在 PAH 动物模型上表现出良好的疗效,能显著降低 PVR 和肺动脉压力,增加心脏指数,其机制可能是通过抑制 Rho/Rho 激酶信号通路增加 eNOS 表达,从而改善内皮依赖性的血管舒张,抑制肺动脉平滑肌细胞增殖并促进其凋亡,减少炎性细胞的浸润。Fujita 等的最新研究表明,PAH 患者静脉滴注或吸入法舒地尔均具有良好的扩血管作用,能显著减轻 PVR,而体循环血压并无明显下降,提示法舒地尔对肺循环具有选择性。

3. 适应证及不良反应

(1) 适应证:改善和预防蛛网膜下隙出血术后的脑血管痉挛及引起的脑缺血症状(目前未注册 PAH 适应证)。

(2) 给药方法:成人每日 2～3 次,每次 30 mg,以 50～100 ml 的生理盐水或葡萄糖注射液稀释后静脉滴注,每次静滴时间为 30 min。PAH 30 mg＋48 ml 生理盐水 30 min 泵入,q8 h。

(3) 不良反应:本品一般耐受良好,大多数情况下不良反应表现为轻微或一过性的。应用时偶见颜面潮红、低血压、皮疹;罕见恶性、多尿、出血、白细胞减少、肝功能异常、颅内出血(1.63%)、消化道出血、肺出血、鼻出血、皮下出血(0.29%)等,注意观察,若出现异常应停药并予以适当处置;偶见低血压、颜面潮红、贫血、白细胞减少、血小板减少。有时会出现肝功能异常,如 AST(GOT)、ALT(GPT)、ALP、LDH 升高等;有时出现肾功能异常(BUN、肌酐升高等)、多尿;腹胀、恶心、呕吐等较少见;发热(偶见)、头痛、意识水平低、呼吸抑制少见。偶见皮疹等过敏症状。

妊娠期妇女、哺乳期妇女慎用;尚未确立儿童用药安全性;70 岁以上老人慎用。

(4) 禁忌证:① 出血患者,颅内出血(脑实质出血)。② 可能发生颅内出血的患者,术中对出血的动脉瘤未能进行充分止血处置的患者。③ 低血压患者,血压低于 90/60 mmHg 者。④ 对本品过敏者。

七、前列环素受体激动剂

口服前列环素受体激动剂 Selexipag,化学结构与前列环素及其类似物不同,其经酶水解产生对人体前列环素受体有高选择性前列环素受体激动剂 MRE-269,半衰期>6 h,对其他前列环素类受体无激动作用。Kuwano 等研究表明,Selexipag 在疗效及安全性等方面均优于贝前列素和伊洛前列素,可改善血管内皮细胞功能、减少肺动脉壁肥大及降低右心室收缩压,提高患者生存率。2010 年一项来自Ⅱa 期的研究入选 43 例 PAH 患者,与安慰剂组对比 Selexipag 可改善患者的 PVR 及 6MWD。2012 年,一项Ⅱ期临床研究观察了口服 Selexipag 治疗 PAH 的安全性和有效性。43 例曾接受过 ET 受体拮抗剂和(或)PDEI-5 治疗未获得缓解的 PAH 患者以 3:1 的比例随机分为 Selexipag 组和安慰剂组,主要终点考察指标为 17 周时肺血管阻力相对于基线水平的变化百分数。结果显示,与安慰剂组相比,经 17 周治疗 Selexipag 组平均肺血管阻力下降了 30.3%。

八、酪氨酸激酶抑制剂

血小板源性生长因子(PDGF)是内皮和平滑肌的强效丝裂原,可导致肺血管的异常重塑。由于 PAH 患者肺组织中 PDGF 表达增多,故改变 PDGF 信号途径有望成为有效的治疗途径。伊马替尼是第 1 代酪氨酸激酶抑制剂,最初作为抗肿瘤药物获美国 FDA 批准用于治疗慢性骨髓性白血病。伊马替尼能选择性抑制 PDGF 受体酪氨酸激酶、c-Kit 和 Alb 激酶。2010 年,Ghofrani 等报道一项多中心、双盲、安慰剂对照Ⅱ期临床研究,评估了伊马替尼治疗 PAH 的安全性和有效性。结果显示,尽管伊马替尼未能提高患者的 6MWD,但血流动力学指标显著改善,包括降低肺血管阻力和增加心排血量。另一项小样本研究中,5 例 PAH 患者给予 100 mg/d 伊马替尼,持续治疗 24 周。治疗前后行右心导管检查、心肺运动试验、呼吸功能检测、血浆 PDGF-BB 浓度和血管内皮细胞生长因子检测。结果显示,治疗 12 周,患者血浆 PDGF-BB 浓度显著下降;治疗 24 周,患者血流动力学和运动耐量并无明显改善,但 2 例血浆 PDGF-BB 浓度高的患者肺血管阻力下降了 15%。提示,伊马替尼可降低 PAH 患者血浆中 PDGF-BB 的浓度。目前仍需要更大规模的Ⅲ期随机临床对照研究进一步验证伊马替尼的疗效。

九、联 合 治 疗

联合应用不同的药物取得最佳临床疗效是治疗 PAH 的新观点。联合应用作用机制不同的药物,可以增强 PAH 的治疗效果,如在口服、吸入或静脉注射前列环素类似物的同时,给予西地那非或波生坦可以产生更好的疗效。但也有报道,已经接受血管扩张剂(钙通道阻滞剂、依前列醇或波生坦)治疗的 PAH 患者,长期加用 sildenafil 作用甚微。

15 例 CHD-PAH 的儿童在术后 7 h 接受西地那非和 NO 治疗,7 例儿童先接受(20 ppm)

NO 吸入治疗,然后接受西地那非静脉注射(0.35 mg/kg);另 8 例儿童先应用西地那非,20 min 后接受 NO 治疗。接受 NO 的儿童肺血管阻力指数(PVRI)从 276 dyn·s·m^2·cm^{-5}(3.45 wood·m^2)降低到 236 dyn·s·m^2·cm^{-5},西地那非进一步使 PVRI 降低至 196 dyn·s·m^2·cm^{-5}。先接受西地那非的患者,PVRI 从 227.2 dyn·s·m^2·cm^{-5} 到 188 dyn·s·m^2·cm^{-5},加用 NO 后进一步降至 175 dyn·s·m^2·cm^{-5}。提示西地那非可增加外科术后 NO 对肺血管扩张的作用,可应用于 CHD-PAH 的联合治疗。

近年来 PAH 靶向药物治疗取得了较大进展,传统的靶向药物对 PAH 患者疗效的证据逐渐增多但仍不够充分,尚缺少长期疗效的循证医学证据。随着 PAH 新治疗靶点的出现,相继出现了一系列新候选药物,但这类药物仍处于临床试验阶段,对于 PAH 患者疗效的证据还很匮乏。因此,我们有必要进一步探究各类 PAH 靶向药物的临床证据,更好地改善 PAH 患者的预后。

参考文献

[1] Atz AM, Wessel DL. Sildenafil ameliorates effects of inhaled nitric oxide withdrawal [J]. Anesthesiology, 1999, 91(1): 307-310.

[2] Badesch DB, Abman SH, Ahearn GS. Medical therapy for pulmonary arterial hypertension: ACCP evidence-based clinical practice guidelines[J]. Chest, 2004, 126(1): S35-S62.

[3] Barst RJ, Langleben D, Badesch D, et al. Treatment of pulmonary arterial hypertension with the selective endothelin-A receptor antagonist sitaxsentan[J]. J Am Coll Cardiol, 2006, 47: 2049-2056.

[4] Barst RJ, Langleben D, Frost A, et al. Sitaxsentan therapy for pulmonary arterial hypertension[J]. Am J Respir Crit Care Med, 2004, 169: 441-447.

[5] Barst RJ, McGoon M, McLaughlin V, et al. Beraprost Study Group. Beraprost therapy for pulmonary arterial hypertension[J]. J Am Coll Cardiol, 2003, 41(12): 2119-2125.

[6] Barst RJ. Recent advances in the treatment of pediatric pulmonary artery hypertension [J]. Pediatr Clin North Am, 1999, 46 (2): 331-345.

[7] Bharani A, Mathew V, Sahu A, et al. The efficacy and tolerability of sildenafil in patients with moderate-to-severe pulmonary hypertension[J]. Indian Heart J, 2003, 55: 55-59.

[8] Blanco-Colio LM, Villa A, Ortego M, et al. 3-Hydroxy-3-methyl-glutaryl coenzyme A reductase inhibitors, atorvastatin and simvastatin, induce apoptosis of vascular smooth muscle cells by downregulation of Bcl-2 expression and Rho A prenylation[J]. Atherosclerosis, 2002, 161: 17-26.

[9] British cardiac society guidelines and medical practice committee. Recommendations on the management of pulmonary hypertension in clinical practice[J]. Heart, 2001, 86(Suppl)I: 1-13.

[10] Channick R, Sunomeau G, Sitbon O, et al. Effects of the dual endothelin-receptor antagonist bosentan in patients with pulmonary hypertension: a randomized placebo controlled study [J]. Lancet, 2001, 358: 1119-1123.

[11] Chaouat A, Weitzenblum E. Therapeutic management of primary pulmonary hypertension [J]. Presse Med, 2002, 31(7): 320-328.

[12] Dhand R. New frontiers in aerosol delivery during mechanical ventilation[J]. Respir Care, 2004, 49(6): 666-677.

［13］Douma RA，Kamphuisen PW，Buller HR．Aucte pulmonary embolism．Part 1：EPIDEMIOLOGY AND DIAGNOSIS［J］．Nat Rev Cardiol，2010，7(10)：585 - 596.

［14］D'Alonzo GE，Barst RJ，Ayres SM，Bergofsky EH，Brundage BH，Detre KM，et al．Survival in patients with primary pulmonary hypertension：results from a national prospective registry［J］．Ann Intern Med，1991，115(5)：343 - 349.

［15］Eickelberg O，Morty RE．Transforming growth factor beta/bone morphogenic protein signaling in pulmonary arterial hypertension：remodeling revisited［J］．Trends Cardiovasc Med，2007，17：263 - 269.

［16］Finer NN，Barrington KJ．Nitric oxide for respiratory failure in infants born at or near term［J］．Cochrane Database Syst Rev，2006，18(4)：CD000399.

［17］Galie N，Badesch D，Oudiz R，et al．Ambrisentan therapy for pulmonary arterial hypertension［J］．J Am Coll Cardiol，2005，46：529 - 535.

［18］Galie N，Beghetti M，Gatzoulis MA，et al．Bosentan therapy in patients with Eisenmenger syndrome：a multicenter，double-blind，randomized，placebo-controlled study［J］．Circulation，2006，114：48 - 54.

［19］Galie N，Ghofrani HA，Torbicki A，et al．Sildenafil citrate therapy for pulmonary arterial hypertension［J］．N Engl J Med，2005，353(20)：2148 - 2157.

［20］Galie N，Humbert M，Vachiery JL，et al；Arterial Pulmonary Hypertension and Beraprost European (ALPHABET) Study Group．Effects of beraprost sodium，an oral prostacyclin analogue，in patients with pulmonary arterial hypertension：a randomized，double-blind，placebo-controlled trial［J］．J Am Coll Cardiol，2002，39(9)：1496 - 1502.

［21］Galie N，Torbicki A，Barst R，et al．Guidelines on diagnosis and treatment of pulmonary arterial hypertension．The Task Force on Diagnosis and Treatment of Pulmonary Arterial Hypertension of the European Society of Cardiology［J］．Eur Heart J，2004，25(24)：2243 - 2278.

［22］Ghofrani HA，Voswinckel R，Reichenberger F，et al．Differences in hemodynamic and oxygenation responses to three different phosphodiesterase - 5 inhibitors in patients with pulmonary arterial hypertension：a randomized prospective study［J］．J Am Coll Cardiol，2004，44(7)：1488 - 1496.

［23］Ghofrani HA，Wiedemann R，Rose F，et al．Combination therapy with oral sildenafil and inhaled iloprost for severe pulmonary hypertension［J］．Ann Intern Med，2002，136：515 - 522.

［24］Gomberg-Maitland M，Tapson VF，Benza RL，et al．Transition from intravenous epoprostenol to intravenous treprostinil in pulmonary hypertension［J］．Am J Respir Crit Care Med，2005，172：1586 - 1589.

［25］Heldin C. H，Miyazono K，ten Dijke P．1997，Nature，390，465 - 471.

［26］Hemandez-Perera O，Perez-Sala D，Navano-Antolin J，et al．Effects of the 3 - hydroxy - 3 - methyglutaryl - CoA reductase inhibitors，atorvastatin and simvastatin，on the expression of endothelin-1 and endothelial nitric oxide synthase in vascular endothelial cells［J］．J Clin Invest，1998，101(12)：2711 - 2719.

［27］Hospira Inc．Sodium nitroprusside，package insert．Oct 2006.

［28］Humpl T，Reyes JT，Holtby H，et al．Beneficial effect of oral sildenafil therapy on childhood pulmonary arterial hypertension：twelve-month clinical trial of a single-drug，openlabel，pilot study ［J］．Circulation，2005，111(24)：3274 - 3280.

［29］Ishikawa S，Kawasaki A，Neya K，et al．Beraprost sodium-induced hypotension in two patients after cardiac surgery［J］．Int Heart J，2006，47(2)：319 - 323.

［30］Kureishi Y，Luo Z，Shiojima I，et al. The HMG－CoA reductase inhibitor simvastatin activates the protein kinase Akt and promotes angiogenesis in normocholesterolemic animals［J］. Nat Med，2000，6：1004－1010.

［31］Lang I，Gomez-Sanchez M，Kneussl M，et al. Efficacy of long-term subcutaneous treprostinil sodium therapy in pulmonary hypertension［J］. Chest，2006，129(6)：1636－1643.

［32］Laufs U，Liao JK. Post-transcriptional regulation of endothelial nitric oxide synthase mRNA stability by Rho GTPase［J］. J Biol Chem，1998，273：24266－24271.

［33］Laufs U，Marra D，Node K，et al. 3－Hydroxy－3－methylglutaryl－CoA Reductase Inhibitors Attenuate Vascular Smooth Muscle Proliferation by Preventing Rho GTPase-induced Down-regulation of p27Kip1［J］. J Biol Chem，1999，274：21926－21931.

［34］Levine DJ. Diagnosis and management of pulmonary hypertension：implications for respiratory care ［J］. Respir Care，2006，51(4)：368－381.

［35］Madden BP，Allenby M，Loke TK，Sheth A. A potential role for sildenafil in the management of pulmonary hypertension in patients with parenchymal lung disease［J］. Vascul Pharmacol，2006，44(5)：372－376.

［36］Matthias Brock，Michelle Trenkmann. Interleukin－6 Modulates the Expression of the Bone Morphogenic Protein Receptor Type Ⅱ Through a Novel STAT3－microRNA Cluster 17/92 Pathway ［J］. Circ. Res，2009，104：1184－1191.

［37］McLaughlin VV，Gaine SP，Barst RJ，et al. Treprostinil Study Group. Efficacy and safety of treprostinil：an epoprostenol analog for primary pulmonary hypertension［J］. J Cardiovasc Pharmacol，2003，41(2)：293－299.

［38］McLaughlin VV，Oudiz RJ，Frost A，et al. Randomized study of adding inhaled iloprost to existing bosentan in pulmonary arterial hypertension［J］. Am J Respir Crit Care Med，2006，174：1257－1263.

［39］McLaughlin VV，Sitbon O，Badesch DB，et al. Survival with first-line bosentan in patients with primary pulmonary hypertension［J］. Eur Respir J，2005，25：244－249.

［40］McLaughlin，Shillington A，Rich S. Survival in primary pulmonary hypertension：the impact of epoprostenol therapy ［J］. Circulation，2002，106(12)：1477－1482.

［41］Morse JH，Jones AC，Knowles JA，et al. Mapping of familial primary pulmonary hypertension locus (PPH1) chromosomes 131－q32［J］. Circulation，1997，95：2603－2606.

［42］Morty RE，Nejman B，Kwapiszewska G，et al. Dysregulated bone morphogenetic protein signaling in monocrotaline-induced pulmonary arterial hypertension［J］. Arterioscler Thromb Vasc Biol，2007，27：1072－1078.

［43］Nagaya N. Drug therapy of primary pulmonary hypertension ［J］. Am J Cardiovasc Drugs，2004，4(2)：75－85.

［44］Namachivayam P，Theilen U，Butt WW，et al. Shekerdemian LS. Sildenafil prevents rebound pulmonary hypertension after withdrawal of nitric oxide in children［J］. Am J Respir Crit Care Med，2006，174(9)：1042－1047.

［45］Nichols WC，Koller DL，Slovis B，et al. Localization of the gene for familial primary pulmonary hypertension to chromosome 2q31－32［J］. Nat Genet，1997，15：277－281.

［46］Nishimura T，Vaszar LT，Faul JL，et al. Simvastatin Rescues Rats From Fatal Pulmonary Hypertension by Inducing Apoptosis of Neointimal Smooth Muscle Cells［J］. Circulation，2003，108：1640－1645.

[47] Opitz CF, Wensel R, Bettmann M, Schaffarczyk R, et al. Assessment of the vasodilator response in primary pulmonary hypertension: comparing prostacyclin and iloprost administered by either infusion or inhalation[J]. Eur Heart J, 2003, 24(4): 356 - 365.

[48] Opitz CF, Wensel R, Winkler J, Halank M, et al. Clinical efficacy and survival with first-line inhaled iloprost therapy in patients with idiopathic pulmonary arterial hypertension[J]. Eur Heart J, 2005, 26(18): 1895 - 1902.

[49] Paola Caruso, Margaret R, MacLean, et al. Dynamic Changes in Lung MicroRNA Profiles During the Development of Pulmonary Hypertension due to Chronic Hypoxia and Monocrotaline[J]. Arterioscler Thromb Vasc Biol, 2010, 30: 716 - 723.

[50] Pfizer Labs. Revatio (sildenafil) package insert; July 2006.

[51] Rea RS, Ansani NT, Seybert AL. Role of inhaled nitric oxide in adult heart or lung transplant recipients[J]. Ann Pharmacother, 2005, 39(5): 913 - 917.

[52] Rosenzweig EB, Ivy DD, Widlitz A, et al. Effects of longterm bosentan in children with pulmonary arterial hypertension[J]. J Am Coll Cardiol, 2005, 46: 697 - 704.

[53] Rubin L. Diagnosis and management of pulmonary arterial hypertension: ACCP evidence-based clinical practice guidelines [J]. Chest, 2004, 126(suppl 1): 7 - 10.

[54] Rubin LJ, Badesch DB, Barst RJ, te al. Bosentan in patients with pulmonary artery hypertension: a randomized, placebo controlled, multicenter study [J]. N Eng J Med, 2002, 346 (12): 896 - 903.

[55] Saji T, Ozawa Y, Ishikita T, Matsuura H, et al. Short-term hemodynamic effect of a new oral PGI2 analogue, beraprost, in primary and secondary pulmonary hypertension[J]. Am J Cardiol, 1996, 78(2): 244 - 247.

[56] Sandifer BL, Brigham KL, Lawrence EC, et al. Potent effects of aerosol compared with intravenous treprostinil on the pulmonary circulation[J]. J Appl Physiol, 2005, 99(6): 2363 - 2368.

[57] Sastry BK, Narasimhan C, Reddy NK, et al. A study of clinical efficacy of sildenafil in patients with primary pulmonary hypertension[J]. Indian Heart J, 2002, 54: 410 - 414.

[58] Sastry BK, Narasimhan C, Reddy NK, et al. Clinical efficacy of sildenafil in primary pulmonary hypertension: a randomized, placebo-controlled, double-blind, crossover study[J]. J Am Coll Cardiol, 2004, 43(7): 1149 - 1153.

[59] Simonneau G, Barst RJ, Galie N, et al. Treprostinil Study Group. Continuous subcutaneous infusion of treprostinil, a prostacyclin analogue, in patients with pulmonary arterial hypertension: a double-blind, randomized, placebo controlled trial [J]. Am J Respir Crit Care Med, 2002, 165(6): 800 - 804.

[60] Singh TP, Rohit M, Grover A, et al. A randomized, placebo-controlled, double-blind, crossover study to evaluate the efficacy of oral sildenafil therapy in severe pulmonary artery hypertension[J]. Am Heart J, 2006, 151(4): 851. e1 - e5.

[61] Siobal M. Aerosolized prostacyclins[J]. Respir Care, 2004, 49(6): 640 - 652.

[62] Siobal MS, Kallet RH, Pittet JF, et al. Description and evaluation of a deliverysystem for aerosolized prostacyclin[J]. Respir Care, 2003, 48(8): 742 - 753.

[63] Sitbon O, Humbert M, Jais X, et al. Long-term response to calcium channel blockers in idiopathic pulmonary arterial hypertension[J]. Circulation, 2005, 111: 3105 - 3111.

[64] Sitbon O, McLaughlin VV, Badesch DB, et al. Survival in patients with class Ⅲ idiopathic pulmonary arterial hypertension treated with first line oral bosentan compared with an historical cohort of patients

started on intravenous epoprostenol[J]. Thorax, 2005, 60: 1025 - 1030.

[65] Tagawa H, Karube K, Tsuzuki S, et al. Synergistic action of the microRNA - 17 polycistron and Myc in aggressive cancer development[J]. Cancer Sci, 2007, 98: 1482 - 1490.

[66] Takahashi H, Goto N, Kojima Y, et al. Downregulation of type Ⅱ bone morphogenetic protein receptor in hypoxic pulmonary hypertension[J]. Am J Physiol Lung Cell Mol Physiol, 2006, 290: L450 - L458.

[67] Tapson VF, Gomberg-Maitland M, McLaughlin VV, et al. Safety and efficacy of iv treprostinil for pulmonary arterial hypertension: a prospective, multicenter, open-label, 12 - week trial[J]. Chest, 2006, 129: 683 - 688.

[68] United Therapeutics Website. Available at: http://www.unither.com/index.asp. (Accessed Feb 2007)

[69] Vachiery JL, Hill N, Zwicke D, et al. Transitioning from i. v. epoprostenol to subcutaneous treprostinil in pulmonary arterial hypertension[J]. Chest, 2002, 121(5): 1561 - 1565.

[70] Voswinckel R, Enke B, Reichenberger F, et al. Favorable effects of inhaled treprostinil in severe pulmonary hypertension: results from randomized controlled pilot studies[J]. J Am Coll Cardiol, 2006, 48(8): 1672 - 1681.

[71] Voswinckel R, Ghofrani HA, Grimminger F, et al. Inhaled treprostinil for treatment of chronic pulmonary arterial hypertension[J]. Ann Intern Med, 2006, 144(2): 149 - 150.

[72] Wanstall JC, Jeffery TK. Recognition and management of pulmonary hypertension [J]. Drugs, 1998, 56(6): 989 - 1007.

[73] Yeager ME, Halley GR, Golpon HA, et al. Microsatellite instability of endothelial cell growth and apoptosis genes within plexiform lesions in primary pulmonary hypertension[J]. Circ Res, 2001, 88: e2 - e11.

[74] Zhi-cheng jing, Xi-qi Xu, Ke-wu deng. Evolutiong of concept and treatment progress of idiopathic pulmonary artery hypertension, 2004, 32: 1160 - 1162.

第七章 肺动脉高压药物治疗的不良反应

张晓春

一、钙通道阻滞剂

1. 水肿 为钙通道阻滞剂的常见不良反应,多发生于踝部,但亦可发生于手部。长期静坐的患者容易发生外周水肿,晚间尤为明显。外周水肿与钙通道阻滞剂的扩张血管作用有关。血管扩张致使组织毛细血管压力增高,从而加速血管内液体滤出、组织间液增加,导致外周水肿。处理方法:减少剂量、停用药物或联合应用其他药物,给予利尿剂治疗可减轻水肿。

2. 反射性心动过速 二氢吡啶类钙通道阻滞剂可引起交感神经活性上升,导致心动过速;ACEI类药物对交感神经的抑制效应有助于减低二氢吡啶类对交感神经的激活作用,合用不会导致直立性低血压;β受体阻滞剂可防止二氢吡啶类钙通道阻滞剂引起的心动过速和交感神经活化;美托洛尔可拮抗硝苯地平引起的心率加快,使心率维持在正常范围。

3. 神经系统不良反应 表现为头痛、头晕。有学者应用β受体阻滞剂美托洛尔对抗硝苯地平引起的头痛、头晕有良好效果。

4. 便秘 常见于苯烷胺类钙通道阻滞剂(如维拉帕米、甲氧维拉帕米),亦可见于硫氮草酮,为药物影响肠道平滑肌钙离子的转运所致,为钙通道阻滞剂比较常见的不良反应,可以同时使用中药类缓泻药物以减轻症状,必要时换用其他药物。其严重程度与所用剂量呈正相关,剂量越大,严重程度越重。连续长期使用可逐渐减轻症状。

5. 头痛、颜面潮红、多尿 为药物的扩血管作用所致,随用药时间的延长,经过血管的自动调节机制,症状可以减轻或消失,如症状明显或患者不能耐受,可以换用另一类降血压药物。

6. 心动过速或心悸 常见于二氢吡啶类钙通道阻滞剂,是血管扩张所致的反射性心动加速的临床表现。临床应用较大剂量时易发生。与β受体阻滞剂合用能控制该类不良反应,但应该注意避免将非双氢吡啶类钙通道阻滞剂与β受体阻滞剂合用,以免加重或诱发对心脏的抑制作用。

7. 直立性低血压 并非很常见,主要在与其他降血压药物合用时发生,多发生于老年患者。嘱患者用药后变换体位时速度应缓慢,可以减少这种不良反应的发生,必要时降低药物剂量。

8. 抑制心肌收缩力 多见于非双氢吡啶类钙通道阻滞剂。由于钙通道阻滞剂用于治疗心力衰竭的疗效不肯定,故目前普遍认为对心力衰竭患者不推荐使用任何钙通道阻滞剂,除非患者存在难以控制的高血压。

9. 心动过缓或传导阻滞　多见于非双氢吡啶类钙通道阻滞剂,常在与β受体阻滞剂合用或存在基础的窦房结、房室结功能障碍时发生,一旦出现应停药或减少用药剂量。对存在窦房结、房室结病变的患者,应禁止使用非双氢吡啶类钙通道阻滞剂。另外,大量应用钙通道阻滞剂,尤其经静脉途径给药时,其固有的负性频率作用、负性传导作用及负性肌力作用可引起心率减慢、房室传导延缓。血管外周阻力的过度降低还可导致低血压反应。

10. 皮疹和过敏反应。

二、 前列环素及其类似物

前列环素是花生四烯酸的代谢产物,主要由血管内皮细胞产生。前列环素是强效的肺血管舒张剂和血小板凝集抑制剂,具有保护细胞和抗增殖的特性。它们在肺动脉压力升高及肺血管重塑过程中具有减轻内皮细胞损伤和减少血栓形成的重要作用。已有研究证实IAPH 患者体内前列环素缺乏。目前临床应用的前列环素制剂包括:静脉用的依前列醇(epoprostenol)、皮下注射制剂曲前列环素(treprostinil)、口服制剂贝前列素(beraprost)、吸入制剂伊洛前列素(iloprost)。

1. 依前列醇　1995 年美国 FDA 同意将该药物用于治疗 IPAH 患者(NYHA 心功能分级为Ⅲ级和Ⅳ级),是 FDA 批准的第一种用于治疗 IPAH 的前列环素药物。长期静脉注射依前列醇可使 PAH 患者的心排血量增加,PVR 减小,患者的生存率、活动能力(6 min 行走测试)和血流动力学指标都得到改善。依前列醇最初是作为肺移植过渡期药物研发的,但这一药物能使很多患者长期存活,可使很多患者免于肺移植。迄今,依前列醇仍是治疗严重IPAH(NYHA 心功能分级为Ⅲ级和Ⅳ级)的首选药物。依前列醇主要的不良反应有头痛、潮热、恶心、腹泻。其他的慢性不良反应包括血栓栓塞、体重减轻、肢体疼痛、胃痛和水肿,但大多数症状较轻,可以耐受。依前列醇必须通过输液泵持续静脉输注,需要长期置入静脉导管,临床应用有很大不便,并增加了感染机会,在治疗过程中短暂的中断也会导致肺动脉压的反弹,往往是致命的。此外,此药价格昂贵,在美国每年平均花费约 6 万美元。

2. 其他前列环素类似物　因为静脉使用前列环素给药途径的限制,促进了可通过其他给药途径的前列环素类似物的发展。近来研究成功出皮下注射制剂、口服制剂和吸入制剂。

(1) 曲前列环素:美国 FDA 在 2002 年 5 月 21 日批准曲前列环素作为持续皮下注射药物,用于 NYHA 心功能分级Ⅱ～Ⅳ级 PAH 患者,该药物在 2002 年 10 月 4 日获得加拿大治疗药物委员会的批准,并在 2002 年 10 月 31 日获得以色列卫生部的批准。在获得法国批准之后,联合制药公司已经在法国、瑞士和澳大利亚递交了曲前列环素的上市申请。临床试验中曲前列环素最常出现的不良反应包括:注射位点疼痛(85%)和注射位点反应(83%)。其他的不良反应包括:头痛(27%)、腹泻(25%)、恶心(22%)、出疹(14%)、颌骨痛(13%)、血管舒张(11%)、眩晕(9%)、水肿(9%)、瘙痒(8%)和低血压(4%)。

(2) 贝前列素:是第一个化学性质稳定且口服有活性的前列环素类似物,半衰期较短(35～40 min),口服后迅速吸收,尤其在空腹情况下吸收更迅速。在 ALPHABET 随机对照研究中,130 例 PAH 患者随机分成口服贝前列环素组和安慰剂组,12 周后治疗组的 6MED 明显改善,但 NYHA 心功能分级和血流动力学改变无统计学差异;且其运动耐量的改善只能维持 3～6 个月。目前,口服贝前列素只在韩国和日本批准上市。不良反应包括:① 出血倾向,脑出血(低于 0.1%)、消化道出血(低于 0.1%)、肺出血(发生率不明)、眼底出血(低于 0.1%),应密切观察。如出现异常时,应停止给药,给予适当的处置。② 休克(发生率低于 0.1%),有引起休克的报道,应密切观察,如发现血压降低、心率加快、面色苍白、恶心等症状时,应停止给药,给予适当的处置。③ 间质性肺炎(发生率不明),曾有出现间质性肺炎的报道,应密切观察,如出现异常时,应停止给药,给予适当的处置。④ 肝功能低下(发生率不明),曾有出现黄疸和 GOT、GPT 升高等肝功能异常的报道,应密切观察,如出现异常时,应停止给药,给予适当的处置。⑤ 心绞痛(发生率不明),曾有发生心绞痛的报道,如出现异常时,应停止给药,给予适当的处置。⑥ 心肌梗死(发生率不明),曾有发生心肌梗死的报道,如出现异常时,应停止给药,给予适当的处置。

3. 伊洛前列素　是一种更加稳定的前列环素类似物,可通过吸入方式给药。通过吸入方式局部给药可减少或避免全身不良反应,并发症也更少。2002 年欧洲进行了一项历时 12 周的有关吸入伊洛前列素的随机、双盲、安慰剂对照多中心的研究。共有 203 例心功能Ⅲ级或Ⅳ级的 IPAH、胶原血管性疾病和无手术适应证的 CTEPH 患者入选该研究。治疗组吸入伊洛前列素 2.5～5 μg,每日 6～9 次,对照组吸入安慰剂。吸入伊洛前列素治疗 12 周后测定的血流动力学参数与基线资料比较有显著改善,而安慰剂对照组在 12 周后却明显恶化。并且患者对吸入伊洛前列素耐受性良好。该药目前在欧洲已被批准用于心功能Ⅲ级的 IPAH 患者。其最主要的缺点是作用时间相对较短,每日需要吸入 6～9 次,使用较麻烦。另外,在药物吸入 30～90 min 后,产生的血流动力学效应基本消失。除了由于吸入用药的局部不良反应(如咳嗽加重)外,吸入伊洛前列素的不良反应主要与前列环素药理学特性有关。临床试验中最常见的不良反应包括血管扩张、头痛及咳嗽加重。非常常见的不良反应(100 例患者中可能有 10 例或更多的人出现下述情况):因血管扩张而出现潮热或面部发红;咳嗽增加;血压降低(低血压)。常见不良反应(100 例患者中可能有 1～10 例出现下述情况):头痛;颊肌痉挛(口腔开合困难);晕厥,是该疾病的一种常见症状,临床试验中伊洛前列素治疗组与对照组晕厥的发生率无明显差异,但是也可能在使用本药时发生,请参见注意事项部分。其他可能的反应:如果患者服用抗凝剂(抗凝血剂),也许会发生微量出血。由于大部分 PAH 患者服用抗凝药物,常见出血事件(大部分为血肿)。伊洛前列素组出血事件的发生频率与安慰剂对照组相比无明显差异。

三、 内皮素受体拮抗剂

1. 波生坦　应用波生坦最常见的药物不良反应(波生坦治疗组发生率超过 1%,且其发生率较安慰剂组发生率高 0.5%)包括头痛(11.5% 和 9.8%)、水肿/体液潴留(13.2% 和 10.9%)、肝功能检查异常(10.9% 和 4.6%)和贫血/血红蛋白减少(9.9% 和 4.9%)。比较严重的并发症有以下几种。

（1）肝损伤：在临床研究中,本品可导致 11％的患者出现至少高于正常上限（ULN）3 倍的肝氨基转移酶（ALT、AST）升高,少数病例中伴有胆红素升高。因为这些改变是潜在严重肝损伤的标志,因此必须在给药开始前和用药后每月进行 1 次检查血清氨基转移酶浓度。在上市后阶段,在密切监测的条件下,患有多种合并症并接受多种药物治疗的患者中长期（>12 个月）给予本品后,报道发生原因不明的肝硬化罕见病例,还有肝衰竭的报道。不能排除本品与这些事件的关联。在至少 1 例病例中,所出现的初始表现症状（>20 个月给药后）包括伴有非特异性症状的氨基转移酶和胆红素水平明显升高,所有这些现象在停用本品后缓慢恢复。这个病例强调了在给药期间严格遵守每月 1 次监测方案和治疗方案的重要性,治疗方案包括出现伴有肝功能障碍体征或症状的氨基转移酶升高时停用本品。需密切关注氨基转移酶升高的情况。通常应避免基线时肝氨基转移酶较高（≥3×ULN）的患者使用本品,因为对其肝损伤的监测可能会更加困难。如果肝氨基转移酶升高伴有肝损伤临床症状（如恶心、呕吐、发热、腹痛、黄疸、异常怠倦或疲劳）或胆红素增高≥2×ULN,应停止使用本品治疗。目前没有在这种情况下重新使用本品的经验。

（2）致畸性：动物实验数据显示,妊娠期妇女使用本品可能导致重大出生缺陷。因此,在开始使用本品治疗前必须排除妊娠。在给药过程中和停用本品 1 个月内育龄期妇女必须使用 2 种可靠的避孕方法避孕,除非患者采用输卵管绝育或植入 Copper T380A IUD（或 LNg20 IUS）时不再需要其他避孕措施。不能使用激素类避孕药（包括口服、注射、透皮和植入避孕药剂型）作为唯一的避孕方式,因为激素类避孕药可能对给予本品的患者无效。必须每月进行 1 次妊娠试验。

2. 安立生坦

（1）应用内皮素受体拮抗剂治疗会产生剂量依赖性的肝损害,这主要表现为血清氨基转移酶（ALT 或 AST）的升高,但有时也伴有肝功能异常（胆红素升高）。氨基转移酶升高超过正常值上限 3 倍以上（3×ULN）同时伴有总胆红素>2×ULN 是潜在严重肝损害的标志。在所有临床研究中已对肝功能进行了密切监测。对于所有接受安立生坦治疗的患者（$N=$ 483）,为期 12 周的治疗中氨基转移酶升高>3×ULN 的发生率为 0.8％,而>8×ULN 的发生率为 0.2％。对于所有接受安慰剂治疗的患者,为期 12 周的治疗中氨基转移酶升高>3× ULN 的发生率为 2.3％,而>8×ULN 的发生率为 0。为期 1 年安立生坦治疗的患者中氨基转移酶升高>3×ULN 的发生率为 2.8％,而>8×ULN 的发生率为 0.5％。有一例氨基转移酶升高>3×ULN 的病例同时伴有胆红素升高>2×ULN。在开始安立生坦治疗之前和开始治疗后的每个月都必须检测肝化学指标。如果氨基转移酶水平升高>3×ULN 并≤ 5×ULN,则应重复检测。如果氨基转移酶水平确实为>3×ULN 并≤5×ULN,则减少每日剂量,或者中断治疗并每 2 周监测一次直至氨基转移酶水平<3×ULN。如果氨基转移酶水平升高>5×ULN 并≤8×ULN,应立即停用本药并应监测氨基转移酶水平直至<3× ULN。如果氨基转移酶水平升高>8×ULN,应立即停止治疗并且不应该再开始治疗。

（2）在妊娠妇女中应用安立生坦可能会导致胎儿损害。安立生坦口服剂量分别在大鼠≥15 mg/（kg·d）、兔≥7 mg/（kg·d）时有致畸作用;目前没有关于更低剂量的研究。在这两个种属动物中都可以观察到下颚、硬腭和软腭、心脏和大血管的畸形,以及胸腺和甲状腺的形成障碍。致畸性是内皮素受体拮抗剂的一类作用。目前没有关于在妊娠妇女中应用安立生坦的数据。安立生坦禁用于确实或可能已经妊娠的妇女。如果在妊娠期间应用该药，或在应用该药的过程中妊娠，患者应该被告知可能会对胎儿产生的危害。因此在开始治疗前必须排除妊娠，并且在治疗过程中以及治疗后 1 个月内都应该使用 2 种合适的避孕方法进行避孕。

四、一氧化氮

NO 是心肺血管中的一种新型信息传递体，由血管内皮细胞上的 III 型一氧化氮合酶分解精氨酸而生成，有舒张血管、降低血压、抑制血管平滑肌增生和血小板黏附的重要生理作用。IPAH 患者肺血管内皮细胞的一氧化氮合酶表达减少。吸入 NO 可选择性地引起肺血管舒张。吸入 NO 已用于诊断性的急性肺血管扩张试验，也已用于治疗 PAH。吸入 NO 治疗 PAH 选择性高，起效快，但应用于临床的最大缺点是作用时间短暂，只有数分钟，需要一个持续吸入的装置才能在临床上推广，而且吸入 NO 还有潜在毒性。因此，如何在保证安全的前提下延长 NO 的作用仍需进一步研究。已发现通过外源给予 L-精氨酸可促进内源性 NO 的生成，目前国外已出现 L-精氨酸的片剂和针剂，临床试验尚在进行中。

五、磷酸二酯酶抑制剂

磷酸二酯酶抑制剂（phosphodiesterase inhibitors，PDEI）可抑制环磷酸腺苷（cyclic adenosine monophosphate，cAMP）或环磷酸鸟苷（cyclic guanosine monophosphate，cGMP）的降解，引起全身或肺动脉血管舒张。一些特异的 PDEI 已用来治疗动物模型和人类 PAH。特别是 PDE-3 和（或）PDE-4 抑制剂与吸入型前列腺环素合用，可使前列腺素类喷雾剂的效用增强并使其有效时间延长。双嘧达莫是一种非选择性的 PDEI，因其缺乏有效性和选择性，并且可能对体循环产生较大影响，故临床应用很少。西地那非（sildenafil）为口服 PDE-5 抑制剂，2005 年磷酸二酯酶抑制剂的大规模多中心临床试验结果已在新英格兰杂志上发表，该试验共入选了 278 名 PAH 患者（包括特发性肺动脉高压、结缔组织病相关的肺动脉高压和先天性心-肺分流的肺动脉高压），给予西地那非（20 mg、40 mg 或 80 mg，口服，每日 3 次）治疗 12 周后，发现其可改善患者的活动耐量、NYHA 心功能分级和血流动力学指标。另外有证据表明，西地那非还可增强 NO 和雾化吸入的伊洛前列素的作用强度和时间。

六、总　　结

钙通道阻滞剂仅对少数患者有效，NO 治疗 PAH 选择性高，起效快，但作用时间短暂，临床长期应用尚有很多困难。前列环素类药物及内皮素受体拮抗剂效果较好，将成为主要治疗手段。但是前列环素类药物严重的并发症，包括给药终止时 PH 的反弹、沿脉管的感染仍是限制这一治疗方法使用的主要缺陷，因此近来的注意力主要集中在开发更好的给药系统。因为内皮素 A 受体介导血管收缩和生长,选择性的内皮素 A 受体拮抗剂在理论上效果更好,寻找更好的内皮素受体拮抗剂也是我们努力的方向。西地那非价格较前列环素类药物和内皮素受体拮抗剂低很多,更容易在我国 PAH 患者中推广应用,将是一种治疗 PAH 很有希望的药物。另外,这几种药物可以单用也可以联合应用。联合用 PDEI、内皮素受体拮抗剂、NO 和前列环素类似物进行治疗可能会使前列环素类似物的用量减少,从而使与剂量有关的不良反应和医疗费用减少。

参考文献

[1] Badesch DB, Abman S, Ahearn G, et al. Medical therapy for pulmonary arterial hypertension: ACCP evidence-based clinical practice guidelines[J]. Chest, 2004, 126(Suppl, 1): S35 - S62.

[2] Badesch DB, Abman SH, Simonneau G, et al. Medical therapy for pulmonary arterial hypertension: Updated ACCP evidence-based clinical practice guidelines[J]. Chest, 2007, 131(6): 1917 - 1928.

[3] Barst R, Galie N, Naeije R, et al. Long-term outcome in pulmonary arterial hypertension patients treated with subcutaneous treprostinil[J]. Eur Respir J, 2006, 28(6): 1195 - 1203.

[4] Barst RJ, Rubin LJ, Long WA, et al. A comparison of continuous intravenous epoprostenol (prostacyclin) with conventional therapy for primary pulmonary hypertension[J]. N Engl J Med, 1996, 334(5): 296 - 302.

[5] Benza RL, Rayburn BK, Tallaj JA, et al. Treprostinil-based therapy in the treatment of moderate-to-severe pulmonary arterial hypertension: long-term efficacy and combination with bosentan[J]. Chest, 2008, 134(1): 139 - 145.

[6] Gaine SP, Rubin LJ. Primary pulmonary hypertension[J]. Lancet, 1998, 352(9129): 719 - 725.

[7] Galie N, Manes A, Branzi A. Prostanoids in pulmonary hypertension[J]. Am J Respir Med, 2003, 2(2): 123 - 137.

[8] Galie N, Ghofrani HA, Torbicki A, et al. Sfldenafil citrate therapy for pulmonary arterial hypertension[J]. N Engl J Med, 2005, 353: 2148 - 2157.

[9] Ghofrani HA, Voswinckel R, Reichenberger F, et al. Differences in hemodynamic and oxygenation responses to three different phosphodiesterase - 5 inhibitors in patients with pulmonary arterial hypertension: a randomized prospective study[J]. JACC, 2004, 44(7): 1488 - 1496.

[10] Humbert M, Sithon O, Simonneau G. Treatment of pulmonary arterial hypertension[J]. N Engl J Med, 2004, 351: 1425, 1436.

[11] Jing ZC, Yu ZX, Shen JY, et al. Vardenafil in pulmonary arterial hypertension: a randomized, double-blind, placebo-controlled study[J]. AJRCCM, 2011, 183(12): 1723 - 1729.

[12] McLaughlin V, Archer SL, Badesch DB, et al. ACCF/AHA 2009 expert consensus document on pulmonary hypertension[J]. JACC, 2009, 53(17): 1573 - 1619.

[13] McLaughlin VV, Archer SL, Badesch DB, et al. ACCF/AHA 2009 Expert Consensus Document on Pulmonary Hypertension. A Report of the American College of Cardiology Foundation Task Force on Expert Consensus Documents and the American Heart Association. Developed in collaboration with the American College of Chest Physicians; American Thoracic Society, Inc.; and the Pulmonary Hypertension Association[J]. JACC, 2009, 53: 1573 - 1619.

[14] McLaughlin VV, Genthner DE, Panella MM, et al. Compassionate use of continuous prostacyclin in

the management of secondary pulmonary hypertension: a case series[J]. Ann Intern Med, 1999, 130(9): 740 - 743.

[15] McLaughlin VV, Shillington A, Rich S. Survival in primary pulmonary hypertension: the impact of epoprostenol therapy[J]. Circulation, 2002, 106(12): 1477 - 1482.

[16] Megalla S, Holtzman D, Aronow WS, et al. Predictors of cardiac hepatopathy in patients with right heart failure[J]. Med Sci Monit, 2011, 17(10): CR537 - 541.

[17] Mereles D, Ehlken N, Kreuscher S, et al. Exercise and respiratory training improve exercise capacity and quality of life in patients with severe chronic pulmonary hypertension[J]. Circulation, 2006, 114(14): 1482 - 1489.

[18] Mohr L. Hypoxia during air travel in adults with pulmonary disease[J]. Am J Med Sci, 2008, 335(1): 71 - 79.

[19] Montani D, Hamid A, Yaici A, et al. Pulmonary arterial hypertension[J]. Rev Prat, 2004, 54: 5 - 13.

[20] Nocturnal Oxygen Therapy Trial Group. Continuous or nocturnal oxygen therapy in hypoxemic chronic obstructive lung disease: a clinical trial[J]. Ann Intern Med, 1980, 93(3): 391 - 398.

[21] Report of the Medical Research Council Working Party. Long term domiciliary oxygen therapy in chronic hypoxic corpulmonale complicating chronic bronchitis and emphysema[J]. Lancet, 1981, 1(8222): 681 - 686.

[22] Rich S, Seidlitz M, Dodin E, et al. The short-term effects of digoxin in patients with right ventricular dysfunction from pulmonary hypertension[J]. Chest, 1998, 114: 787 - 792.

[23] Rosenzweig EB, Kerstein D, Barst RJ. Long-term prostacyclin for pulmonary hypertension with associated congenital heart defects[J]. Circulation, 1999, 99(14): 1858 - 1865.

[24] Rubin LJ, Badesch DB. Evaluation and management of the patient with pulmonary arterial hypertension[J]. Ann Intern Med, 2005, 143(4): 282 - 292.

[25] Simmonneau G, Barst RJ, Galie N, et al. Continuous subcutaneous infusion of treprostinil, a prostacyclin analogue, in patients with pulmonary arterial hypertension: a double-blind, randomized, placedbo-controlled trial[J]. Am J Respir Crit Care Med, 2002, 165(6): 800 - 804.

[26] Simmonneau G, Galie N, Rubin LJ, et al. Clinical classification of pulmonary hypertension[J]. JACC, 2004, 43 (12 Suppl S): S5 - S12.

[27] Simmonneau G, Robbins IM, Beghetti M, et al. Updated clinical classification of pulmonary hypertension[J]. JACC, 2009, 54: 43 - 54.

[28] Sitbon O, Humber M, Nunes H, et al. Long-term intravenous epoprostenol infusion in primary pulmonary hypertension: prognostic factors and survival[J]. JACC, 2002, 40(4): 780 - 788.

[29] Sitbon O, Humbert M, Jais X, et al. Long term response to calcium channel blockers in idiopathic pulmonary arterial hypertension[J]. Circulation, 2005, 111(23): 3105 - 3111.

[30] Weiss BM, Zemp L, Seifert B, et al. Outcome of pulmonary vascular disease in pregnancy: a systemic overview from 1978 through 1996[J]. JACC, 1998, 31(7): 1650 - 1657.

第八章 房间隔造口术

张晓春 周达新

肺动脉高压的治疗目前以药物治疗为主,随着诸多新型药物的问世,大大改善了 PAH 患者的症状、活动能力及生存率,但 PAH 患者的远期生存率依然较低,持续静脉应用依前列醇的特发性重度 PAH 患者的 3 年生存率也仅为 63%,且部分患者对各种药物均无效。虽然房间隔造口术(atrial septostomy, AS)在国内外开展的范围和病例数有限,但已有的资料显示房间隔造口术对维持左心排血量、缓解这部分患者的症状、提高活动耐量及生存率方面可能起着重要作用。

早在 1964 年 Austen 等通过对存在右心室高压的犬进行动物实验,发现房间隔造口术可以减轻右心室压力,增加体循环血流量,特别是在运动状态下尤为明显,从而明显改善了犬的活动能力和生存率。20 世纪 80 年代,多项研究发现在等待移植治疗的 PPAH 患者中,有卵圆孔未闭的患者生存率优于无卵圆孔未闭的患者,提示在房水平的右向左分流能够降低右心室压力并增加左心室前负荷。Hopkins WE 等人也发现先天性心脏病合并艾森门格综合征的患者较没有心内分流的 PAH 患者预后好。这些都提示心内分流对 PAH 患者有益。

PAH 患者症状恶化及死亡与肺循环受阻使体循环血流减少、右心室扩大和衰竭、左心排血量减少有关(图 8-1)。而心房间交通使血液右向左分流,增加左心室前负荷,从而增加心排血量,尽管体循环血氧饱和度下降,但体循环氧运输量增加可改善组织供氧和代谢,并且动脉血氧饱和度下降的影响可以通过代偿性的红细胞增多来抵消(图 8-2);另外,房间交通可以降低右心房压,给右心室减压,缓解右心衰竭和体静脉淤血,减轻腹水和下肢水肿;当活动时右向左分流增加,症状改善会更明显。由于动脉血氧降低、心力衰竭等原因,PAH 患者的交感神经处于过度激活状态。Ciarka 等研究发现房水平分流可能通过右心减压降低其交感神经活性,从而使患者获得更多益处。

1983 年,Rich 和 Lam 第一次报道将经

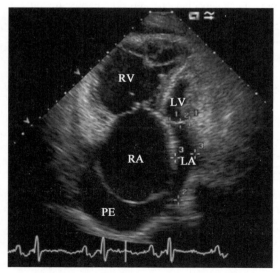

图 8-1 重度 PAH 患者的心脏超声图像:明显扩大的右心房室和受压的左心房室

皮房间隔造口术应用于 PPAH 患者,作为难治性 PPAH 患者的姑息疗法。此后不断有关于 PAH 患者进行房间隔造口术的病例报道和小型回顾性研究。最初经导管实施房间隔造口术,在穿刺针穿透房间隔后,应用切割导管(blade atrial septostomy, BAS),一般需反复切割 3～6 次,如果心房间分流没有达到要求,可用球囊导管进一步扩张(blade balloon atrial septostomy, BBAS)。后来 Hausknecht 和 Rotman 最先将逐级球囊扩张房间隔造口术(graded balloon dilation atrial septostomy, BDAS)应用于 PPAH 患者(图 8 - 3)。BDAS 需在穿透房间隔后,用不同直径的球囊逐次扩张直至分流量达到要求(图 8 - 4)。BDAS 围术期的死亡率较 BAS 或 BBAS 低。但房间分流自发闭合的发生率明显增高,分别为 15％～17％ 和 3％。无论是 BAS(BBAS)还是 BDAS,均需利用穿刺

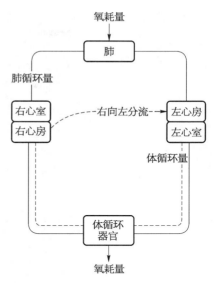

图 8 - 2 房间隔造口术的基本原理

针穿透房间隔,一般在 X 线或心脏超声监视下进行,依赖心脏解剖标志定位房间隔穿刺点。PAH 患者右心房明显增大,房间隔向左移位,而房间隔穿刺时机械用力会进一步拉伸、扭曲房间隔,都会造成穿刺失败,增加损伤周围组织的概率;房间隔增厚、钙化等也会增加穿刺的难度。即使在经验丰富的医疗中心,心脏压塞的发生率仍达 1.2％。BAS(BBAS)和 BDAS 都无法精确控制房间交通的大小,造成部分患者术后严重低氧血症、低血压,甚至死亡,且房间交通在不同患者间差异显著。2005 年,Sherman 和 Sakata 报道利用射频消融方法进行房间隔穿刺,由于射频能量对周围组织的损失非常小,可以降低并发症的发生率,理论上可以更精确地控制房间隔开口的大小;且射频不刺激心肌细胞和神经,可以降低心律失常的发生率,减轻患者的痛苦。最近有个案

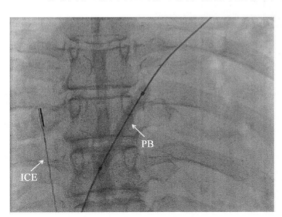

图 8 - 3 经皮球囊房间隔造口术

ICE,腔内超声探头;PB,肺动脉球囊

及小规模临床研究报道,植入带窗的 Amplatzer 装置或置入支架(图 8 - 5)可维持房间交通。2007 年,Lammers 等报道了 10 例植入带窗的 Amplatzer 装置的儿童,年龄为 1.5～15.5 岁,其中 7 例为重症 PAH 患者,术后给予华法林、阿司匹林或肝素以防止窗口血栓形成;结果所有 PAH 患者的症状都得到缓解,平均随访 10 个月后发现 4 例患者窗口闭塞。这提示植入装置维持房间交通是可行并有效的,但需进一步改进装置,并采用更有效的抗凝或抗血小板治疗,以提高远期通畅率。另外,必须根据患者的情况选择窗口大小合适的植入装置,以免分流量过大或过小。

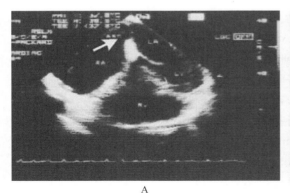
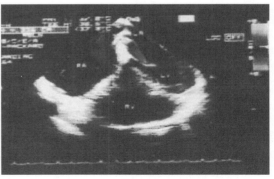

A   B

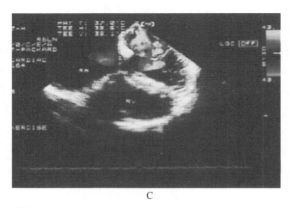

C

图 8－4　房间隔造口术前后心脏超声图像的比较

　　A. 术前心脏超声可见扩大的右心房和右心室；B. 多普勒彩超可见房间隔穿刺后呈现轻度的右向左分流；C. 球囊扩张房间隔穿刺处后可见较多的房水平左向右分流

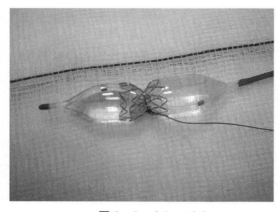

图 8－5　房间隔支架

　　当然，房间隔造口术在 PAH 治疗中的确切作用尚未得到循证医学的验证，因为其疗效仅见于个案报道和小型回顾性研究报道。在这些研究中，房间隔造口术作为对药物治疗无效的严重 PAH 患者或肺移植前的过渡治疗方法。不同研究对严重 PAH 的定义不同，但一般包括 NYHA 心功能Ⅲ级、Ⅳ级，反复晕厥和（或）右心衰竭。大多数文献报道房间交通大小以使体动脉血氧饱和度下降 5％～10％为准，术后即刻患者的心脏指数增加 15％～58％，动脉血氧饱和度显著下降，肺动脉压、肺血管阻力大多没有明显变化；50％～85％的术后存活患者症状得到改善，活动能力显著改善，术后 30 日的存活率为 82％，与手术有关的死亡率在 5％～50％，缺氧进行性加重、右心衰竭和心律失常为主要死因。8％～33％的患者需进行第二次房间隔造口术，房间交通自发闭塞与开口大小有关。房间隔造口术后 7～27 个月复查右心导管发现，与术前相比,患者平均肺动脉压没有明显变化,右心房压降低,左心房压升高,心脏指数增加,动脉血氧饱和度下降。有文献报道 PAH 患者房间隔造口术后中位生存期为 19.5 个月(2~96 个月),术后持续血流动力学获益可达 2 年以上。另一项研究入选了 15 例伴有难治性右心衰竭的 PAH 患者,对这些病例进行了房间隔造口术的治疗,随访 3 年的生存率为 92%,而仅仅药物治疗组的 3 年生存率为 52%,而且临床症状及心功能参数均有显著改善。另一个研究也入选了 15 例伴有反复晕厥的重度 PAH 患者,实施了房间隔造口术的实验组术后 3 年中未有患者发生晕厥,且 3 年生存率与对照组相比明显增加(65% vs 41%)。对重度 PAH 患者而言,房间隔造口术结合靶向药物治疗会比单纯房间隔造口术对患者更有益。

目前,美国胸科医师学会推荐对药物治疗无效的 PAH 患者应考虑房间隔造口术。欧洲 ESC 推荐房间隔造口术的适应证是晚期 PAH NYHA 心功能Ⅲ级、Ⅳ级,反复出现晕厥和(或)右心衰竭者;作为肺移植的过渡治疗或在其他治疗无效的情况下使用。美国胸科医师学会和 ESC 都认为只有经验丰富的中心才能实施该项技术。虽然由于该疾病自身的特殊原因而导致缺乏大量的循证医学证据,但是欧美的各个指南对于 PAH 患者接受房间隔造口术的推荐级别均为ⅠC级,这表明从国内外各个中心的经验来看,该项技术还是得到了广泛的认可和接受,只是对于 PAH 患者实施房间隔造口术的适应证、禁忌证、手术时机、手术策略及其远期疗效等仍需进一步研究。

参考文献

[1] Ali Khan MA, Bricker JW, Mullins CE, et al. Blade atrial septostomy: experience with the first 50 procedures [J]. Cathet Cardiovasc Diag, 1991, 23: 257 - 262.

[2] Austen WG, MOITOW AG, Berry WB. Experimental studies of the surgical treatment of primary pulmonary hypertension [J]. J Thorac Cardiovasc Surg, 1964, 48: 448 - 455.

[3] Ciarka A, Vachiery JL, Houssiere A, et al. Atrial septostomy decreases sympathetic overactivity in pulmonary arterial hypertension [J]. Chest, 2007, 131: 1831 - 1837.

[4] Doyle RL, MeCrory D, Channiek RN, et al. Surgical treatments/interventions for pulmonary arterial hypertension. ACCP Evidence - Based Clinical Practice Guidelines [J]. Chest, 2004, 126: 63S - 71S.

[5] Fraisse A, Chetaille P, Amin Z, et al. Use of Amplatzer fenestrated atrial septal defect device in a child with familial pulmonary hypertension [J]. Pediatr Cardiol, 2006, 27: 759 - 762.

[6] Glanville A, Burke C, Theodore J, et al. Primary pulmonary hypertension: length of survival in patients referred for heart-lung transplantation [J]. Chest, 1987, 91: 675 - 681.

[7] Hausknecht MJ, Sims RE, Nihill MR, et al. Successful palliation of primary pulmonary hypertension by atrial septostomy [J]. Am J Cardiol, 1990, 65: 1045, 1046.

[8] Hopkins WE, Ochoa LL, Richardson GW, et al. Comparison of the hemodynamics and survival of adults with severe primary pulmonary hypertension or Eisenmenger syndrome [J]. J Heart Lung Transplant, 1996, 15: 100 - 105.

[9] Kawaguchi AT, Kawaguchi Y, Ishibashi-Ueda H, et al. Right-to-left interatrial shunt in rats with progressive pulmonary hypertension [J]. J Thorac Cardiovasc Surg, 1993, 106: 1072, 1080.

[10] Kerstein D, Levy PS, Hsu DT, et al. Blade balloon atrial septostomy in patients with severe primary pulmonary hypertension [J]. Circulation, 1995, 91: 2028 - 2035.

[11] Lammers AE, Derrick G, Haworth SG. Efficacy and long-term patency of fenestrated amplatzer devices in children [J]. Catheter Cardiovasc Interv, 2007, 70: 578 – 584.

[12] McLaughlin VV, Shillington A, Rich S. Survival in primary pulmonary hypertension: the impact of epoprostenol therapy [J]. Circulation, 2002, 17: 1477 – 1482.

[13] Olsson JK, Zamanian RT, Feinstein JA, et al. Surgical and interventional therapies for pulmonary arterial hypertension [J]. Semin Respir Crit Care Med, 2005, 26: 417 – 428.

[14] O'Loughlin AJ, Kec'gh A, Muller DW. Insertion of a fenestrated Amplatzer atrial septostomy device for severe pulmonary hypertension [J]. Heart Lung Circ, 2006, 15: 275 – 277.

[15] Prieto LR, Latson LA, Jennings C. Constance Jennings. Atrial septostomy using a butterfly stent in a patient with severe pulmonary arterial hypertension [J]. Catheter Cardiovasc Interv, 2006, 68: 642 – 647.

[16] Reichenberger F, Pepke-Zaba J, McNeil K, et al. Atrial septostomy in the treatment of severe pulmonary arterial hypertension [J]. Thorax, 2003, 58: 797 – 800.

[17] Rich S, Lam W. Atrial septostomy as palliative therapy for refractory primary pulmonary hypertension [J]. Am J Cardiol, 1983, 51: 1560 – 1561.

[18] Roelke M, Smith AJ, palacios IF. The technique and safety of transseptal left heart catheterization: the Massachusetts General Hospital experience with 1279 procedures [J]. Cathet Cardiovasc Diagn, 1994, 32: 332 – 339.

[19] Rotman A, Beltran D, Kriett JM, et al. Graded balloon dilatation atrial septostomy as a bridge to lung transplantation in pulmonary hypertension [J]. Am Heart J, 1993, 125: 1763 – 1766.

[20] Rozkovee A, Montanes P, Oakley CM. Factors that influence the outcome of primary pulmonary hypertension [J]. Br Heart J, 1986, 55: 449 – 458.

[21] Sakata Y, Feldman T. Trranscatheter creation of atrial septal perforation using a radiofrequency transseptal system: novel approach as an alternative to transseptal needle puncture [J]. Catheter Cardiovasc Interv, 2005, 64: 327, 332.

[22] Sandoval J, Gaspar J, Peña H, et al. Effect of Atrial Septostomy on the Survival of Patients with Severe Pulmonary Arterial Hypertension [J]. Eur Respir J, 2011, 38: 1343 – 1348.

[23] Sandoval J, Gaspar J, Pulido T, et al. Graded balloon dilation atrial septostomy in severe primary pulmonary hypertension. A therapeutic alternative for patients nonresponsive to vasodilator treatment [J]. J Am Coll Cardiol, 1998, 32: 297 – 304.

[24] Sandoval J, Rothman A, Pulido T. Atrial septostomy for pulmonary hypertension [J]. Clin Chest Med, 2001, 22: 547 – 560.

[25] Sherman W, Lee P, Hartley A, et al. Transatrial septal catheterization using a new radiofrequency probe [J]. Catheter Cardiovasc In-terv, 2005, 66: 14 – 17.

[26] Sitbon O, Humbert M, Nunes H, et al. Long – term intravenous epoprostenol infusion in primary pulmonary hypertension: prognostic factors and survival [J]. J Am Coll Cardiol, 2002, 21: 780 – 788.

[27] Stuart R, Emad D, Vallerie V, et al. Usefulness of atrial septostomy as a treatment for primary pulmonary hypertension and guidelines for its application [J]. Am J Cardiol, 1997, 80: 369 – 371.

第九章　肺动脉高压的外科治疗——肺移植

张晓春　周达新

1963 年,美国成功完成了第 1 例临床肺移植,但患者仅生存 18 日。在以后的 20 年中,肺移植始终处于低潮,全球共报道人肺移植 40 例,其中仅 1 例生存 10 个月。20 世纪 80 年代初,新型高效免疫抑制剂环孢素开始广泛应用于临床器官移植,肺移植同其他器官移植一样,进入了一个活跃的发展期。1981 年,美国首次为 PPAH 患者成功地进行了临床心肺联合移植,患者获长期生存。1983 年,加拿大多伦多移植组为一肺囊性纤维化患者成功地进行了单肺移植,后来该移植组又成功完成了人双肺移植。至 20 世纪 80 年代末,人单肺、双肺及心肺联合移植 3 种主要术式均在临床相继获得成功,肺移植已成为临床上治疗多种终末期肺疾病的唯一有效方法,其在欧美国家已经相当成熟,截止到 2011 年底全球已完成 40 000 多例肺移植手术,每年以 3 500 例的速度增长,肺移植 5 年、10 年的生存率分别为 60% 和 35%。我国大陆地区的肺移植要追溯到 1979 年,北京结核病研究所辛育龄教授等尝试为 2 例肺结核患者进行肺移植,但以失败告终。此后,临床肺移植处于停顿状态。从 1994 年 1 月至 1998 年 1 月,北京、广州等地共开展了近 20 例肺移植术,但只有 2 例受者获长期存活,其余受者在术后短期内死亡,此后全国临床肺移植工作又停滞了 5 年。2002 年 9 月,无锡市人民医院在国内首次为肺气肿患者成功实施了肺移植,从而再次启动了我国的临床肺移植工作。据 2006 年 5 月起实施的《人体器官移植条例》和《人体器官移植技术临床应用管理暂行规定》,全国具有开展肺移植资质的医院有 20 多家,至 2012 年底全国肺移植总数为 320 例,我国每年的肺移植数量约 60 例,与肝、肾移植相比,我国肺移植的数量和质量还有待提高。

肺移植用于 PAH 治疗最早要追溯到 1981 年,Reitz 等首次对 1 例 IPAH 的女性患者实施了肺移植手术并获得成功。此后肺移植广泛应用于 PAH 患者。来自美国器官共享网络(United Network for Organ Sharing)的最新数据显示,2010 年美国共完成了 5 617 例肺移植,其中 331 例(5.9%)为 PAH 患者,该数量与之前几年相比呈稳定的状态,但比例呈减少趋势,原因是 PAH 患者药物的快速发展使此类患者生存率明显延长。PAH 患者接受肺移植是个非常复杂的过程:包括受者的筛选、移植方式的选择、围手术期管理、移植后短期和长期生存率等。

一、肺移植受者的选择

对肺移植受者的评估和筛选是个非常复杂的过程,多个指南的推荐均能帮助我们选择合适的患者。按照 2006 年 7 月国际心肺移植协会发表的关于肺移植受者选择指南，PAH 患者接受肺移植治疗的适应证为：① 经充分保守治疗，心功能持续维持在 NYHA 心功能分级Ⅲ级或Ⅳ级；② 6WMD 小于 350 m 或进行性下降；③ 依前列醇或其他药物治疗无效；④ 心脏排血指数<33.3 ml/(m² · s)；⑤ 右心房压力大于 15 mmHg。肺移植的绝对禁忌证有：① 存在严重的肺外疾病，如肝硬化、肾功能不全或神经系统疾病；② 存在活动性或难以控制的肺外感染；③ 恶性肿瘤；④ 活动性的 HIV 感染；⑤ 应用大剂量的类固醇激素；⑥ 严重的胸壁畸形；⑦ 存在严重影响依从性的社会、心理、宗教等因素。相对禁忌证有：① 乙型病毒性肝炎、丙型病毒性肝炎感染或携带者；② 存在泛耐药菌、曲霉菌、结核分枝杆菌感染；③ 有胸部手术史；④ 体重超重或超轻 30% 以上；⑤ 有嗜烟或药物滥用史；⑥ 有症状的骨质疏松症；⑦ 年龄过大。

二、 肺移植的手术时机

对肺移植的手术时机的把握也是很重要的。1995～2002 年 IPAH 患者肺移植术后 1 年生存率和 3 年生存率分别为 69.4% 和 53.9%。也就是说，只有生存预期超过 3 年的患者才能考虑进行肺移植。而 McLaughlin 等人的研究显示应用依前列醇治疗的 PAH 患者 1 年生存率和 3 年生存率分别为 87.8% 和 62.8%；这与应用其他一些 PAH 靶向药物治疗的数据类似。因此，在过去的 10 年里 PAH 患者中接受肺移植的数量呈下降趋势。而当最佳的药物治疗仍无法阻止患者病情恶化时，肺移植也就成为唯一能改善生活质量及生存期的治疗方法。

CTEPT 是一种较为特殊的疾病，虽然许多患者接受了动脉内膜剥离术，但术后仍持续存在 PAH 或很容易复发。这类患者可能存在小动脉病变，与开始的肺动脉血栓形成所导致的 PAH 发生的机制并不一样。国内外许多学者推荐，对于 CTEPT 患者而言，在最佳的药物治疗无效的情况下，应尽早进行肺移植治疗。

手术时机也是根据手术预后而决定的，PAH 患者接受肺移植的预后与三个因素有关：① PAH 的病因；② 心肺的血流动力学情况，尤其是药物治疗后；③ 移植后的治疗与护理情况。一般来说，PAH 患者在充分的药物治疗后，NYHA 心功能分级仍为Ⅲ～Ⅳ级，且 6MWD<380 m，或者伴有持续的心功能恶化，则需要进行肺移植治疗。对肝肾等其他器官功能进行评价也是非常重要的，关乎预后。

三、 PAH 患者肺移植手术方式的选择和围手术期管理

尽管 1981 年对第 1 例 IPAH 患者进行了心肺联合移植，但目前大多数中心更倾向于对 PAH 患者进行单肺移植或双肺移植。而从长期随访数据来看，心肺联合移植的预后明显比单肺移植或双肺移植差。Chapelier 等于 1993 年的系列研究表明，与心肺联合移植相比，双肺移植在心脏血流动力学及呼吸功能方面并无明显差异，但意味着更短的等待时间，避免了术后同心脏排斥有关的合并症，同时供心可提供给需要心脏移植的患者。而对肺实质病变

严重且合并有严重冠状动脉疾病的患者，或者明显有左心室收缩功能不全的患者，以及合并有外科手术无法解决的复杂心脏解剖异常者应施行心肺联合移植。

目前，对于 IPAH 患者来说，是接受单肺移植还是双肺移植，仍在争论之中。Pasque 等曾对 34 例接受了单肺移植的 IPAH 患者随访了 3 年，结果提示单肺移植的手术死亡率较低，术后右心功能改善明显。接受单肺移植的患者等待移植的时间及手术时间都要短于接受双肺移植的患者，并且单肺移植最大限度地利用了供肺资源。而且在一个 PAH 治疗组中，单肺移植有效地提高了选择性患者的生存质量，并延长了存活时间。

但是有些移植中心更倾向于采用双肺移植治疗 IPAH。Conte 等曾对 55 例经肺移植治疗 PAH 患者（其中 IPAH 40 例，继发性 PAH 15 例）进行了回顾性分析，研究表明对于 IPAH 患者，接受双肺移植者较单肺移植的存活时间明显延长，他们认为双肺移植更适合于治疗 IPAH 患者。双肺移植能避免一些单肺移植特有的手术并发症，如移植肺严重的通气血流失衡，尤其在发生急性或慢性排斥反应时。而国内有些学者认为，施行单肺移植还是双肺移植取决于多方面的因素，其中最重要的是疾病的严重程度。如果患者的肺功能已经达到失代偿阶段，而移植中心只能确认一个供肺的话，则倾向于单肺移植，有合适的双肺供者时，则倾向于双肺移植，因为其术后的管理较单肺移植相对容易。

PAH 患者接受双肺移植后，其围手术期并发症的发病率要远高于肺动脉压正常患者。如果没有体外循环或体外膜肺氧合（extracorporeal membrane oxygenation，ECMO）的支持，在移植第二个单肺时，第一个移植上去的单肺就要被迫接受来自右心的全部血供，极易造成严重的再灌注损伤。即使应用了体外循环，由于 PAH 患者术前右心肥大，左心长期受压，移植术后右心负荷迅速降低，也能导致体外循环停机后不同程度的肺再灌注损伤、水肿及急性左心衰竭。Meyers 等认为，IPAH 患者接受肺移植是应用 ECMO 的指征，ECMO 较体外循环（CPB）操作更简单，而且可在床旁长期应用，ECMO 不但可在术中代替体外循环，减少手术损伤，有利于患者围手术期心功能的辅助过渡，在术后应用还可改善氧合、左心辅助及血流动力学的稳定。有些患者脱离 ECMO 后，在呼吸机正压通气情况下，仍渐渐出现气道内大量粉红色泡沫痰，双肺底湿啰音，心脏超声和胸片显示左心房和左心室扩大等左心衰竭的表现。原因是 IPAH 患者由于术前 PAH 导致右心扩大，室间隔左移，左心室长期受压，导致失用性萎缩。而移植术后由于肺血管阻力的降低，右心后负荷减少，导致左心前负荷增加，极易发生左心功能衰竭。因此，可以根据情况适当延长肺移植术后的 ECMO 维持时间，以便使心功能完全恢复。

四、肺移植的并发症

1. 原发性移植物功能丧失　据国际心肺移植协会的报道，在肺移植受者术后早期的死亡原因中，原发性移植物功能丧失占 28.9%。它常发生在术后 72 h，导致原发性移植物功能丧失的因素较多，虽经过严格的供受者筛选、肺灌注保存技术和手术技术的提高、术后维持液体负平衡、保护性肺通气策略等处理，但本并发症仍时有发生，除了传统的利尿和呼吸支持治疗外，使用 ECMO 进行循环支持也是很有帮助的，对于危及生命的原发性移植物功能丧失,可考虑行再次肺移植。

2. 急性排斥反应 很常见,患者表现为突发呼吸困难,气体交换障碍,肺功能严重下降,体温升高,有时白细胞计数增高,胸片显示肺部浸润。4～6周的排斥反应常有胸片异常表现,但此后发生的排斥反应在胸片多无明显异常表现。气管镜检查或冲洗可排除感染,加上活检基本可以确诊。处理:急性排斥用甲泼尼龙冲击治疗,每日1g,连用3日,一般症状即有明显好转,对于持续性排斥反应,可用抗胸腺细胞球蛋白治疗,也可选用全身淋巴组织放射治疗,可以有效降低排斥反应的发作次数和强度。

3. 慢性排斥反应 肺移植6个月以后出现的排斥反应称为慢性排斥,是肺移植患者的主要死因,表现为进行性呼吸道阻塞,病理上可见小呼吸道变形、狭窄、瘢痕形成,称为阻塞性细支气管炎。临床上主要表现为咳嗽、呼吸困难、肺功能减退而胸片清晰,支气管镜检查可确诊。处理:可用甲泼尼龙冲击治疗,大多有效,但常有复发,晚期常由于进行性阻塞性细支气管炎而需要进行再移植。

4. 感染 是肺移植后致死性的一个重要原因,在肺移植的死亡病例中,感染占40%。病原体不仅来自供肺,也来自患者本身的上呼吸道。细菌性肺炎占肺移植所有感染的32%,而当供肺和患者都分离出同一病菌时,发生率高达50%。革兰阴性菌肺炎最为常见,这些感染以隐匿的方式存在于供肺中,在75%～90%的供肺支气管冲洗液中至少发现一种细菌,细菌性肺炎的风险贯穿于肺移植后的全过程,晚期感染常与结核杆菌的发生相关。因此,术后应针对供体可能或已证实存在的病原菌采用预防性抗生素治疗,当怀疑有细菌性肺炎时,可通过支气管镜行支气管肺泡灌洗或细胞刷检明确诊断。巨细胞病毒感染是肺移植患者最严重的病毒感染,与病死率增加、呼吸道双重感染和慢性排斥有关。巨细胞病毒感染的表现轻重不一。典型的感染发生在移植后4周,胸片显示双肺模糊阴影,可为弥漫性或小灶性,另有一部分表现为局灶实变。确诊同样需要支气管镜检查。

5. 支气管并发症 目前随着肺保存技术、手术技巧、围手术期处理的改善,移植后气道并发症的发生明显减少。气道并发症包括支气管狭窄、支气管软化、支气管瘘等。处理气管并发症需多学科合作,一旦发现应尽早处理。

6. 其他并发症 主要包括肾衰竭、糖尿病、骨质疏松、血栓性疾病等。

五、预　后

根据国际心肺移植协会的统计,肺移植治疗PAH的中位存活时间为5.6年,而存活满1年以上的患者的中位存活时间是9.0年。这说明IPAH患者接受肺移植的早期死亡率高,而远期存活率较为满意。2000年陈玉平等报道的1例30岁男性IPAH患者,行双肺移植术后存活4年10个月。据国际心肺移植学会报道,心肺移植患者1年生存率和3年生存率分别为59.5%和49%,单肺移植为73.1%和62.7%,双肺移植为70%和55%。另外,还可通过肺功能的恢复情况来评价预后:术后6个月,单肺移植患者可恢复至2/3的标准肺活量,双肺移植恢复至90%,心肺移植恢复至80%;上述三者的最大肺活量,分别可恢复至73%、79%、81%;氧摄取量的范围三者基本相同,为标准值的(68±15)%。

六、展　　望

随着人们观念的逐渐转变、手术的不断改进,越来越多的终末期 PAH 患者会从肺移植中获益。

参考文献

［1］昌盛,陈静瑜.原发性移植肺功能丧失[J].中华器官移植杂志,2006,27(2):121-125.

［2］陈玉平,张志泰,区颂雷,等.1例双肺移植治疗肺动脉高压病人2年随访结果和体会[J].中华胸心血管外科杂志,2000,16(1):7-8.

［3］Arcasoy SM, Kotloff RM. Lung transplantation [J]. N Engl J Med, 1999, 340:1081-1091.

［4］B rsan T, Kranz A, Mares P, et al. Transient left ventricular failure following bilateral lung transplantation for pulmonary hypertension [J]. J Heart Lung Transplant, 1999, 18(4):304-309.

［5］Chapelier A, Vouh P, Macchiarini P, et al. Comparative outcome of heart-lung and lung transplantation for pulmonary hypertension [J]. J Thorac Cardiovasc Surg, 1993, 106(2):299-307.

［6］Conte JV, Borja MJ, Patel CB, et al. Lung transplantation for primary and secondary pulmonary hypertension [J]. Ann Thorac Surg, 2001, 72(5):1673-1679.

［7］Couetil JP, Tolan MJ, Loulmet DF, et al. Pulmonary bipartitioning and lobar transplantation: a new approach to donor organ shortage [J]. J Thorac Cardiovasc Surg, 1997, 113(3):529-537.

［8］Derom FR, Barbier F, Ringoir S, et al. Ten months survival after lung homotransplantation in man [J]. J Thorac Cardiovasc Surg, 1971, 61:835-846.

［9］Galie N, Ghofrani HA, Torbicki A, et al. Sildenafil citratetherapy for pulmonary arterial hypertension [J]. N Engl J Med, 2005, 353:2148-2157.

［10］Hardy JD, Wobb WR, Dalton ML Jr, et al. Lung hemotransplantation in man [J]. JAMA, 1963, 186:1065.

［11］Kamler M, Herold U, Piotrowski J, et al. Severe left ventricular failure after double lung transplantation: pathophysiology and management [J]. J Heart Lung Transplant, 2004, 23(1):139-142.

［12］Kaye MP. The registry of the international society for heart and lung transplantation: tenth official report 1993 [J]. J Heart Lung Transplantation, 1993, 12(4):541-548.

［13］Keenan RJ, Iacono A, Dauber JH, et al. Treatment of refractory acute allograft rejection with aerosolized cyclosporine in lung transplant recipients [J]. J Thorac Cardiovasc Surg, 1997, 113(2):335-341.

［14］Kim H, Yung GL, Marsh JJ, et al. Endothelin mediates pulmonary vascular remodeling in a canine model of chronic embolic pulmonary hypertension [J]. Eur Resp J, 2000, 15:640-648.

［15］Kim H, Yung GL, Marsh JJ, et al. Pulmonary vascularre modeling distal to pulmonary artery ligation is accompanied by up regulation of endothelin receptors andnitric oxide synthase [J]. Exp Lung Res, 2000, 26:287-301.

［16］Mal H, Sleiman C, Roue C, et al. Selection criteria of candidates for lung transplantation [J]. Rev Mal Respir, 1997, 14:423-429.

[17] Maurer JR, Frost AE, Estenne M, et al. International guidelines for the selection of lung transplant candidates [J]. Transplantation, 1998, 66: 951 - 956.

[18] McLaughlin VV, Gaine SP, Barst RJ, et al. Survival in primary pulmonary hypertension: the impact of epoprostenol therapy [J]. Circulation, 2002, 106: 1477 - 1482.

[19] Meyers BF, Sundt TM 3rd; Henry S, et al. Selective use of extracorporeal membrane oxygenation is warranted after lung transplantation [J]. J Thorac Cardiovasc Surg, 2000, 120(1): 20 - 26.

[20] Orens JB, Estenne M, Arcasoy S, et al. International guidelines for the selection of lung transplant candidates: 2006 update-a consensus report from the Pulmonary Scientific Council of the International Society for Heart and Lung Transplantation [J]. J Heart Lung Transplant, 2006, 25(7): 745 - 755.

[21] Pasque MK, Trulock EP, Cooper JD, et al. Single lung transplantation for pulmonary hypertension. Single institution experience in 34 patients [J]. Circulation, 1995, 92(8): 2252 - 2258.

[22] Santacruz JF, Mehta AC. Airway complications and management after lung transplantation: ischemia, dehiscence, and stenosis [J]. Proc Am Thorac Soc, 2009, 6(1): 79 - 93.

[23] Smith CM. Patient selection, evaluation, and preoperativemanagement for lung transplant candidates [J]. Clin Chest Med, 1997, 18: 183 - 197.

[24] Trulock EP, Edwards LB, Taylor DO, et al. Registry of the International Society for Heart and Lung Transplantation: twenty-second official adult lung and heart-lung transplantreport, 2005. J Heart Lung Transplant, 2005, 24: 956 - 967.

第十章　先天性心脏病相关性肺动脉高压的治疗

潘文志

先天性心脏病相关性肺动脉高压(PAH－CHD)是指由分流型先天性心脏病(CHD)所引起肺动脉高压(PAH)。其机制是由于缺损部位大量左向右分流导致肺循环容量明显增加,肺血管处于高流量高压力状态,肺动脉压力阻力升高,引起 PAH(动力型 PAH);由于上述血流动力学的改变,肺小动脉内膜长期接受异常增高的剪切力,使肺小动脉内膜增厚,纤维化重塑,肺血管系统发生不可逆改变,形成梗阻型 PAH。此时,患者将出现缺损部位的双向分流或右向左分流,皮肤、黏膜出现青紫,称为艾森门格综合征。在我国,CHD 是引起 PAH 最常见原因,诸多患者因 PAH 而失去手术机会。本章将对 PAH－CHD 的治疗进行详细阐述。

第一节　概　　述

一、定　　义

PAH－CHD 是指由分流型(包括体-肺分流和肺-体分流)CHD 所引起 PAH。该定义包含三层含义:① CHD 是引起 PAH 唯一原因。同时合并其他疾病如结缔组织病相关性 PAH 或 IPAH,如何进一步区分,尚无明确标准。② PAH 系分流导致肺血流量增多引起,原发性瓣膜病变和梗阻性疾病所致肺动脉压力升高不属于 PAH 范畴。理论上体、肺循环压力相等的 CHD,如无肺动脉狭窄的单心室、三尖瓣闭锁、右心室双出口和完全型大动脉转位,是否应归于本范畴尚存在争议。③ 最终引起 PAH,而不是 PH。如果患者虽然存在分流,但同时合并左心衰竭或左心系统原发性瓣膜病变,则仍以 PH 称呼更为确切。此外,术前存在重度 PAH,术后 PAP 未降至正常,导致术后 PAH,因其初始病因为 CHD,故仍属 PAH－CHD 范畴。

二、临床表现

CHD 发展为 PAH 往往是一个渐进性过程。早期临床表现缺乏特异性,多表现活动后心排血量不足等一系列缺氧症状,如气促、乏力、活动后晕厥等。随着病情发展逐渐出现有生长发育迟缓、杵状指(趾)、咳嗽、呼吸困难、端坐呼吸等,体格检查时表现为颈静脉怒张,肺动脉瓣区第二心音增强,右心室抬举样搏动,肝大。胸片提示为肺动脉段突出,肺门动脉扩张,心影扩大,心电图可出现心室肥厚、心肌劳损等改变。

三、 机制和病理特征

CHD 导致的 PAH 的机制,目前认为主要与内皮功能改变基础上的肺血管收缩、血管壁重构及血栓形成等因素有关。主要机制如下:① 持续血容量增加所导致的肺血管收缩和血管壁重构;② 肺血管内皮细胞损伤和功能失调;③ 肺动脉微血栓形成;④ 离子通道异常;⑤ 高黏滞血症。

CHD 相关 PAH 的肺病理特征为丛样肺动脉病变。1958 年,Heath 和 Edwards 根据肺血管病变发生顺序,将其分为 6 级。Ⅰ级:肌型肺小动脉中层肥厚;Ⅱ级:肺小动脉中层肥厚伴细胞性内膜增生阶段;Ⅲ级:进行性纤维素性血管闭塞阶段;Ⅳ级:进行性广泛肺动脉扩张伴"扩张性损害"复合体形成阶段(丛样病变形成);Ⅴ级:肺小动脉内膜和中膜广泛纤维化,含铁血黄素沉着;Ⅵ级:坏死性动脉炎阶段。一般认为,Ⅰ~Ⅱ级属可逆性病变,Ⅲ级为临界状态,Ⅳ~Ⅵ级均属不可逆性病变。

四、 临 床 分 型

先天性心脏病相关肺动脉高压(PAH - CHD)是指由分流型 CHD 所引起 PAH。按照根据临床、病理-病理生理分类可分为四类。

1. 艾森门格综合征 患者长期存在大量体循环至肺循环分流,未能得到及时纠正,肺血管系统发生不可逆改变,致肺动脉血管阻力(PVR)增高,达到或超过体循环阻力(SVR),造成逆向右向左分流,从而出现发绀、红细胞增多等一系列临床症候,称为艾森门格综合征。此时患者表现为呼吸困难、发绀、活动耐量下降、水肿、眩晕、晕厥、咯血、心律失常并可合并脑血管事件的发生,最终导致患者的生活质量下降,生存时间减少。

2. 体-肺分流相关性 PAH 患者存在大量的体循环至肺循环分流,导致 PVR 增高及肺动脉压力升高,但无肺循环至体循环的分流,未达到艾森门格综合征程度,安静时无发绀。

3. 小型缺损伴 PAH 患者缺损小,体-肺分流量小,出现 PVR 增高但无法用缺损导致的分流量来解释。其临床表现类似于 IPAH,目前病因未明。严格来说,小型缺损伴 PAH 可能更适合归类于 IPAH。通常小型缺损定义为超声测量成人 VSD 直径<1 cm, ASD 直径<2 cm,儿童和婴幼儿尚无明确标准。

4. 手术后 PAH 在某些成功进行心脏缺损矫正术的患者,术后仍可以出现严重的 PAH。究竟是术前患者肺血管就已经呈现不可逆的改变,抑或尽管成功进行了手术,但肺血管病变仍进行性加重,目前尚不清楚。通常早期矫正 CHD 可以预防 PAH 的发生。

五、流行病学

PAH－CHD 患病率为(1.6～12.5)/10 万,成人 CHD 患者有 5%～10%将出现 PAH。CHD 引起 PAH 的主要因素有缺损大小、分流水平、手术年龄和缺氧程度等。① 缺损大小:在不手术矫治条件下,中小型室间隔缺损(ventricular septal defect,VSD)PAH 发生率仅 3%,而大型 VSD(缺损直径>1.5 cm) PAH 发生率达 50%。② 分流水平:房间隔缺损(atria lseptal defect,ASD)艾森门格综合征发生率仅 10%,而中大型 VSD 和动脉导管未闭(patent ductus arteriosus,PDA)艾森门格综合征发生率达 50%～70%。③ 年龄:随着年龄增长,PAH 发生率逐渐增加,程度逐渐加重。极少数 ASD 患者在成年后才会出现 PAH,VSD 患者在 1～2 岁以内也很少出现严重 PAH。④ 缺氧程度:发绀型 CHD 如完全型肺静脉异位连接、无肺动脉狭窄的右心室双出口等,通常早期(1 岁以内)即可因 PAH 而失去手术机会,而在大型 VSD 和 PDA,2 岁以内因 PAH 而不能手术者少见。

关于 CHD 患者 PAH 发生率,我国目前尚无大规模流行病学资料提供数据,估计要高于国外文献报道数据。国内研究数据显示,PAH－CHD 为肺动脉高压的首要病因。艾森门格综合征是 PAH－CHD 的终末期,预后差。据欧洲统计报道,20 世纪 50 年代艾森门格综合征发生率为 8%,现已降至 4%。我国亦无相关统计资料,估计仍在 8%左右。

六、诊 疗 流 程

PAH－CHD 诊疗流程见图 10-1。首先应该确认患者是否有 PAH,确认合并 CHD,并排除其他病因引起 PAH,进一步检查确诊 PAH－CHD 后根据血流动力学特点区分为阻力

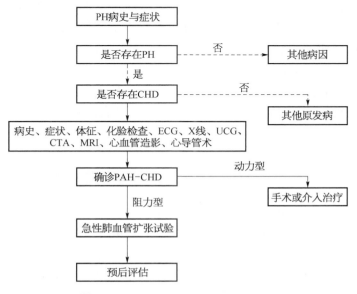

图 10-1　先心相关 PAH 诊疗流程

型还是动力型 PAH‐CHD;动力型者可以行手术或介入治疗干预,而阻力型者行急性血管反应试验并评估预后,根据患者情况以基础药物和靶向药物治疗 PAH,部分阻力型患者压力明显下降后可考虑手术或介入治疗。患者预后评估见表 10‐1。

表 10‐1　PAH‐CHD 预后评估表

评 估 项 目	预 后 佳	预 后 差
右室衰竭临床证据	无	有
症状进展程度	慢	快
WHO 心功能分级	Ⅰ级、Ⅱ级	Ⅳ级
6MWT	>500 m	<300 m
超声心动图	无心包积液 三尖瓣环平面收缩期偏移>2.0 cm	有心包积液 三尖瓣环平面收缩期偏移<1.5 cm
血流动力学	右心房压力<10 mmHg 心脏指数>2.5 L/(min·m²)	右心房压力>10 mmHg 心脏指数<2.0 L/(min·m²)
血浆脑钠肽或 N 末端脑钠肽前体	轻度升高	明显升高

第二节　介入手术时机的选择

先天性心脏病患者有很多由于合并心内左向右的分流,可能继发 PAH,严重者可能发展为艾森门格综合征。对于分流量大的先心患者,目前的各项研究表明早期结束左向右分流,尽早干预(介入治疗或外科手术),仍是目前首选治疗。有些患者就诊较晚,肺血管已发生不可逆的改变,即使做了手术,术后肺动脉压力不能下降,持续存在右心衰,远期疗效也不理想。相反,有些患者 PAH‐CHD 先选择药物干预降低肺动脉压力,后再行手术干预,能取得更好的疗效。因此,判断患者当前是否适合手术,选择适当的时机对患者进行干预,对降低患者病死率及提高手术疗效是十分重要的。本节对成人 PAH‐CHD 手术时机的选择进行阐述。

一、PAH‐CHD 的分期与治疗策略

体‐肺分流量大小,是判断 PAH‐CHD 严重程度和有无手术指征的重要指标。根据体‐肺分流程度,将 PAH‐CHD 分为动力型 PAH 期和阻力型 PAH 期。① 动力型 PAH 期:患者存在 PAH,但肺血管尚未发生严重病变,关闭缺损之后患者肺动脉压力(PAP)可降至正常。这部分患者适合手术或介入干预。② 阻力型 PAH 期:PAP 持续增高导致肺血管不可逆病变,关闭缺损后,患者 PAP 反而升高或不能降至正常而出现术后持续性 PAH。鉴

于临床上不少患者虽已进入阻力型 PAH 期却并无发绀,建议采纳 Beghetti 意见,根据患者是否存在发绀,将阻力型 PAH 再分为艾森门格前期和艾森门格期。前者系指患者虽已存在阻力型 PAH,但并无发绀,目前认为此类患者是靶向药物治疗重点对象,经治疗后部分患者可能重获手术机会;后者即艾森门格综合征。如何将动力型和阻力型 PAH 完全分开,目前尚无统一标准。根据国际 PAH 指南,仍以肺循环血流量/体循环血流量(Qp/Qs)>1.5 作为区分动力型和阻力型 PAH 标准,即 Qp/Qs<1.5 提示患者已进入阻力型 PAH 期。如果肺血管阻力(PVR)明显增高,即使 Qp/Qs>1.5,仍建议行急性肺血管扩张试验或堵闭试验,判断患者是否尚处于动力型 PAH 期。

PAH‐CHD 的分期与病理分级密切相关。按照 Heath‐Edwads 肺血管病理分级标准分为 6 级:Ⅰ~Ⅲ级属于可逆性病变,如能手术关闭病变分流,预后较好;Ⅳ~Ⅵ级属于不可逆病变,手术危险性极大,即使手术成功,肺血管病变仍可持续发展,PAH 继续存在或持续性加重,最终死于右心衰竭。说明初期为动力型改变,主要是左向右的单向分流使肺循环高血容量所致,肺血管病变轻,此时手术矫正心脏畸形,可使肺压迅速下降。后期肺血管病理学和组织学改变,使肺血管损害,阻力增加,成为阻力型 PH,预后不良。

二、评　价　方　法

PAH‐CHD 患者是否行手术、介入治疗需要对其 PAH 的程度进行评价,判断其病情分期。评价方法包括临床症状和体征,无创检查及有创检查。其中有创检查为肺活检、心导管检查(含肺血管反应试验)和封堵试验,这三项有创检查是决定治疗方式的关键检查,可以决定治疗方向。下面进行详细介绍。

1. 症状和体征　如果患者出现明显发绀、杵状指,或者血压低、心率快,提示为右向左分流,多为阻力型 PAH,不适合手术。高亢的肺动脉瓣杂音,肺动脉关闭不全的 Grahem Steel 杂音是 PAH 严重的标志。分流杂音较前变轻甚至消失,说明体-肺循环压力接近,也是 PAH 严重的标志,提示手术机会小。

2. 心电图和 X 线片　阻力型心电图表现为电轴右偏、右室肥大和重度顺时针转向,反之,以左心室肥厚为表现者常提示为动力型。X 线胸片显示肺门动脉段隆凸,肺门动脉扩张而外围血管变细,右室增大等表现,常提示阻力型 PAH,而显示左心室增大、心胸比率>0.50 提示动力型 PAH。此外,如果胸片显示心脏扩大,肺外周血管看到有充血性改变,提示为左向右分流的改变;如果胸片原来显示心脏是扩大的,现在反而缩小的话,提示左向右分流减少,可能介入治疗的机会已经丧失。

3. 超声心动图　肺动脉平均压>50 mmHg 或者收缩压>70 mmHg、右心负荷重、以右向左分流为主、药物试验后仍无明显改善者,常提示阻力型 PAH。超声心动图还可从解剖上看缺损大小,判断分流程度。

4. 血气分析　如果动脉血氧饱和度>95%,就没有左向右分流,这时可以考虑介入治疗;若动脉血氧饱和度在 90%~95%,则要仔细评估;若静息下氧饱和度<90%,提示有右向左分流,不宜手术。

5. **心导管检查** 对于先天性心脏病患者,左、右心导管检查是最重要的评价手段。有几个重要的指标,一是肺动脉收缩压与体动脉收缩压的比值(Pp/Ps),还有一个是 PVR。心导管检查有助于基础状态下血流动力学资料的获得和分析,包括肺动脉压力的高低,Qp/Qs 的多少,肺阻力的大小;可做急性肺血管扩张实验后的对照分析;另外,还能获得试封堵后的血流动力学资料。

基础状态下的血流动力学资料,依据肺动脉平均压(MPA)可分为轻、中、重度 PH。国内文献资料并不完全一样,一般来讲,MPA>25 mmHg 为轻度 PAH,>30 mmHg 为中度 PAH,>40 mmHg 则为重度 PAH。肺动脉收缩压与体动脉收缩压比值(Pp/Ps)也是个需要注意应用的指标:<0.45 为轻度 PAH;0.45~0.75 为中度 PAH;>0.75 则为重度 PAH,是相对禁忌证。Qp/Qs,对于分流性先天性心脏病来说也是个重要的指标:<1.5 为少量左向右分流;1.5~2.0 为中量左向右分流;>2.0 为大量左向右分流。急性肺血管扩张试验可预测患者的预后,并可作为是否能手术的指标,在后面章节会详述。

6. **封堵试验** 封堵试验为一种治疗式诊断方法,可判断肺血管病变程度及手术后 PAH 变化,多用于 PDA 合并 PAH 的评估(也可以用于其他先心)。如果心导管检查 Qp/Qs>1.5、SaO_2>90%,可考虑行试验性封堵。试封堵后,一般需要观察 10~20 min,观察患者心血管反应。多数学者以试封堵后 sPAP 下降超过 30% 为封堵术指标,也有人认为,如封堵后 sPAP 或平均压 mPAP 降低 20% 或 30 mmHg 以上,PVR 下降,而主动脉压力和 SaO_2 无下降或上升,且无全身反应,可进行永久封堵;如 PAP 升高或主动脉压力下降,患者出现心悸气短、心前区不适、烦躁、血压下降等全身反应时应立即收回封堵器,并对症处理;对于试验性封堵后 PAP 无变化、患者无全身反应、SaO_2 及心排血量无下降者,预后难以估测,最好应用 PAH 靶向药物治疗后再行封堵。

7. **肺组织病理检查** 肺组织病理检查可具体明确肺动脉病变情况(Heath – Edwards 分级),预测手术转归,但具有创伤大、阳性率低、费用高等缺点,临床少用。

三、指 南 推 荐

2010 年 ESC 成人先天性心脏病管理指南提出:两种情况下可以做介入或手术干预:PVR<400 dyn·s·cm^{-5} 者。PVR>400 dyn·s·cm^{-5} 者需同时满足以下条件:① PVR<2/3 的 SVR(体循环阻力)或肺动脉收缩压<2/3 体动脉收缩压(基线下,或经药物血管扩张试验后,或降肺动脉治疗后);② 净左向右分流 Qp/Qs>1.5,可以考虑介入治疗。第二个标准对于 ASD 患者是ⅡB 类推荐,对于 VSD 患者是ⅡA 类推荐,对于 PDA 患者是Ⅰ类推荐。对于 PDA 患者,若 PVR>2/3 的体循环阻力(SVR)或肺动脉收缩压>2/3 体动脉收缩压,但净左向右分流、Qp/Qs>1.5,且血管反应性试验阳性,仍可以进行封堵(ⅡA 推荐)。

2008 年 AHA 成人先天性心脏病指南指出,对于 ASD 合并 PAH,净左向右分流,肺动脉收缩压<2/3 体动脉收缩压,PVR<2/3 SVR,或对肺血管反应试验有效,或试封堵试验肺动脉压力下降达到标准,可以做介入或手术治疗ⅡB 类;没有左向右分流伴明显的 PH,或右向左分流的不能做介入治疗(ⅢB 类)。对于 VSD 合并 PAH 推荐:净左向右分流、Qp/Qs>

1.5,肺动脉收缩压<2/3体动脉收缩压,且 PVR<2/3 SVR,可做介入或手术(ⅡA 类)。

第三节　急性血管反应试验在先天性心脏病
相关性肺动脉高压中的应用

急性肺血管药物反应试验即在心导管检查过程中,通过用药增加肺血管内 NO 和前列环素水平或者降低内皮素水平等扩张肺血管,检测肺动脉压力和阻力的变化,以评价肺血管的反应性,达到判断 PAH 的程度、指导治疗及评估预后的目的。目前急性肺血管药物反应试验已广泛应用于 IPAH 患者中,但在 CHD - PAH 患者中的研究数据有限。本节对急性肺血管药物扩张试验在 CHD - PAH 应用进行介绍。

一、药　物　选　择

理想的肺血管扩张试验用药,应符合以下条件:① 选择性作用于肺血管床,对体循环影响小;② 作用迅速;③ 操作方便;④ 价格低廉;⑤ 容易获得。氧气、硝酸甘油是较早在临床上被用于急性肺血管药物扩张试验的药物。2009 年美国心脏病学基金会(ACCF)/美国心脏协会(AHA)专家共识将吸入 NO 作为急性肺血管药物扩张试验首选的方法,其次还有静脉用依前列醇和静脉用腺苷。此外,近几年发展起来的靶向治疗 PAH 药物磷酸二酯酶- 5 抑制剂、伊洛前列素等因其作用快速、有效,为肺血管扩张试验提供了新的选择。目前研究少、样本量小、证据不足,哪个药物更优无法定论,结合研究现状和国内实际情况,在国内吸入伊洛前列素和氧气可能为较好的选择。伊洛前列素通过雾化吸入的方式直接作用于肺血管,其选择性强、对体循环影响小、半衰期短及操作简便,是目前应用最为广泛的急性肺血管扩张试验用药。因其性质稳定,被用来评估 CHD - PAH 患者的肺血管反应性,作用和吸入"金标准" NO 相似。早在 20 世纪 60 年代,人们就开始应用吸入纯氧的办法进行肺血管扩张试验。吸入纯氧可显著扩张肺血管,而且由于氧气获得容易,操作简便,几乎无不良反应,直至今天,临床上仍把吸入纯氧作为 CHD - PAH 患者急性肺血管药物扩张试验的用药,但其价值缺少研究支持。

二、应　用　评　价

理论上,CHD - PAH 患者行急性血管反应试验具有预测价值:若血管反应试验阳性,说明肺动脉改变具有可逆性(痉挛),预后较好。然而就目前研究证据来看,对 CHD - PAH 的患者来说,急性肺血管药物扩张试验的阳性标准尚无定论,且缺乏有说服力的研究。CHD - PAH时,由于体、肺循环血流相交通,体、肺循环压力无明显差异,对肺血管反应能力的判断,要注重肺血管阻力、肺循环与体循环阻力比值等的变化,并且确保心导管检查过程中,患者麻醉状态和内环境无明显改变。Post 在成人 CHD-PAH 患者中进行的急性肺血管药物扩张试验,以吸入 NO(80 ppm)后全肺阻力下降 20%,或停用 NO 后全肺阻力增加 10%以上,作为急性肺血管药物扩张试验的阳性标准,对中期预后的评估有很好的相关性。Kritvikrom 等在 CHD-PAH 患者中以口服贝前列素钠 30 min 后,肺血管阻力较基础下降 20%以上,作为肺血管扩张试验的阳性标准;阳性组患者外科矫治术后,监护室入住时间比阴性组短,且差异有统计学意义。Robyn 等的研究纳入 16 个研究中心的 136 例 PAH 患者(其中 100 例为 CHD 患儿),联合吸入 80 ppm NO 和 100%氧气,在心指数无明显降低的情况下,肺动脉平均压下降 20%,或肺小动脉阻力指数下降 25%以上为阳性标准;阳性者的 1 年生存率明显高于阴性者。以上少数研究显示 CHD-PAH 的肺血管反应阳性者预后较好,虽然没有直接证据支持,欧美的指南还是将 CHD-PAH 的肺血管反应阳性作为能进行封堵的一个指征(见前一节)。此外,对于 CHD-PAH 的肺血管反应阳性患者钙拮抗剂疗效如何目前也缺乏研究。

第四节　基　础　治　疗

　　PAH-CHD 药物治疗需根据 PAH 程度决定:对于动力型 PAH 患者,手术关闭缺损是解决 PAH 根本方法;阻力型 PAH 患者不宜手术关闭缺损,目前治疗手段为靶向药物治疗和心肺联合移植或肺移植联合心脏缺损修补术。对于直接关闭缺损危险性大的"艾森门格前期"PAH 患者,可先用靶向药物治疗或行封堵试验,观察血流动力学变化,然后确定治疗方案。对于不能手术或者暂未行手术的阻力型 PAH-CHD 者,可根据病情行药物治疗,包括基础治疗和靶向药物治疗。基础治疗的主要目的是改善右心功能和防治血栓形成,对肺血管病变并无作用,应用原则与一般 PAH 类似。靶向药物治疗主要目的是防止肺血管病变进一步发展,改善右心功能,提高患者生存质量和生活质量,延长患者寿命。

　　1. 吸氧　有缺氧者应将 SaO_2 持续维持在 90%以上。但长期吸氧对 PAH 的作用缺乏随机对照试验证据支持,而且艾森门格综合征患者并不能从长期吸氧中获益,所以对氧饱和度正常者目前指南不推荐氧疗。

　　2. 放血疗法　当血细胞比容>0.65 时,可考虑放血治疗以降低血液黏度。

　　3. 抗凝药物　主要针对原位血栓,并防止肺小动脉血栓形成。常用药物为华法林,建议从小剂量开始使用,在监测凝血功能条件下逐渐加量,将 INR 维持在 1.5~2.5,咯血患者忌用(欧美 PAH 指南推荐为Ⅱb 类指征)。对于血红蛋白上升的高凝者更为适用。

　　4. 利尿剂　可以减轻右心负荷,减轻浮肿,推荐小剂量使用,注意低血压的发生。对于发绀患者,如果血红蛋白明显升高,不建议长期使用利尿剂,以免加重血液黏稠性。

　　5. 多巴胺和多巴酚丁胺　是治疗重度右心功能衰竭的首选药物,血压偏低首选多巴胺,血压较高首选多巴酚丁胺。两种药物的推荐起始剂量为 2 $\mu g/(kg \cdot min)$,可逐渐加量至 8 $\mu g/(kg \cdot min)$。根据患者具体情况可选择其中一种或联合使用。

6. 洋地黄类 常用制剂有地高辛和毛花苷丙（西地兰），可增强心肌收缩力，改善右心功能，并减慢心率。由于患者右心功能差，肝脏代谢能力降低，建议采用小剂量给药方式。

7. 钙通道阻滞剂 虽然有专家认为钙通道阻滞剂仅可使急性血管扩张试验阳性的 PAH-CHD 患者获益，但缺少研究证据。

第五节 靶向药物治疗

随着 PAH 发病分子机制研究的进展，多种靶向治疗药物相继问世，使得 PAH-CHD 治疗取得巨大突破。目前靶向治疗主要针对 NO、内皮素和前列环素三个作用靶点，这些药物均具有高度肺血管选择性，可显著降低肺动脉压力而不影响或较少影响体循环血压。

1. 前列环素类似物 前列环素可抑制血管平滑肌细胞生长和血小板聚集，使血管平滑肌细胞内 cAMP 增加而松弛血管。目前国内仅有吸入型伊洛前列素和贝前列素片两种制剂。多项临床试验显示吸入伊洛前列素具有良好的扩张肺动脉平滑肌降低 PVR 的作用，而体循环血压无变化。有研究观察到长期吸入伊洛前列素可改善 PAH-CHD 患者血流动力学以及心功能和活动耐量。贝前列素口服可改善 PAH 患者活动能力与症状，但血流动力学与心功能分级无明显改善，疗效随用药时间延长而降低；副作用较多见，与扩张体循环血管有关，通常发生在用药起始阶段。贝前列素在 PAH-CHD 患者中尚缺乏研究证据。贝前列素在日本和韩国已被批准用于 IPAH，但在美国和欧洲已停止研制。

2. 磷酸二酯酶-5（phosphodiesterase-5，PDE-5）抑制剂 PDE-5 抑制剂通过抑制 cGMP 分解，增加 NO 含量而起作用，目前有 3 种制剂上市，分别是西地那非、伐地那非和他达那非。西地那非已于美国注册用于 PAH 治疗，其在 PAH-CHD 患者中应用已有较多临床研究支持。该药物对正常和病变肺组织均具有明显血管扩张作用，而对体循环压力无明显影响，可应用于 IPAH、PAH-CHD 和新生儿 PAH 治疗。大规模临床试验显示，西地那非 20 mg、40 mg 或 80 mg，每日 3 次，于 12 周内治疗 PAH 效果相似，但随着时间延长，仅有大剂量才能保持持续有效。欧洲批准治疗 PAH 剂量为 20 mg，每日 3 次。Chau 报道，16 例艾森门格综合征患者口服西地那非 16 周后 PVR 由 1 537.6±658.4 dyn·s·m²·cm⁻⁵ 降至 1 361.6±495.2 dyn·s·m²·cm⁻⁵，动脉血氧饱和度也由（87.39±4.34）% 升高到（89.1±3.8）%，心功能和 6 min 步行试验距离也明显改善。在 Singh 进行一项小样本随机双盲对照研究，20 例包括艾森门格综合征在内的 PAH 患者口服西地那非 6 周后，6 min 步行试验距离由 262±99 m 增加到 358±96 m，心功能明显改善。

3. 内皮素受体拮抗剂 主要包括波生坦（bosentan）和安立生坦（ambrisentan），前者是一种可同时阻断 ET-A 和 ET-B 受体的双重受体拮抗剂，后者为选择性 ET-A 受体拮抗剂。2007 年发表的多中心、随机、双盲及安慰剂对照研究（BREATHE-5）是迄今关于 PAH-CHD 靶向治疗最可靠、最有影响力研究。研究者对 54 例艾森门格综合征患者随机 2:1 分别接受安慰剂和波生坦治疗 16 周后，波生坦治疗组 mPAP 比安慰剂组降低

5.5 mmHg,PVR 比安慰剂组低 472.0 dyn·s·cm^{-5},6 min 步行试验距离比安慰剂组提高 53.1 m。在持续到 24 周的研究中,波生坦治疗组运动耐量持续改善,但持续的效果缺乏循证医学证据。有研究显示在 PAH - CHD 患者继续服用波生坦的第二年,客观的运动指标有回落到基线水平的倾向。

4. 联合用药　PAH 是一类多环节介导、众多因素参与的复杂病理生理改变,目前使用的药物可作用于不同的环节阻断肺动脉平滑肌的收缩和血管壁结构改变,不同患者对不同药物的反应可能不同,多药联合应用可取得更佳的效果。目前临床研究也表明多药联合应用可产生更大的降低肺循环压力和阻力的效应,相对减低单药应用剂量,减少副作用,并有效改善单药治疗无效或恶化的 PAH 患者的病情。特别是适合对于应用某药物一段时间出现耐药者,再加上另外一种靶向药物可能再次降低肺动脉压力。但目前关于 PAH - CHD 联合用药的临床研究较缺乏。

第六节　艾森门格综合征的治疗

艾森门格综合征指左向右分流先天性心脏病患者随着时间的推移,持续性地大量解剖学分流伴随严重的肺血管病变和 PAH,随之发生双向分流或者右向左为主的分流,伴有吸氧仍无法纠正的低氧血症。艾森门格综合征病理生理与 IPAH 相似,劳力性气促是艾森门格综合征患者最常见的临床症状,随之有心悸、水肿、容量潴留、咯血、晕厥以及进行性发绀。与 IPAH 或其他形式的继发性 PAH 相比,艾森门格综合征患者还有其他附加的并发症:与低氧血症有关的继发性红细胞增多症导致血液黏性增加和血管内血液沉积,缺铁使低氧血症恶化;可能导致器官损害,主要表现为血液沉积所致的脑血管变化、中风以及肾功能改变;右心容量负荷过重和体静脉压的升高可导致肝功能的改变;严重的咯血仍然是生命的一种潜在性威胁。直接的死亡原因包括肺动脉心室衰竭,由于支气管动脉破裂或者肺梗死所致的严重咯血,妊娠并发症以及脑血管事件,包括闭塞性脑卒中、体循环的矛盾性栓塞和脑脓肿,也可能发生非心脏手术中的死亡。较差的功能分级与低体循环器官灌注、低氧血症的恶化,是艾森门格综合征患者死亡率的重要预测指标。

艾森门格综合征自然病程有一个很大的跨度,其生存率比正常人群低,但高于其他原因导致的 PAH 患者。未经手术治疗的患者,大多数能生存到 3～4 个十年,甚至有报道,如果经过合理的药物治疗,病人可以生存到第 7 个十年。相反,如果艾森门格综合征患者接受手术治疗,他们的生存时间反而明显短于未行手术者。先天性心脏病合并艾森门格综合征时患者不应进行手术修复。即使部分患者度过围手术期,术后仍残存 PAH,部分患者 PAH 继续进展,严重威胁患者健康及生命。对于已出现艾森门格综合征并失去手术机会的患者,应该强调的是通过 PAH 的药物治疗,达到延缓 PAH 进展,改善患者的临床症状和生活质量,延长患者寿命的目的。基础药物治疗及靶向治疗见本章第四节及第五节。口服抗凝和抗血小板药物的使用是有争议的,应权衡获益和出血风险。例如,对于心房纤颤患者或肺动脉血栓形成且低出血风险,可以考虑口服抗凝药。口服钙通道阻滞药目前证据不多。靶向药物中以波生坦、西地那非及伊洛前列素证据较多,可单药应用或多药联用。心肺联合移植也是艾森门格综合征治疗方法,但由于心肺联合移植的供体稀少,这种治疗只适用于小部分的患者。此外,心肺联合移植术的围术期死亡率也比较高。根据相关研究表示,心肺联合移植后的 1 年生存率约为 70%,5 年生存率为 51%,10 年生存率为 28%。因此,只有那些靶向药物治疗无效的患者,才具有心肺联合移植的指征。

第七节　复杂先天性心脏病相关性肺动脉高压

一、定　义

复杂先天性心脏病(complex congenital heartdisease,CCHD)是指除 VSD、ASD、PDA 和肺动脉瓣狭窄等常见简单 CHD 之外的少见先天性心血管畸形,常包括两种或多种病变,例如法洛四联症、肺动脉闭锁、大动脉转位、心室双出口、完全性房室隔缺损、主-肺动脉窗、共同动脉干、单心房、单心室、肺静脉畸形引流、主动脉弓离断等,约占 CHD 的 30%。按是否合并肺动脉瓣狭窄,CCHD 可分为肺血增多型、肺血减少型、肺血正常型三类,PAH 一般见于肺血增多型 CCHD。对于 CCHD 患者,无论是否接受外科手术治疗,PAH 存在与否对患者预后起决定性作用。易并发 PAH 的 CCHD 包括:① 完全性房室隔缺损;② 永存动脉干;③ 肺血流无梗阻的单心室;④ 无肺动脉狭窄的完全性大动脉转位合并 VSD 或 PDA;⑤ 其他,如右心室双出口(Taussing-Ping 畸形)、主-肺动脉窗、主动脉弓离断等。

二、临床表现

CCHD 大多合并较大或多水平体-肺分流,更易出现 PAH,发病年龄早,往往一出生时就存在严重 PAH,并进行性加重。如果 PAP 等于或超过体循环压力,将出现双向分流或右向左分流。PAH 程度除与分流水平、体-肺分流量、分流持续时间等因素相关外,还与病变血流动力学特点密切相关。CCHD 合并 PAH 的临床表现取决于心脏畸形导致的血流动力学异常及 PAH 程度,较轻患者可长期无症状。与简单 CHD 不同,CCHD 患者 PAH 症状一般出现较早。常见症状包括心慌、气促、活动耐量下降,甚至有胸痛、咯血、呼吸困难、晕厥等症状。婴幼儿表现为喂养困难,生长发育迟缓。体征与不同疾病种类有关。可见心前区隆起,搏动增强;胸骨左缘第 2～4 肋间闻及分流性杂音,肺动脉瓣第二音亢进。有时肺动脉瓣区可闻及舒张期杂音,三尖瓣区可闻及收缩期杂音。与 ES 相同,晚期主要是右心功能衰竭表现。

超声心动图可发现心内畸形及 PAH 征象,并可估测肺动脉压力,对 CCHD 合并 PAH

诊断有重要意义。心脏 MRI 可通过多角度成像完成 CHD 解剖诊断,同时也可评价右心室质量、体积、功能和血流量,并具有高度的可重复性。心血管造影是复杂先天性心脏病诊断的金标准,可确诊相应的心血管畸形及肺动脉发育情况。

三、治　疗

治疗关键在于适当时机进行药物和手术治疗,其中药物是其基础治疗,对无手术适应证的患者,应选择药物治疗,包括对症治疗和针对 PAH 的靶向治疗。无论是何种治疗,均需要根据患者自然病程状态和个体情况仔细考虑风险-受益比。

1. 药物治疗　包括改善心功能、吸氧、抗凝、对症支持治疗等,主要为手术创造条件。利尿剂使用指征是右心室容积超负荷,通常表现为颈静脉压升高,下肢水肿和腹部膨隆。由于低氧血症可能导致肺血管收缩,绝大多数专家推荐通过吸氧使 SaO_2 维持在 90% 以上。地高辛可用于右心衰竭、低心排血量和房性心律失常患者。靶向药物治疗参考前文。

2. 手术治疗　对于合并明显分流的 CCHD,一旦发现应在体重允许条件下尽早手术,防止发生严重 PAH,最适手术年龄为出生后 1～3 个月。非艾森门格综合征患者宜早期对原发畸形进行外科解剖矫治,消除分流;对于合并中、重度 PAH 患者,肺动脉环缩术(Banding 术)是常用姑息手术方法,适用于新生儿、婴幼儿肺血增加有 PAH 趋势,或有明显 PAH 但目前条件不能根治或不适合立即根治者。严重 PAH 患者唯一有效的治疗方法是心肺联合移植或肺移植同时修补心脏缺损。

四、预　后

预后较简单分流性 CHD 差,如不早期干预,仅有少数患者能存活至成年。预后与心脏畸形复杂程度和治疗时机密切相关(表 10-2)。单纯分流畸形,婴幼儿期外科解剖矫治术较好,严重 PAH 阶段则预后欠佳,成年患者即使手术也预后不佳。

表 10-2　常见复杂先天性心脏病相关性 PAH 的分类及预后(非 ES 期)

疾病名称	诊断方法	主要分流水平	最佳手术时间（月龄）	手术方式	预　后
完全性房室隔缺损	UCG/RHC	房、室水平	3～12	缺损修补＋瓣膜成形/Banding 术	较好
永存动脉干	Angio/RHC	肺动脉、室水平	2～3	修补 VSD,带瓣管道重建肺动脉-右心室通道	一般外管道晚期需更换
无肺动脉狭窄的单心室	Angio/RHC	房、室水平	3～12	方坦类手术/Banding 术	一般,难以解剖矫治
无肺动脉狭窄的大动脉转位合并 VSD	Angio/RHC	室水平	3～12	动脉调转手术	一般,解剖矫治难度大

续　表

疾病名称	诊断方法	主要分流水平	最佳手术时间（月龄）	手术方式	预　后
右心室双出口（Taussing-Ping 畸形）	Angio/RHC	室水平	1～3	动脉调转＋VSD 修补/Banding 术	一般
主动脉-肺动脉间隔缺损	UCG/RHC	肺动脉水平	3～12	体外循环下修补/介入治疗	良好
主动脉弓离断	CT、MRI/RHC	肺动脉、室水平	3～12	一期解剖根治	良好

第八节　术后反应性和迟发性肺动脉高压

一、术后反应性肺动脉高压

先天性体循环至肺循环分流相关性 PAH 患者术后 ET-1 下降至正常水平需要 48 h 左右。这些患者大多术前 PVR 已经升高，加上手术创伤和体外循环的影响，术后早期（＜30日）PAP 高于正常，称为术后反应性 PH（reactive pulmonaryhypertension，RPH）。术后RPH 以及 PH 危象（pulmonary hypertensioncrisis，PHC）是 CHD 术后早期常见并发症及死亡原因。近期报道显示致命性 PH 及 PH 危象已明显减少，发生率分别为 2% 和 0.7%，但完全性房室间隔缺损伴唐氏综合征发生率仍偏高。

RPH PAP 增高，严重者可出现右心衰竭，表现为颈静脉怒张，肝脏增大，腹水，腹壁静脉显露，尿量减少，听诊肺动脉瓣第二音亢进。PHC 系 PAP 迅速上升，达到或超过体循环压力，临床症状急剧恶化，表现为严重低心排血量综合征，SaO$_2$ 下降，高碳酸血症，代谢性酸中毒。患儿出现发绀，听诊肺动脉瓣第二音亢进，心脏杂音变轻。

术后 RPH 和 PHC 重在预防，其防治包括以下措施。

1. 解剖纠治　如存在明显残余分流、残余梗阻、瓣膜反流，必要时再次手术纠治。PHC时创建或保留心房水平右向左分流，可维持一部分心排血量，缓解病情。

2. 镇静、镇痛、松弛肌肉　术后 2～3 天内保持患者绝对安静，在机械通气中除常规应用咪达唑仑、罗库溴铵等镇静剂与肌松剂外，芬太尼或舒芬太尼持续静脉给药[0.5～2 μg/（kg·h）]亦是有效措施之一。

3. 机械通气　PH 患者术后机械通气需要维持 48～72 h，通常应维持适当过度通气和良好的氧合，但也不能过分追求过度通气，大潮气量可引起机械通气相关肺损伤。呼气末正压（positive end expiratory pressure，PEEP）对改善氧合、防止肺不张发生十分重要，常规设定压力 4～6 cmH$_2$O 以防止肺泡萎陷。

4. 碱化血液 酸中毒是一种潜在的肺血管收缩剂。机械通气不良，伴酸中毒或高碳酸血症会增加 PVR。血 pH<7.31，$PaCO_2$>53 mmHg，PVR 将增加 2 倍以上。反之，机械通气至血 pH≥7.5，可降低婴儿 PVR。至关重要的是，机械通气期间，血 pH 是影响 PVR 的有效因素，而非 $PaCO_2$。临床上可通过碱化血液（静脉推注 5％碳酸氢钠 2 ml/kg），将血 pH维持在 7.45～7.55 以降低 PVR。

5. 最佳血细胞比容 血细胞比容对 PVR 影响大于体循环阻力，一般维持血细胞比容0.35～0.45。

6. 正性肌力药物支持 氨力农和米力农是 CHD 术后应用较广的正性药物，兼有扩张血管和舒张心室作用。氨力农半衰期 2～4 h，但对肝、肾具有毒副作用。米力农优点为半衰期短，对 PH 和低心排患者，比高剂量儿茶酚胺有明显优势，可增加心指数，降低 PAP、心房压力以及心肌氧耗量。

7. 肺血管扩张剂 对于体-肺分流相关性 PAH，针对不同发病环节的特异性肺血管扩张剂只有少量随机对照试验报道，对于这类患者的治疗更多取决于专家经验。常见使用药物包括一氧化氮、伊洛前列素、波生坦、西地那非等。

二、 术后迟发性肺动脉高压

术后迟发性 PAH 是相对于术后 RPH 而言，这类患者因术前即存在重度 PAH，术后虽然无 PHC 发生，但 PAP 未完全降至正常，经过一段时间后 PAH 再次加重而出现右心衰竭症状。一般将术后 6 个月 mPAP 仍然>25 mmHg 定义为术后迟发 PAH。真正意义上的迟发性 PAH（即 PAH 术后 6 个月才出现）并不存在，有学者认为将之称为术后持续性 PAH更为合适。即使极少数患者术后 PAP 完全降至正常然后再发生 PAH，这类患者可能与术前 PAH 关系不大，而是 IPAH 表现。

外科修复术后迟发 PAH 发生率，现有统计资料较少。注册研究显示，间隔缺损矫正手术后PAH 发生率为 2％～3％，VSD 关闭术后 PAH 发生率约 2％，继发孔 ASD 术后发生率约 3％。

临床对 CHD 术后迟发性 PAH 了解不多，与术后 RPH 的区别在于，虽然成功度过术后早期阶段（≥6 个月），但 PAH 继续发展或持续存在。肺血管床功能和结构状况是决定患者症状和预后的关键因素。术后迟发性 PAH 可能与手术时机过迟、误判手术可能性、右心室后负荷长期作用导致结构重塑不可逆转等有关。CHD 患者可能还隐藏有造成 PAH 的其他多种因素，包括长期体循环后负荷增加使左心室肥厚、左侧房室舒张功能不全、瓣膜异常、肺静脉高压或梗阻等。

CHD 术后迟发性 PAH 预后很差，预期寿命甚至短于未手术的 CCHD 和 ES 患者，较ES 患者累计生存时间短，平均为 1.3 年。其治疗参考本章第四节至第六节。理论上，房间隔造瘘术对这些患者具有较好治疗作用，但缺少相关研究。

参考文献

［1］丁仲如，秦永文.先天性心脏病合并肺动脉高压分级及性质的评估［J］.介入放射学杂志,2008,17(7):

523 - 526.

［2］李强强,顾虹,罗毅.先天性心脏病合并肺动脉高压的药物治疗进展［J］.心肺血管病杂志,2009,28(5):212 - 214.

［3］刘海菊,顾虹.急性肺血管药物扩张试验在评价先天性心脏病合并重度肺动脉高压中的应用进展［J］.心肺血管病杂志,2011,30(4):344 - 347.

［4］中华医学会小儿科学分会胸心外科学组.小儿先天性心脏病相关性肺高压诊断和治疗(专家共识)［J］.中华小儿外科杂志,2011,32(4):306 - 318.

［5］朱鲜阳,张端珍,周达新,等.先天性心脏病相关性肺动脉高压诊治专家共识(中国).

［6］Barst RJ, Agnoletti G, Fraisse A, et al. Vasodilator testing with nitric oxide and/or oxygen in pediatric pulmonary hypertension. Pediatr Cardiol, 2010, 31: 598 - 606.

［7］Baumgartner H, Bonhoeffer P, De Groot NM, et al. ESC Guidelines for the management of grown-up congenital heart disease (new version 2010)［J］. Eur Heart J, 2010, 31(23): 2915 - 2957.

［8］Chau EMC, Fan KYY, Chow WH. Effects of chronic sildenafil in patients with Eisenmenger's syndrome versus idiopathic pulmonary arterial hypertension［J］. Int J Cardlol, 2007, 120: 301 - 305.

［9］Durongpisitkul K, Laoprasitipom D, Layangool T, et al. Comparison of the acute pulmonary vasodilating effect of bemprost sodium and nitric oxide in congenital heart disease［J］. Cir J, 2005, 69: 61 - 64.

［10］Gali N, Hoeper MM, Humbert M, et al. Guidelines for the diagnosis and treatment of pulmonary hypertension: the Task Force for the Diagnosis and Treatment of Pulmonary Hypertension of the European Society of Cardiology (ESC) and the European Respiratory Society (ERS), endorsed by the International Society of Heart and Lung Transplantation (ISHLT)［J］. Eur Heart J, 2009, 30: 2493 - 2537.

［11］Gatzouli MA, Beghetti M, Gali N, et al. Longer-term oral bosentan therapy improves functional capacity in Eisenmenger syndrome: Results of the BREATHE - 5 open-label extension study［J］. Int J Cardiol, 2007, 19: 11 - 21.

［12］Post MC, Janssens S, Van de Weft F, et al. Responsiveness to inhaled nitric oxide is a predictor for mid-term survival in adult patients with congenital heart defects and pulmonary arterial hypertension［J］. Eur Heart J, 2004, 25: 1651 - 1656.

［13］Singh TP, Rohit M, Grover A, et al. A randomized, placebo-controlled, double-blind, crossover study to evaluate the efficacy of oral sildenafil therapy in severe pulmonary artery hypertension［J］. Am Heart J, 2006, 151(851): E1 - E5.

［14］Warnes CA, Williams RG, Bashore TM, et al. ACC/AHA 2008 Guidelines for the Management of Adults with Congenital Heart Disease: a report of the American College of Cardiology/American Heart Association Task Force on Practice Guidelines (writing committee to develop guidelines on the management of adults with congenital heart disease)［J］. Circulation, 2008, 118(23): e714 - e783.

第十一章　小儿先天性心脏病相关性肺动脉
高压的术前评估和术后监护

徐卓明

一、定　　义

肺高压(pulmonary hypertension，PH)是指：在海平面安静呼吸时由右心导管检查测得的肺动脉平均压 (mean pulmonary arterial pressure，mPAP)≥25 mmHg。肺动脉高压(pulmonary arterial hypertension，PAH)是指孤立的肺动脉压力增高，而肺静脉压力正常，主要原因是肺小动脉原发病变或其他的相关疾病导致肺血管阻力(PVR)增高，表现为肺动脉压力升高而肺静脉压正常，诊断标准是在 PH 的基础上同时伴有肺毛细血管楔压(pulmonary capillary wedge pressure，PCWP)＜15 mmHg，跨肺压(transpulmonary gradient，TPG)＞12 mmHg。

先天性心脏病(先心病)在我国的发病率为 0.7%～0.8%，每年新增先心病患儿约 20 万人，占婴儿畸形死亡率 50% 以上。PH 是先天性心脏病常见并发症，据统计，未经外科手术的先天性心脏病患儿，大约 30% 将发生 PH，此外，在先心病中，PH 的性质和程度是决定外科手术指征和效果的重要因素，也是影响患儿生存质量和存活率的独立危险因素。近年关于 PH 遗传学、病理生理机制及药物治疗的研究有了明显进展，本章仅述及先心病 PH 的临床分型、诊断及相对应的治疗。

二、临床分类及病理生理学特征

先心病相关性 PH 可分为先天性体循环至肺循环分流相关性 PAH、肺静脉高压、混合性 PH、节段性 PH、术后反应性 PH 及 PH 危象、腔肺吻合术后 PH(正常或轻微升高的 PVR)，以及术后迟发性 PH。

(一) 先天性体循环至肺循环分流相关性 PAH

长期的先天性体循环至肺循环分流引起血管内皮功能失调，扩张肺血管的物质如一氧化氮和前列环素减少，而缩血管物质 ET－1 及血栓素 A₂增多，肺血管平滑肌细胞肥厚，肺血管丛状改变以及内膜纤维化、血管闭塞，从而发生器质性肺血管病变，PVR 增高。PH 从病理变化可分为三个阶段。最初为肺血流增多、正常阻力、高压力状态，即高动力型 PH(hyperkinetic pulmonary hypertension，HPH)；严格来说，此阶段患儿并不应该诊断为 PAH，因为 PAH 的诊断必须包括 PCWP＜15 mmHg，而大缺损引起分流的患儿 PCWP 一般都＞15 mmHg。第二阶段为肺血流增多、高阻力、高压力状态，即达到先天性体循环至肺循环分流相关性 PAH 诊断。第三阶段则为不可逆的肺血流减少、高阻力、高压力状态，即艾森门格综合征（图 11－1）。随着外科技术的发展，这类患儿的手术年龄越来越小，婴儿期即行根治术也成为现实，从而防止了这部分患儿肺血管病变的进展。

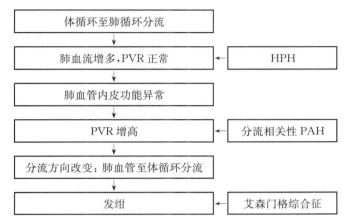

图 11－1　先天性体循环至肺循环分流相关性 PAH 病理生理演变

1. **临床分类**　先天性体循环至肺循环分流相关性 PAH 根据临床表现及病理特点可分为艾森门格综合征、体-肺分流相关性 PAH、小型缺损伴 PAH。

（1）艾森门格综合征：指患儿长期存在大量体循环至肺循环分流，致 PVR 增高，达到或超过体循环阻力（systemic vascular resistance，SVR），造成逆向分流，从而出现发绀、红细胞增多等症状的一系列临床症候。引起艾森门格综合征的患儿分流水平通常在三尖瓣后（心室和大血管水平），患儿由于心排血量下降可出现晕厥、房性心律失常。心衰症状标志患儿病程已进入终末期，预后极差。该阶段患儿活动耐量明显下降，呼吸困难；支气管动脉扩张可引起咯血；血液黏滞度增加，可出现血栓栓塞性事件如脑卒中、肺栓塞。同时，艾森门格综合征的患儿也是脑脓肿、感染性心内膜炎、肺炎的高危人群。此外，由于心功能衰竭所致肾小球缺氧、缺血，可导致肾功能不全。

（2）体-肺分流相关性 PAH：这类患儿虽然已存在 PVR 增高，但是仍存在大量的体循环至肺循环分流，安静时无发绀。患儿在晚期可有发绀，通常是由于右心室衰竭引起右房压增高，导致肺循环至体循环分流。

（3）小型缺损伴 PAH：某些小型缺损（通常超声心动图提示 VSD＜1 cm/m²、ASD＜2 cm/m²，注：cm/m² 为缺损直径大小与体表面积之比）合并 PAH 患儿出现 PVR 增高但不能用缺损导致的分流量来解释，并且临床表现类似于 IPAH，目前病因未明。严格来说，小型缺损伴 PAH 可能更适合归类于 IPAH。

2. **解剖-病理生理分类**　在 2008 年 Dana Point 大会上根据解剖及病理生理特点将分流相关性 PAH 进行了分类（见表 3－7）。

（1）类别：根据分流位置 PH 分为三尖瓣前单一水平分流、三尖瓣后单一水平分流、多水平分流、复杂先心病。根据分缺损分流部位,三尖瓣前单一水平分流可分为房间隔缺损及肺静脉无梗阻的完全性肺静脉异位引流、部分肺静脉异位引流;三尖瓣后单一水平分流可分为心室水平分流(室间隔缺损)及大动脉水平分流(动脉导管未闭);多水平分流则是同时有两个或两个以上的分流水平;复杂型先心病则有很多可合并 PH,如大血管错位合并室间隔缺损(无肺动脉狭窄)或(和)动脉导管未闭、肺血流无梗阻型单心室生理、完全性房室间隔缺损等。引起分流相关性 PAH 最常见的是 VSD,其次是 ASD 及 PDA。VSD 患儿 10% 在 2岁以后可发展成艾森门格综合征。在有较大缺损的患儿中,几乎所有永存动脉干的患儿,50% 的 VSD 患儿及 10%ASD 患儿将出现 PAH。静脉窦缺损的 ASD 患儿比继发孔型 ASD患儿合并 PAH 的概率高(16% vs. 4%)。三尖瓣前分流因其只引起右室、肺循环容量超负荷,比引起左心室、肺循环容量、压力超负荷的三尖瓣后缺损出现 PAH 的发生率小。

(2)大小:从解剖学角度,可将缺损分为小型至中型缺损(VSD<1 cm/m²、ASD<2 cm/m²,注:cm/m² 为缺损直径大小与体表面积之比)、大型缺损(VSD≥1 cm/m²、ASD≥2 cm/m²)。超声心动图不仅可以了解缺损的大小,而且可提示不同大小缺损所引起的血流动力学效应,小型缺损的两侧存在压力阶差,多为限制性缺损,而大型缺损则无明显压力阶差,多为非限制性缺损。

(3)分流方向:PH 合并有缺损患儿最初因为体循环压力高于肺循环压力,多为体循环至肺循环分流,当分流加重到肺血管出现病变,PVR 增高,则可出现双向分流,当肺血管病变更加严重,PVR 更高时,则可出现肺循环至体循环分流即艾森门格综合征。

(4)伴随畸形:21 -三体综合征(唐氏综合征)是常见的遗传畸形,在中国每 700～800 活产婴儿中有 1 个患有 21 -三体综合征。21 -三体综合征患儿有 40% 合并先天性心脏病,因患儿本身肺组织发育异常及身体发育畸形等可加重 PAH,导致早期出现不可逆的肺血管损害,呈进行性发作,故出现肺血管梗阻性病变早于无 21 -三体综合征的患儿。Saenz 等研究了 50 例 Down 综合征合并先心病的患儿(排除合并右室流出道狭窄),约 50% 平均肺动脉压>70 mmHg,合并房室间隔缺损者约 80% 存在 PAH,且 3/4<1 岁。

(5)矫治状态:有些患儿在外科手术后仍有严重 PAH。目前对于这些患儿是否在术前已有不可逆的肺血管病变,或是在手术后肺血管病病变仍在进展,尚不清楚。

(二)肺静脉高压

小儿先心病引起的肺静脉高压是由于左心房压增高,左心室高充盈压所致,即肺静脉压力增高是 PH 的主要决定因素,究其原因可能是二尖瓣病变、肺静脉病变、术后左心室的收缩和舒张功能不全引起的限制性左心室充盈,导致左心房压升高,进而引起肺静脉高压,经肺循环还可以进一步影响到右心室功能不全和肺动脉压力升高。根据 P(压力)= R(阻力)×f(流量),先心病肺静脉高压主要是由于 PVR 升高而引起的 PH,有别于分流型先心病是由于高分流而引起的 PAH。

此类肺静脉高压的代表性疾病有:梗阻性的完全性肺静脉异位引流(total abnormal pulmonary venous connection,TAPVC),因其肺静脉异位引流至右心房,类似于分流型先心病的 PH,但更主要的原因是肺静脉回流梗阻,导致大量的血液淤滞于肺血管所致的 PVR增高,同时也会经肺循环影响右心房压。TAPVC 术后若存在因肺静脉吻合口狭窄则会引起肺静脉回流梗阻,导致肺淤血、PVR 升高。一般而言,这些患儿因为术前左心得不到充分的肺静脉回流血液的充盈,左心发育会稍小,左心功能受损。此外还有严重的先天性二尖瓣反流(mitral reflux,MR)、二尖瓣狭窄(mitral stenosis,MS)、三房心、室间隔完整的主动脉弓中断(interrupted aortic arch,IAA)、主动脉缩窄(coarctation of the aorta)同样会引起左心房压力升高,致使肺静脉回流困难而引起肺静脉高压。先心病术后左心室舒张功能不全的严重程度,二尖瓣反流程度以及左心房的功能均与 PH 的程度有相关性。

(三) 混合性 PH

混合性 PH,即 PAH 合并肺静脉高压,临床上亦不少见,此类代表性疾病有:主动脉缩窄合并室间隔缺损,主动脉中断合并部分性肺静脉异位引流等。根据 P(压力) $= R$(阻力) $\times f$(流量),混合性 PH 主要是由于左心房压力升高致肺静脉回流困难致 PVR 升高而出现肺静脉高压,同时又存在体循环到肺循环的高分流引起 PAH。此时右心导管检查测得 mPAP$\geq$25 mmHg 且 PCWP$\geq$15 mmHg,TPG$<$12 mmHg。

(四) 节段性 PH

2013 年 Nice 临床分类在 2008 年 Dana Point 分类基础上做了部分修订,在未明多因素机制所致 PAH 分类中提出了节段性 PH。节段性 PH 可见于先心病患儿术前或术后,由于肺动脉压力及病理生理严重程度的局部性差异,导致部分肺动脉压力明显增高,而部分正常。节段性 PH 的先心病患儿临床表现可多种多样,可以是毫无临床症状仅通过胸部超声发现,亦可逐渐进展为呼吸困难,甚至咯血。由于病理改变的特殊性,肺活检可能会漏诊 PH。这类代表性疾病有:肺动脉闭锁或法洛四联症合并室间隔缺损及主肺动脉侧支(major aortopulmonary collateral arteries,MAPCAs)、右肺动脉起源于主动脉。

(五) 术后反应性 PH

体外循环和手术创伤是诱发全身炎性反应综合征的强效刺激因素。肺血管的炎性反应表现为肺血管内皮细胞损伤,血栓素 A_2、ET-1 等强烈收缩肺血管的细胞因子增多,因此肺循环阻力增高。有报道先天性体循环至肺循环分流相关性 PAH 的患儿术后 ET-1 下降至正常水平需要 48 h 左右。这些患儿术后早期由于术前 PVR 已经升高以及体外循环引起的肺血管内皮细胞损伤、肺血管收缩等原因引起术后早期($<$30 天)肺动脉压力仍高于正常,即术后反应性 PH(reactive pulmonary hypertension,RPH)。引起 RPH 的危险因素有术前存在充血性心力衰竭,肺动脉收缩压/动脉血压收缩压(Pp/Ps)$\geq$0.8,术中体外循环,术后仍存在心内分流,不恰当过早使用儿茶酚胺类药物等。RPH 患儿易出现低氧血症、各种心律失常、胸腔积液、心包积液、低心排出量综合征(low cardiac output syndrome,LCOS)、肺部感染等并发症,进一步引起多脏器功能不全(multiple organ dysfuction syndrome,MODS),严重影响患儿的早期生存率,加重患儿家庭和社会的精神和经济负担。

(六) 腔-肺吻合术后(正常或轻微升高的 PVR)

如果患儿的右心室收缩功能很微弱,那么即便轻微升高的 PVR 也会使肺血流明显减少,功能性单心室的患儿行上腔静脉肺动脉吻合术(bidirectional cavopulmonary shunt,BCPS)或全腔-肺吻合术(total cavopulmonary connection,TCPC)后是这类血流动力学状态的典型代表。腔肺吻合术后肺循环较正常生理状态有很大差异:① 术后肺循环灌注失去了右心搏动性血流,而被一种持续、低动能、非搏动性血流所替代。中心静脉压(central venous pressure,CVP)也取决于血管内容量的充盈,静脉回流的动能完全依赖腔-肺间的压力梯度,即 TPG。所以有效的静脉回流主要取决于较低的 PVR。② TCPC 术后患儿 PVR 较高,此类患儿肺血管发育情况较差,加之侧支血管,或此前体-肺或腔-肺吻合术而造成的肺动脉压力升高,术中长时间体外循环后产生大量缩血管活性物质,均造成 TPG 升高,故正常或低于正常的 PVR 是这些患儿手术成功的关键因素,若能有效降低这些患儿的 PVR,则能够改善患儿的心功能分级,增加活动耐量,改善血氧饱和度。

(七)术后迟发性 PH

各种心室、大动脉水平左向右分流的患儿在外科根治术后,有 15%~18% 的患儿 PVR 仍有持续升高。术后迟发性 PH 是指这类患儿在术后远期(>6 个月)仍存在或再次出现的 PH。与反应性 PH 的区别在于,患儿虽然成功度过术后早期阶段,但 PH 继续发展或持续存在。原因可能与手术时机过迟、手术可行性的误判、增加的右心室后负荷长期作用导致结构重塑不可逆转等有关。治疗方法主要是肺血管靶向活性药物的长期应用,晚期需肺或心肺移植。英国一项关于 PAH 的回顾性研究表明,部分先天性心脏病晚期的患儿术后 PAH 持续存在,其中 1/4 的患儿死亡,术后第 1、3 年的预测生存率分别为 88.2%、73%,预后明显差于艾森门格综合征的患儿,术后迟发性 PH 的 5 年生存率也明显低于艾森门格综合征患儿。对于这类患儿,在术后应毫不犹豫地将其视为 IPAH 来治疗。部分先心病患儿可能还隐藏有造成术后迟发性 PH 的其他多种因素,包括长期体循环后负荷增加使左心室肥厚、左侧房室舒张功能不全、瓣膜异常、肺静脉高压或梗阻。针对这些因素,采用积极药物治疗,包括利尿剂、减轻心脏重塑药物(血管紧张素转化酶拮抗剂)以及抗凝治疗,能使结构重塑性改变发生逆转。

(八)PH 危象

PH 危象(pulmonary hypertensive crisis,PHC)是先天性体循环至肺循环分流型心脏病术后早期常见的并发症及死亡原因。PHC 表现为肺动脉压力迅速上升,达到或超过体循环压力,体循环压力下降,左心房压下降,心率增快,CVP 上升,肝脏增大,尿量减少,肺交换功能下降,动脉血氧饱和度下降,高碳酸血症,代谢性酸中毒,患儿出现发绀。PHC 多见于大量左向右分流合并 PAH 纠治术后的新生儿和婴儿病例,患儿术前不一定有重度 PH。呼吸道感染、手术时间、再次插管是术后 PHC 发生的危险因素,而术前吸氧、术前使用卡托普利、机械通气是阻止 PHC 发生的保护因素。

三、诊　断

(一)临床表现

1. 症状　大多数儿童在 PH 发病早期跟成人一样,没有特异性的症状,只是表现为运动后气喘(大约 50% 的病例)、虚弱和运动量下降。有些儿童表现为四肢湿冷,有些儿童表现为咳嗽。因此儿童 IPAH 常被误诊为哮喘,这些儿童常表现为气急,且支气管扩张剂使用后仍然无效。分流型 PAH 患儿在 HPH 阶段因肺血流增多,可出现反复呼吸道感染,喂养困难,安静时气促明显。中晚期的患儿可出现活动耐量下降,呼吸道感染次数减少,喂养困难好转,症状似乎"减轻",但患儿存在活动耐量下降,出现发绀。当 PH 进展到晚期时,患儿可表现为眩晕或晕厥,提示患儿心排血量已下降。晚期的 PH 患儿常因心源性晕厥发生抽搐而被误诊为癫痫发作,而接受抗癫痫药物治疗。

2. 体征　早期心前区有典型的心脏杂音,肺动脉瓣第二音(P_2)亢进,心脏扩大;后期右心扩大可导致心前区隆起;肺动脉压力升高可出现 P_2 亢进,肺动脉瓣收缩早期喷射性喀喇音,三尖瓣区的收缩期杂音;晚期右心功能不全时出现颈静脉充盈或怒张、下肢水肿和发绀。

(二) 辅助检查

1. 心电图　早期患儿心电图可提示左心室占优势,前侧壁导联 q 波存在;后期出现右室肥厚,电轴右偏,前侧壁导联 q 波消失;晚期可出现快速性房性心律失常。

2. 胸部 X 线片检查　患儿早期因存在大量左向右分流,出现心影增大、肺血管扩张,肺野外侧带可见较粗的肺血管纹理。到病变后期或艾森门格综合征时肺动脉段凸出及右下肺动脉扩张,伴外周肺血管稀疏-"截断"现象;右心房和右心室扩大。

3. 超声心动图　超声心动图是筛查 PH 最重要的无创性检查方法,无右心室流出道梗阻、肺动脉狭窄时,肺动脉收缩压(sPAP)等于右心室收缩压(RVSP)。按照改良伯努利公式估算,RVSP＝4×(三尖瓣反流流速)^2＋右心房压力。右心房压力可以用标准右心房压力 5～10 mmHg 计算。此外可以通过肺动脉瓣反流流速来评估肺动脉舒张压。dPAP ＝4×(肺动脉瓣反流流速)^2＋ 左心房压力。理论上,可根据 sPAP 和 dPAP 估测 mPAP,即 mPAP ＝1/3 sPAP ＋2/3 dPAP。ESC 指南指出超声心动图评估 mPAP 只有当三尖瓣反流流速≥3.9 m/s 才比较可靠。但是,超声心动图检查有一定的局限性,不能提供正确、全面的肺循环血流动力学指标,如 PVR 指数、肺血流量等;造成临床医生对肺血管梗阻性病变评估的不足,以及随后的治疗无法达到预期的效果,而质疑治疗方案的正确性以及靶向性治疗药物的有效性。由于超声心动图检查判断患儿有无 PH 的依据为大动脉、心房、心室水平的分流方向以及相应的血流速度,患儿心功能对血流速度起主导作用,从而导致所得肺动脉压力的偏差;尤其在随访过程中,一些心功能逐渐降低的患儿肺动脉压力反而有所下降,易误解为 PH 程度有所改善,实际是右心衰竭的先兆,从而延误治疗。

4. 心脏 MRI　可以直接评价右心室大小、形状和功能等,还可以测量每搏量、心排血量、右心室质量、肺动脉扩张度。心脏 MRI 是随访期间评价右心血流动力学参数的重要无创手段,如与基线比较,每搏量下降、右室舒张期末容积增加、左心室舒张期末容积减少,提示患儿预后较差。

5. 心导管检查　心导管检查不仅是确诊 PH 的金标准,也是指导制定科学治疗方案重要的手段。可了解肺动脉收缩压、舒张压、平均压,右心房压力、肺小动脉楔压、PVR 及心排血量。对于体肺分流型先天性心脏病患儿的心排血量计算应采用 Fick 方法。值得指出的是,行心导管检查时,须测定肺毛细血管压,以区别 PAH 和肺静脉高压,这对选择何种靶向性治疗药物有指导意义。尚需提醒的是,目前各心脏中心行心导管检查时,患儿处于镇静和吸氧状态,与 PH 诊断定义设定的平静呼吸状态不同,造成低估肺动脉压力;沿用 Fick 法计算心脏指数和 PVR 时所用的氧耗量是估测值(套用表格查得),与患儿的实际值有偏差,造成所得数值的不精准。

6. 肺组织活检　是评估肺血管病理变化的金标准,以往临床上常用来判定有无手术指征。然而,近年的研究发现,由于肺活检一般取右肺中叶 2 cm 黄豆大小的肺组织送检,故只能代表局部的肺血管病变情况,并不能反映整个肺组织的病变状态。一般认为,远端肺动脉内膜无增生的患儿肺血管病变仍然可逆,然而事实表明,这部分患儿的肺血管病变仍然可进展为不可逆,并且幼儿(<2 岁)即使肺活检显示已到晚期,术后病变依然可逆。由此可见,肺活检并不能充分反映患儿的肺血管梗阻性病变程度。

7. **血浆标记物** 尽管心导管检查是目前临床上评估手术指征的重要依据,但有时并不完全可靠。血浆标记物是评估疾病病变程度的一个重要手段,近来研究表明循环内皮细胞(circulating endothelial cells,CECs)、血浆蛋白质、微小 RNA 可用于评估 PH 的病变程度和预后状况,有望为确定晚期患儿手术指征提供新的参考指标。

(1) 循环内皮细胞:CECs 是在外周测得的血管内皮细胞,能够特异地反映血管内皮的损伤程度。CECs 参与机体血管的收缩、凝血、炎症、免疫、物质转运等活动。病理状态下,缺氧、炎症、损伤、应激等导致血管内皮损伤,导致大量内皮细胞脱落进入血液循环。Viswanathan 等的研究显示,术后不可逆的 PAH 患儿,除了肺动脉内膜增厚、肺活检内皮细胞高表达 Bcl - 2,外周血 CECs 计数也明显高于 PAH 可逆组。然而 CECs 激活、再生的其他指标都不能区分 PAH 术后是否可逆。由于该研究样本例数少,运用到临床上还需要大宗样本进一步验证。

(2) 血浆蛋白质:脑钠肽(brain natriuretic peptide,BNP)是 1988 年首次从猪脑内分离出来的一种神经激素,是心脏利钠肽类激素家族成员之一,当心室压力、容量超负荷和室壁张力改变使心肌细胞受到牵张刺激时,BNP 基因表达迅速增加,BNP 分泌增多,目前作为心室功能障碍的检测指标,广泛应用于临床。Bernus 等对 78 名 PAH 患儿(先心病伴 PAH 占52.5%)的研究显示,BNP>180 pg/ml 或 N 末端 B 型利钠肽原(NT - proBNP)>1 500 pg/ml 的患儿存活率降低,且 BNP 随时间发生的改变与血流动力学变量高度相关。目前 BNP 临床上常作为 PAH 晚期右心衰竭患儿治疗的参考指标。患儿入院时 BNP 和NT - proBNP 水平是进行 PH 危险分层的重要指标,也是评价疗效的重要参数。保持较低的血浆水平或明显下降,提示 PH 病情稳定或好转。

(3) 微小 RNA(microRNAs):microRNAs 是一类大约 22 个核苷酸组成的非编码RNA 分子,调控许多基因的表达,在血管生成和重构中发挥重要的作用。microRNAs 具有组织、细胞特异性,平滑肌细胞主要表达 miR - 143 和 miR - 145,内皮细胞主要表达 miR - 126。PAH 晚期患儿的丛状改变中,miR - 143 和 miR - 145 的值明显低于正常组,而miR - 126 的表达明显高于正常组。并且,microRNAs 表达非常稳定,在肿瘤等疾病中的研究显示,组织和血浆中的 microRNAs 具有良好的一致性。因此,血浆 microRNAs 有望用于肺血管的病变程度的评估和预后状况的评价。

8. **急性肺血管扩张试验** 部分 PH 发病机制可能与肺血管痉挛有关,故急性肺血管扩张试验是筛选这些患儿的有效手段。对明显右心衰竭、血流动力学不稳定的患儿,进行急性肺血管药物扩张试验是相对禁忌的。右心导管检查过程中,给予患儿吸入或注射特定的急性扩血管药物(目前国内推荐试验药物为静脉泵入腺苷或雾化吸入伊洛前列素,使用方法见表 11 - 1),观察试验前后患者的心排血量、平均肺动脉压力以及 PVR 的变化。试验阳性的定义:试验后 mPAP < 40 mmHg,同时 mPAP 下降程度> 10%,心排血量在正常范围,

PVRI <480 dyn·s·m²·cm⁻⁵。但是对于儿童患儿,试验阳性的定义为试验后 mPAP 下降≥20%,心排血量增加或不变,PVR/SVR 没有变化或下降。

表 11-1　急性肺血管扩张试验药物

药　物	给药途径	半衰期	起始剂量	剂量调整方法
腺苷	静脉注射	5～10 s	50 μg/(kg·min)	每 2 min 增加 25 μg/(kg·min),至最大剂量 [200～300 μg/(kg·min)]或最大耐受量
伊洛前列素	雾化吸入	5～25 min	50 ng/(kg·min)	持续吸入 10 min
NO	吸入	15～30 s	10 ppm	持续吸入 5 min,可增加至 20 ppm

(三) 功能评价

6 min 步行试验(6MWT)是评价 PAH 患儿活动耐量最重要的检查方法。在西方 PAH 临床诊治中心,PAH 患儿首次入院后常规进行此项试验,而且首次住院的 6MWD 与预后有明显的相关性。此外,6MWT 也是评价治疗是否有效的关键方法,几乎所有的 PH 新药临床研究均采用 6MWD 作为主要观察终点。建议每例 PAH 患儿在住院过程中,均进行 6MWT 检测。年长于 6 岁的儿童也建议行 6MWT。具体试验操作方法请参阅文献[5]。试验结果需要按照标准格式记录(见表 4-6)。Borg 呼吸困难分级指数与 6MWT 结合可用来评价 PAH 患儿的心肺功能状态,具体分级方法见表 4-5。

<h2 align="center">四、治　疗</h2>

(一) 一般治疗

1. 适量运动　主治医师应根据每一位患儿的具体情况制定个性化的运动方案,运动以不引起明显的气短、眩晕、胸痛为宜。且必须在患儿无症状、能量充足的前提下进行。不可在饭后或者极端气温的情况下运动。

2. 预防感染　特别是先天性体-肺分流相关性 PAH 的患儿,是患肺炎、感染性心内膜炎的高危人群。这些感染会加重病情进展,并可能导致死亡。推荐这类患儿接种肺炎球菌疫苗。

(二) 支持治疗

1. 放血疗法　维持适宜的血细胞比容(Hct)在 0.35～0.45。若患儿出现 Hct>0.65,并有高血黏度的症状,如头痛、耳鸣、眩晕、视物模糊、注意力不集中、感觉异常、肌痛等,需考虑放血,按 5 ml/kg(最多 250 ml)匀速放血,同时输入等量的生理盐水或葡萄糖溶液。每年放血疗法不应超过 3 次。

2. 氧疗　有关氧气的长期治疗目前尚无共识。目前的治疗指南中推荐静息状态下 PO₂<60 mmHg 和 SPO₂<92% 的患儿应接受氧疗。对于肺静脉高压患儿机械通气时应注意适量过度通气(小潮气量、高频率通气,适当 PEEP,维持 PaCO₂ 为 35 mmHg,pH 为7.45～7.55)。然而有研究显示,氧疗有可能会增加肺部感染的风险和加快肺血管重构的进程。

3. 抗凝治疗　目前在艾森门格综合征患儿中是否应用抗凝药物仍有争议。但是口服华法林可用于肺动脉血栓形成且无咯血史的患儿,以及出现室上性心律失常、心力衰竭以及需长期留置中心静脉导管的患儿。腔-肺吻合术后 PH 患儿由于腔静脉血流缓慢,因此推荐应用阿司匹林 $3\sim5$ mg/(kg·d)进行抗凝治疗,维持 INR $1.5\sim2.5$。Monagle 等认为,TCPC 术后 2 年内的患儿应用肝素/华法林抗凝与应用阿司匹林抗凝效果之间无明显差异。因此,临床上一般不推荐常规使用华法林。

4. 强心利尿剂　常用于小儿 PH 的药物还有地高辛和利尿剂,但是长期效果如何目前尚无相关研究。这些药物的使用大多基于医生对患儿疾病程度的总体评价。要谨慎使用利尿剂,因为右心室的功能更多地依赖容量负荷,利尿剂可能会导致心功能下降。

(三) 外科治疗

年龄因素是肺血管病变的高危因素,毫无疑问,大分流尤其是三尖瓣后分流型或复杂型先心病的患儿诊治越晚,那么其存在肺血管梗阻性病变的可能性越大。表 11-2 根据笔者以往的经验,总结了各类合并 PH 的先心病患儿的推荐手术年龄。在此范围内,患儿处于 HPH 状态。对于此类患儿,若诊断明确,$Qp/Qs>2$,PCWP>15 mmHg,PVRI<320 dyn·s·m²·cm⁻⁵,有左心室容量超负荷的临床依据,则手术关闭缺损,阻断左向右分流即达到治疗目的。而某些分流相关性 PAH 患儿的手术指征需结合每一小儿心脏中心内外科诊治经验,慎重进行外科手术或介入治疗适应证的选择。Lopes 等的研究显示,双心室修补的患儿 PVR 指数 PVRI<480 dyn·s·m²·cm⁻⁵,且肺/体血管阻力之比(the ratio of pulmonary vascular resistance and systemic vascular resisitance,PVR/SVR)<0.3 时,是公认的手术或介入封堵适应证;480 dyn·s·m²·cm⁻⁵$\leqslant$PVRI$\leqslant$720 dyn·s·m²·cm⁻⁵ 且 $0.3\leqslant$PVR/SVR$\leqslant0.5$,急性肺血管扩张试验中 PVR 下降 20%、PVR/SVR 下降 20%、PVRI <480 dyn·s·m²·cm⁻⁵、PVR/SVR<0.3 时,是近年来扩大的手术适应证。而当 PVRI>720 dyn·s·m²·cm⁻⁵ 且 PVR/SVR>0.5 时,患儿是否可以手术需要多方面的评估,目前尚无统一标准。对于需要行单心室修补的患儿,mPAP 应接近正常水平,术前 mPAP>19 mmHg 是预后不良的危险因素之一。越来越多的学者认同,外科手术或介入封堵对一些患儿而言并不一定是最佳的选择。当然,也有学者坚持修补或封堵心脏缺损,但对于高危人群,可采用心房留孔或心室水平补片开窗的折中方式,牺牲一定的氧饱和度,来保全心排血量。对于一些小型缺损伴 PAH 的患儿,其 PAH 的严重度无法用缺损导致的分流量来解释,并且临床表现类似于 IPAH,若修补或封堵心脏缺损,则加速患儿死亡。因此,严格来说,小型缺损伴 PAH 可能更适合归类于 IPAH。

表 11-2　各类体循环至肺循环分流型先天性心脏病推荐手术年龄

病　　　种	年　龄
ASD、无梗阻的 PAPVC	<4 岁
无梗阻的 TAPVC	<2 岁
VSD/PDA	<2 岁
TOF/MAPCAs、PA/VSD/MAPCAs	<2 岁
CAVSD、无肺血流梗阻的单心室	<6 月
APW、PTA、单侧肺动脉起源于升主动脉	<6 月
Taussig-Bing 畸形、d-TGA/VSD	<3 月

（四）靶向性治疗——选择性肺血管扩张剂

15 年以来针对不同发病环节的特异性肺血管扩张剂陆续研发成功后，大量多中心随机试验报道这些特异性肺血管扩张药物的疗效。目前已上市的肺血管扩张剂有：前列环素及其衍生物、内皮素受体拮抗剂、磷酸二酯酶-5 抑制剂等。

1. NO 途径　主要通过刺激可溶性鸟苷酸环化酶的产生，使细胞内环磷酸鸟苷水平增加来扩张肺血管，代表药物为 NO 和磷酸二酯酶-5 抑制剂西地那非或伐地那非。

（1）NO：近年来，NO 治疗先天性心脏病术后早期反应性 PH 及危象有目共睹。但是国内无医用 NO 气体供应。使用 NO 过程中，必须有监测 NO/NO_2 浓度的装置以及毒气处理装置，以及检查血 MetHb 浓度了解有无 NO 中毒。而使用普通流量计作为 NO 输送装置，既不能提供 NO 的使用浓度，也无法监测 NO_2 浓度，绝非理想的 NO 传送和监测装置。而且当 NO 吸入撤离后，可能出现肺动脉压急剧升高的反跳现象。西地那非可有效防止停用吸入 NO 后的反跳现象。

（2）西地那非：基于广泛的预实验及临床试验研究，磷酸二酯酶-5 抑制剂西地那非经 FDA 批准用于治疗成人中重度 PH 患者，且广泛应用于小儿 PH 治疗。近期研究表明西地那非对慢性肺部疾病及先心病有额外效果。磷酸二酯酶-5 高表达于人类肥大的右心室，西地那非的急性阻断作用能改善右心室的收缩功能。更多的研究指出静脉用西地那非对于新生儿持续性 PH 及心脏疾病术后 PH 患儿有潜在作用。口服西地那非的剂量为：$0.35\sim0.5$ mg/kg，每日 3 次。西地那非半衰期为 4 h，故 PH 急性期可以每 4 h 使用一次。值得注意的是，我国目前尚未批准西地那非用于 PAH 的适应证，且 2012 年 Barst 等的一项全球多中心、随机、双盲、安慰剂对照的临床试验（Randomized，Placebo-Controlled Clinical Trial，RCT）提示：① 只有中等剂量（1 mg/kg，每日 3 次）和高剂量（2 mg/kg，每日 3 次）才可有效改善儿童 PH 患儿的 WHO 心功能分级和血流动力学指标；② 儿童口服高剂量西地那非治疗，相较于低剂量西地那非，有较高的死亡率；③ 儿童口服低剂量西地那非治疗 PH，在改善运动耐量方面未见成效。因此，美国 FDA 指出不得使用西地那非治疗儿童（年龄 1～17 岁）PH，若已使用西地那非治疗的患儿应在医师指导下调整方案，不得自行调整剂量甚至突然停药。

（3）伐地那非：是一种更为高效、半衰期更长的磷酸二酯酶-5 抑制剂。该药抑制磷酸二酯酶-5 活性大约是西地那非的 10 倍。我国一项研究给 45 位 PH 患者服用伐地那非 3 个月和 14 ± 3 个月，6MWD 分别增加了 70.7 ± 78.4 m、83.4 ± 91.8 m，在 14 ± 3 个月后再次行心导管检查，也发现 PVR、肺动脉压、PVR/体循环阻力（Rp/Rs）下降，心指数较服用前增加。目前也有报道提示伐地那非可帮助那些由于降低一氧化氮吸入浓度而引发术后 PH 反跳的患儿成功脱离吸入 NO 治疗。伐地那非治疗 TCPC 术后患儿高 PVR 的研究报道目前罕见。一项关于伐地那非治疗儿童先心病 PH 研究指出，1 名开窗型 TCPC 术后的患儿在服用伐地那非后 3 个月、6 个月后，板障右向左血流速度均降低，跨肺压减小，颜面部水肿、心包积液消失，SpO_2 也较服药前上升。口服伐地那非的剂量为 0.2 mg/kg，给药方式为每日 2 次，每次间隔 12 h。磷酸二酯酶-5 抑制剂主要的不良反应有头痛、头晕、面部潮红、闪光感、鼻炎、视野异常、QT 间期延长、肝功能异常等。因此，用药期间需定期复查心电图、肝功能，以及眼科检查。

2. 内皮素受体拮抗剂　内皮素抑制剂（如波生坦、安立生坦）通过对内皮素的拮抗作用，阻止内皮素的活性形式和受体结合发挥血管收缩和细胞增殖的作用，从而降低肺动脉压力。

（1）波生坦：是一种非选择性的内皮素受体拮抗剂，与内皮素受体 A 的亲和力稍强。目前波生坦已经有多项多中心随机对照临床试验结果发表，BREATHE－5(Bosentan Randomised Trial of Endothelin Antagonist Therapy)是一项多中心、双盲、随机、安慰剂对照试验，评估波生坦对于艾森门格综合征患儿血氧饱和度、肺循环和体循环血流动力学、活动耐量试验的疗效。证实波生坦能有效降低 PVR、肺动脉压力，增加活动耐量。D'Alto 等研究表明长期服用波生坦治疗艾森门格综合征有一定的效果。Rosenzweig 等通过对儿童应用波生坦的长期随访显示，46％的患儿心功能状况好转，44％的患儿没有恶化，同时也验证了儿童中应用波生坦的安全性。波生坦减少缩血管物质，起效时间慢，非急性扩张肺血管，也可用于单心室生理围术期 PVR 增高的患儿。因此，推荐艾森门格综合征、心功能Ⅲ级的患儿接受波生坦治疗。口服波生坦的目标剂量为：体重<10 kg，7.812 5 mg，每日 2 次，口服；体重 10～15 kg，15.625 mg，每日 2 次，口服；体重 15～20 kg，31.25 mg，每日 2 次，口服；体重 20～40 kg，31.25～62.5 mg，每日 2 次，口服；体重 40～60 kg，62.5～125 mg，每日 2 次，口服。具体给药方法：最初 2～4 周剂量为目标剂量的一半，如果患儿耐受良好，增加至目标剂量。波生坦的主要副作用是肝功能损伤，Suntharalingam 等通过滴定法验证波生坦的肝脏毒性时发现，基础转氨酶水平、女性以及结缔组织病是应用波生坦时肝脏毒性的危险因素。美国 FDA 规定应用波生坦的患儿至少每月检测肝功能，肝功能明显异常的患儿不能应用波生坦。

（2）安立生坦：是一种选择性阻断 ET－A 受体的内皮素受体拮抗剂，与波生坦相比，肝功能异常的发生率更低。对于成人 PH 患者的运动耐量及功能分级有明显疗效，但目前对于小儿 PH 的临床研究数据仍较少。Takatsuki 等一项回顾性研究随访 2007～2009 年间美国 38 例 PAH 患儿，通过将波生坦转换成安立生坦以及安立生坦加入治疗两种方案，结果均提示安立生坦显著降低儿童 PAH 患儿的平均肺动脉压力、WHO 心功能分级，且耐受性好，未发现肝功能异常病例。口服安立生坦剂量：每日 0.5 mg/kg。

3. 前列环素途径　前列环素(prostacyclin)和前列腺素(prostaglandin)均是花生四烯酸的主要代谢产物，它通过诱导血管内皮细胞产生环磷酸腺苷，从而舒张血管平滑肌细胞。两者都可扩张肺动静脉，使 PVR 下降。但两者作用有显著差异，前列腺素（如：凯时、保达新）扩张体循环血管的作用大于肺循环血管；前列环素（如：伊洛前列素）扩张肺血管的作用大于体循环血管。因此，只有前列环素才是选择性肺血管扩张剂。若用前列腺素治疗 PH 患儿，会造成低血压，甚至危及生命。

（1）伊洛前列素：是前列环素的衍生物，与前列环素具有相同的疗效，是一种选择性较强的肺血管扩张剂，在降低 PVR 同时，对体循环阻力影响极小，长期应用该药可降低肺动脉压力和 PVR，提高运动耐量，改善生活质量。Rimensberger 等证实伊洛前列素能增加 cAMP，有效降低 PVR，吸入伊洛前列素可替代 NO 治疗，相比 NO，吸入伊洛前列素更加安全，且避免了 NO 停用后的反跳现象。对于艾森门格综合征来说，目前口服和吸入的前列环素类药物疗效仍在研究状态。蔡小满等在 44 例 TCPC 术后患儿回顾性研究中发现，静脉用伊洛前列素治疗后，患儿 TPG、CVP 有明显下降，心功能有改善。该药起效迅速，为急性肺血管扩张剂，可用于 PH 危象治疗。在国内，雾化吸入和（或）静脉泵入伊洛前列素是 PAH 导致右心衰竭患儿的首选抢救药物，也是 WHO 心功能Ⅲ～Ⅳ级患儿的一线用药。最新的研究结果表明,长期应用伊洛前列素能够将 PAH 患儿的 2 年生存率改善至 87%,且不良反应轻,耐受性良好。值得注意的是在肺静脉高压时需谨慎使用,避免因肺静脉迅速扩张致左心房压力过高出现左心衰竭。伊洛前列素有静脉注射及雾化吸入两种剂型,静脉注射表现为双向消除的特点,平均半衰期分别为 3～5 min 以及 15～30 min,起效迅速,但作用时间短,建议 24 h 持续静滴,需中心静脉泵入,剂量为 1～10 ng/(kg·min);雾化吸入为 30～80 ng/(kg·min),持续 10 min,一天可用 2～8 次。

(2) 贝前列环素:是唯一能口服的前列环素类药物,在一项随机试验中,IPAH 患儿在服用贝前列环素 3 个月后活动耐量明显增加。另有研究显示,口服贝前列环素且能有效改善慢性血栓栓塞性 PH 患儿的心功能状态,并能降低肺动脉压力和 PVR。但是贝前列环素对于先天性体循环至肺循环分流型 PAH 的疗效,及治疗 PAH 的长期疗效仍不明确,需进一步循证医学证据支持。

(3) 静脉注射用依前列醇:是第一个在欧美上市的前列环素类药物,其对于艾森门格综合征患儿,能改善血流动力学以及活动耐量,但是患儿必须留置中心静脉输液通道,增加了栓塞概率和脓毒血症的危险。

(五) 治疗后手术

针对一些无手术指征的 PH 患儿,例如艾森门格综合征患儿,一般采用靶向性肺血管扩张剂治疗,有学者开始尝试对此类患儿在术前给予肺血管扩张药物靶向治疗,待肺血管持续阻力下降后再实施手术修补或介入封堵,但药物治疗后具备手术指征成功进行外科修补术后的报道目前仍少见。另外,也有学者指出心内缺损大的患儿不宜使用靶向性肺血管扩张剂,因为 PVR 下降后可引起肺血流量明显增多,肺血管剪切力增加使肺血管床受损。对于这部分患儿而言,短期使用靶向性肺血管扩张剂是有益的,但长期使用会使病情恶化。然而,Beghetti 指出这些患儿随访时间短、病例数少,尚不能确定原本无手术指征的患儿服用靶向肺血管扩张剂后可进行手术治疗。故对于治疗后手术的方式亟待更多循证医学证据支持。

(六) 心肺移植

目前的靶向治疗不能根本上治愈 PH,仅能改善血流动力学,并延缓症状发展,改善活动耐量,提高生存质量。因此,心肺移植具有不可比拟的优势。目前适用于心功能 III 级或 IV 级伴严重低氧血症的艾森门格综合征患儿。但是,心肺移植的供体来源极为有限,儿科范围内适用的供体更是凤毛麟角。

(七) 新的治疗方法

近期 PAH 病理学基础研究的深入开展提出了一些新的靶向治疗的方向,包括血管张力,细胞生长、增殖及凋亡。相应的新的治疗方法包括血小板源性生长因子受体阻断剂、可溶性鸟苷酸环化酶活化剂及激活剂、Rho 激酶、他汀类制剂、5-羟色胺信号因子等。这些新的观察结果是否能成功地转化成针对人类可行的治疗尚属未知,但这些重要研究将可能为 PH 的远期疗效提供决定性的方向指引。

(八) PH 患儿的呼吸管理

PH 的治疗手段是多样的,应用选择性的肺血管扩张剂十分重要,机械通气(mechanical ventilation, MV)也是早期治疗策略中的一部分,通常 MV 需要维持 48～72 h,维持适当过度通气和良好的氧合,但不能过分追求过度通气,大潮气量可引起机械通气相关肺损伤。笔者经验,术后早期 MV 中维持 $PaCO_2$ 在 35 mmHg 左右,PaO_2 在 90～100 mmHg,pH 在 7.45～7.55,结合选择性肺血管扩张剂的应用,可以使大部分患儿度过术后心肌水肿高峰期和 CPB 相关的炎症反应期。

PAH 患儿术后如仍存在部分左向右分流,在 MV 时应该注意适当控制肺血流量,避免肺血过多,轻度增高 $PaCO_2$,氧饱和度维持在 90% 左右为宜,可以在一定范围内限制肺血流量。PEEP 在这类患者中也很重要,特别是存在心肌功能不全的患儿需要降低左心室后负荷,并限制回心血量。PEEP 使 PVR 增加还可以控制肺血流量,产生有益的效应。

五、 先天性心脏病合并 PH 术后早期治疗策略及流程

先天性心脏病合并 PH 术后早期治疗策略及流程见表 11 - 3 及图 11 - 2。

（1）机械通气：术后立即机械通气,一般维持 48～72 h,维持适当过度通气和良好的氧合,$PaCO_2$ 维持在 30～35 mmHg,PaO_2 维持在 90～100 mmHg。

表 11 - 3　PH 的重症监护策略

鼓　　　励	避　　　免
解剖纠治	残余解剖问题
创建或保留心房水平右向左分流	右心衰竭时心房水平无分流
镇静/止痛	激惹/疼痛
中度过度通气	呼吸性酸中毒
中度碱中毒	代谢性酸中毒
足够的吸入氧浓度	肺泡缺氧
正常的肺容量	肺不张或肺过度膨胀
适宜的血细胞比容	血细胞比容过高
正性肌力药物支持	低心排血量、冠状血管灌注不足
血管扩张剂	血管收缩剂、后负荷增加

（2）镇静、镇痛、肌松：患儿烦躁或者需吸痰操作,予舒芬太尼每小时 0.5～1 $\mu g/kg$ 持续静滴,咪达唑仑每小时 0.5～2 $\mu g/kg$ 持续静滴,建议镇静 48～72 h。

（3）及时纠正低氧血症及高碳酸血症、酸中毒,维持 BE＞0,pH 7.50～7.55,必要时予 5% SB 2 ml/kg 静脉滴注。

（4）若出现 PH 危象,尽可能停止一切正在进行的有创操作,及时予伊洛前列素 80 ng/(kg·min) 雾化吸入 10 min,可加用其他肺血管扩张剂。

（5）评估有无残余解剖问题,如明显的残余分流、残余梗阻、瓣膜反流等。

（6）应用正性肌力药物,维持良好心功能。

（7）维持适当血细胞比容(0.35～0.45)。

（8）若 PH 危象无法逆转,出现心跳、呼吸骤停,在有条件的医院,对此类患儿应及早开始体外膜肺支持治疗。

（9）加强营养支持。

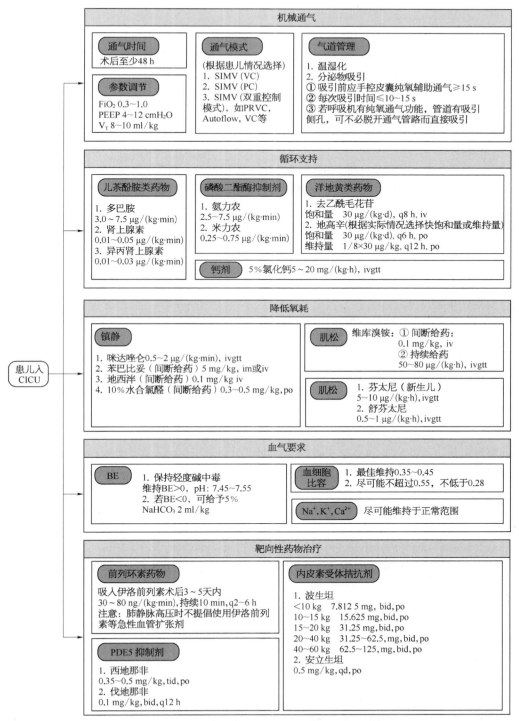

图 11 - 2　先天性心脏病合并 PH 术后早期治疗流程

FiO₂：氧浓度；PEEP：呼气末正压；V_T：潮气量；SIMV：同步间歇指令通气；VC：容量控制；PC：压力控制；
PRVC：压力调节容量控制；Autoflow：自动流量

参考文献

［1］蔡小满,刘锦纷,朱丽敏,等.静脉使用伊洛前列素在全腔肺吻合术后早期的应用[J].中华小儿外科杂志,2011,32(10):727-730.

［2］龚霄雷,徐卓明,刘锦纷.室间隔缺损术后反应性肺高压危险因素及疗效分析[J].中华小儿外科杂志,2011,32(4):255-261.

［3］龚霄雷,朱丽敏,蔡小满,等.伐地那非治疗先天性心脏病术后肺动脉高压的疗效观察[J].上海交通大学学报,2011,31(9).

［4］胡大一,荆志成.规范肺动脉高压的筛查诊断与治疗[J].中华心血管病杂志,2007,35(11):977-978.

［5］荆志成.六分钟步行距离试验的临床应用[J].中华心血管病杂志,2006,34(4):381-384.

［6］徐卓明,朱丽敏,蔡小满,等.波生坦治疗儿童先天性心脏病相关肺动脉高压的疗效观察[J].中华医学杂志,2009,89(030):2106-2109.

［7］徐卓明,朱丽敏,王莹.危重先天性心脏病术后机械通气策略[J].中国实用儿科杂志,2010,(2):107-110.

［8］徐卓明.儿童先天性心脏病合并肺动脉高压诊治中不容忽视的问题[J].中华临床医师杂志(电子版)ISTIC,2012,6(22).

［9］徐卓明.小儿先天性心脏病相关性肺高压诊断和治疗(专家共识)[J].中华小儿外科杂志,2011,32(4).

［10］Barst RJ,Ivy DD,Gaitan G,et al. A Randomized,double-blind,placebo-controlled,dose-ranging study of oral sildenafil citrate in treatment-naive children with pulmonary arterial hypertensionclinical perspective [J]. Circulation, 2012, 125(2):324-334.

［11］Barst RJ,McGoon M,McLaughlin V,et al. Beraprost therapy for pulmonary arterial hypertension [J]. Journal of the American College of Cardiology, 2003, 41(12):2119-2125.

［12］Beghetti M, Galiè N, Bonnet D. Can "inoperable" congenital heart defects become operable in patients with pulmonary arterial hypertension? dream or reality? [J]. Congenital Heart Disease, 2012, 7(1):3-11.

［13］Berger RMF, Beghetti M, Galiè N, et al. Atrial septal defects versus ventricular septal defects in BREATHE-5, a placebo-controlled study of pulmonary arterial hypertension related to Eisenmenger's syndrome: a subgroup analysis [J]. International Journal of Cardiology, 2010, 144(3):373-378.

［14］Bernus A, Wagner BD, Accurso F, et al. Brain natriuretic peptide levels in managing pediatric patients with pulmonary arterial hypertension [J]. CHEST Journal, 2009, 135(3):745-751.

［15］Bockmeyer CL, Maegel L, Janciauskiene S, et al. Plexiform vasculopathy of severe pulmonary arterial hypertension and microRNA expression [J]. The Journal of Heart and Lung Transplantation, 2012, 31(7):764-772.

［16］Dadfarmay S, Berkowitz R, Kim B, et al. Differentiating pulmonary arterial and pulmonary venous hypertension and the implications for therapy [J]. Congestive Heart Failure, 2010, 16(6):287-291.

［17］D'Alto M, Romeo E, Argiento P, et al. Pulmonary vasoreactivity predicts long-term outcome in patients with Eisenmenger syndrome receiving bosentan therapy [J]. Heart, 2010, 96(18):1475-1479.

［18］Frescura C, Thiene G, Gagliardi MG, et al. Is lung biopsy useful for surgical decision making in congenital heart disease? [J]. European Journal of Cardio-Thoracic Surgery, 1991, 5(3): 118 – 123.

[19] Galie N, Humbert M, Vachiery JL, et al. Effects of beraprost sodium, an oral prostacyclin analogue, in patients with pulmonary arterial hypertension: a randomised, double-blind placebo-controlled trial [J]. J Am Coll Cardiol, 2002, 39(9): 1496 – 1502.

[20] Galiè N, Hoeper MM, Humbert M, et al. Guidelines for the diagnosis and treatment of pulmonary hypertension. Task Force for Diagnosis and Treatment of Pulmonary Hypertension of European Society of Cardiology (ESC); European Respiratory Society (ERS); International Society of Heart and Lung Transplantation (ISHLT) [J]. Eur Respir J, 2009, 34: 1219 – 1263.

[21] Giglia TM, Humpl T. Preoperative pulmonary hemodynamics and assessment of operability: Is there a pulmonary vascular resistance that precludes cardiac operation? [J]. Pediatric Critical Care Medicine, 2010, 11: S57 – S69.

[22] Gorenflo M, Gu H, Xu Z. Peri – Operative pulmonary hypertension in paediatric patients: Current strategies in children with congenital heart disease [J]. Cardiology, 2010, 116(1): 10 – 17.

[23] Hachulla E, Gressin V, Guillevin L, et al. Early detection of pulmonary arterial hypertension in systemic sclerosis: a French nationwide prospective multicenter study [J]. Arthritis Rheum, 2005, 52(12): 3792 – 3800.

[24] Haworth SG, Hislop AA. Treatment and survival in children with pulmonary arterial hypertension: the UK Pulmonary Hypertension Service for Children 2001 – 2006 [J]. Heart, 2009, 95 (4): 312 – 317.

[25] Hopkins RA, Bull C, Haworth SG, et al. Pulmonary hypertensive crises following surgery for congenital heart defects in young children [J]. Eur J Cardiothorac Surg, 1991, 5(12): 628 – 634.

[26] Ivy DD, Abman SH, Barst RJ, et al. Pediatric pulmonary hypertension [J]. Journal of the American College of Cardiology, 2013, 62(25S).

[27] Jing ZC, Jiang X, Wu BX, et al. Vardenafil treatment for patients with pulmonary arterial hypertension: a multicentre, open-label study [J]. Heart, 2009, 95(18): 1531 – 1536.

[28] Kageyama K, Hashimoto S, Nakajima Y, et al. The change of plasma endothelin – 1 levels before and after surgery with or without Down syndrome [J]. Paediatr Anaesth, 2007, 17(11): 1071 – 1077.

[29] Kleinman ME, Chameides L, Schexnayder SM, et al. Pediatric advanced life support: 2010 American Heart Association guidelines for cardiopulmonary resuscitation and emergency cardiovascular care [J]. Pediatrics, 2010, 126(5): e1361 – e1399.

[30] Lopes AA, O'Leary PW. Measurement, interpretation and use of haemodynamic parameters in pulmonary hypertension associated with congenital cardiac disease [J]. Cardiology in the Young, 2009, 19(05): 431 – 435.

[31] Monagle P, Cochrane A, Roberts R, et al. Abstract 1157: A multicentre randomized trial comparing heparin/warfarin versus aspirin as primary thromboprophylaxis for two years after Fontan procedure in children [J]. Circulation, 2008, 118: S651.

[32] Myers CD, Ballman K, Riegle LE, et al. Mechanisms of systemic adaptation to univentricular Fontan conversion [J]. The Journal of Thoracic and Cardiovascular Surgery, 2010, 140(4): 850 – 856. e6.

[33] Nguyen DT, Scheinman M. Supraventricular tachycardia in pulmonary hypertension [J]. Cardiac Electrophysiology Clinics, 2010, 2(2): 317 – 319.

[34] Olschewski H, Hoeper MM, Behr J, et al. Long-term therapy with inhaled iloprost in patients with

pulmonary hypertension [J]. Respiratory Medicine, 2010, 104(5): 731 – 740.

[35] Rimensberger PC, Spahr-Schopfer I, Berner M, et al. Inhaled nitric oxide versus aerosolized iloprost in secondary pulmonary hypertension in children with congenital heart disease: vasodilator capacity and cellular mechanisms [J]. Circulation, 2001, 103(4): 544 – 548.

[36] Rosenzweig EB, Ivy DD, Widlitz A, et al. Effects of long-term Bosentan in children with pulmonary arterial hypertension [J]. J Am Coll Cardiol, 2005, 46(4): 697 – 704.

[37] Rudski LG, Lai WW, Afilalo J, et al. Guidelines for the echocardiographic assessment of the right heart in adults: a report from the American Society of Echocardiography endorsed by the European Association of Echocardiography [J], a registered branch of the European Society of Cardiology, and the Canadian Society of Echocardiography [J]. J Am Soc Echocardiogr, 2010, 23(7): 685 – 713, quiz 786 – 788.

[38] Sandoval J, Aguirre JS, Pulido T, et al. Nocturnal oxygen therapy in patients with the Eisenmenger's syndrome [J]. Am J Respir Crit Care Med, 2001, 164(9): 1682 – 1687.

[39] Smadja DM, Gaussem P, Mauge L, et al. Comparison of endothelial biomarkers according to reversibility of pulmonary hypertension secondary to congenital heart disease [J]. Pediatric cardiology, 2010, 31(5): 657 – 662.

[40] Suntharalingam J, Hodgkins D, Cafferty FH, et al. Does rapid dose titration affect the hepatic safety profile of Bosentan? [J]. Vascular Pharmacol, 2006, 44(6): 508 – 512.

[41] Sáenz B J D, Alegria E, Valles V, et al. Down's dyndrome and congenital heart disease (author's transl)[J]. Anales Españoles de Pediatría, 1980, 13(1): 43.

[42] Takatsuki S, Rosenzweig EB, Zuckerman W, et al. Clinical safety, pharmacokinetics, and efficacy of ambrisentan therapy in children with pulmonary arterial hypertension [J]. Pediatric Pulmonology, 2013, 48(1): 27 – 34.

[43] Viswanathan S, Kumar RK. Assessment of operability of congenital cardiac shunts with increased pulmonary vascular resistance [J]. Catheterization and Cardiovascular Interventions, 2008, 71(5): 665 – 670.

[44] Weijerman ME, van Furth AM, van der Mooren MD, et al. Prevalence of congenital heart defects and persistent pulmonary hypertension of the neonate with Down syndrome [J]. European Journal of Pediatrics, 2010, 169(10): 1195 – 1199.

第十二章 左心疾病相关性肺高压的治疗

潘文志

左心疾病相关性肺高压(pulmonary hypertension，PH‑LHD)是由左心室收缩功能障碍、左心室舒张功能障碍和(或)左心瓣膜病引起的PAH，血流动力学诊断标准为平均肺动脉压(mean pulmonary artial pressure，mPAP)≥25 mmHg，肺毛细血管楔压(pulmonary capillary wedgepressure，PCWP)>15 mmHg，是PAH中最常见的类型。近年来这一类型的PAH逐渐受到重视。

一、PH‑LHD相关的概念

左心疾病(left heart disease，LHD)是一个相对于右心疾病的疾病概念，其主要包括由各种原因所导致的主要累及左心结构与功能的心肌疾病、二尖瓣和主动脉瓣病变的心脏瓣膜病及主动脉和体循环动脉疾病等。某种程度上，LHD的范畴可以理解为由各种原因所导致的左心室收缩功能障碍或左心室舒张功能障碍的慢性心力衰竭。而右心疾病主要是指由各种原因所导致的主要累及右心结构与功能的心肌疾病、三尖瓣和肺动脉瓣病变的心脏瓣膜病及肺动脉疾病等。临床常见的导致PH的LHD包括：左心室收缩性功能障碍(扩张性心肌病、缺血性心肌病等)、左心室舒张性功能障碍(原发性高血压、主动脉扩张性或缩窄性疾病、冠状动脉粥样硬化性心脏病、缩窄性心包炎、肥厚性心肌病、限制性心肌病等)、二尖瓣和(或)主动脉瓣病变的心脏瓣膜病(二尖瓣狭窄或关闭不全、主动脉瓣狭窄或关闭不全等)、左心房疾病(如左心房黏液瘤或血栓等)、某些先天性心脏病(如三房心、主动脉缩窄、左心发育不良综合征等)。

二、流行病学

PH‑LHD患者数量占全部PH的首位，约半数被筛查出的PH为PH‑LHD。在PH‑LHD中，慢性心力衰竭相关性PH最常见。慢性心力衰竭为各种左心疾病的终末阶段，其发病率为1.5%～2.0%，65岁以上人群发病率可达6%～10%。国外数据显示约2/3的慢性心力衰竭患者可能合并PH。根据左心室射血分数正常与否，慢性心力衰竭分为收缩性心力衰竭和舒张性心力衰竭，两者引起PH的发生率分别高于60%和70%。慢性心衰或心脏瓣膜病患者的预后部分取决于其肺血管病变和右心功能不全的严重程度。慢性心力衰竭合并PH和右心室功能障碍者预后不良。慢性心力衰竭相关性PH患者的短期和长期死亡风险均比无 PH 的慢性左心衰竭高。有研究提示,左心功能衰竭合并中度 PH 的患者 28 个月后的病死率为 57%,而无 PH 的患者仅为 17%。新近的一项研究观察了来自两个中心的 339 例慢性心力衰竭引起的 PH,其中 90% 为舒张性心力衰竭(305 例),平均随访 52.4 个月,结果显示这组患者的 1 年生存率为 81.1%,2 年生存率为 73.8%,可见慢性心力衰竭相关性 PH 的预后很差。

三、发 病 机 制

PH‐LHD 的发病机制复杂,可能是由左心房压升高引起的"被动性 PH",即由肺静脉压增高引起;在某些患者,也可能叠加由肺动脉异常收缩和血管重构等因素引起的"反应性 PH",从而共同导致 PH‐LHD。肺静脉压升高如何导致肺动脉压升高、"被动性 PH"如何演变为"反应性 PH"的具体产生机制有待进一步深入研究。PH‐LHD 的病理生理学特点为肺静脉高压型肺血管病,LHD 早期可以无明显的肺动脉压升高,长期慢性肺静脉高压往往表现为肺淤血、肺血容量增加、肺血重分布、间质性或肺泡性肺水肿等,而急性左心衰竭易发生迅速而严重的肺泡性肺水肿。临床流行病学研究提示,PH‐LHD 具有一定的可逆性和波动性,可能与 LHD 急性加重的发生有关。

四、诊 断 和 评 估

(一) 明确合并 LHD

根据患者的病史和超声心动图检查结果,大多数患者 LHD 的诊断即可明确。但是对于单独存在的左心室舒张性功能障碍或射血分数保留性心力衰竭,其诊断及与 PAH 的鉴别诊断有时具有一定的难度,需要根据其临床特点以及血流动力学改变的情况等进行疾病的诊断与评估。左心室舒张性功能障碍或射血分数保留性心力衰竭的诊断应考虑有无高危临床因素(高龄、心房颤动和左心房扩大等)、超声心动图有无舒张功能不全表现(左心室肥大、左心房增大、二尖瓣血流的 E/A<1 以及其他反映舒张功能不全的指标是否异常)、对利尿剂治疗后的临床症状反应是否良好等。胸部 X 线有助于 LHD 以及 PH‐LHD 高危患者的筛查及临床随访,胸部 X 线检查示上叶肺血管扩张是肺静脉高压的一种征象。超声心动图检查是 LHD 患者临床最常用的基础疾病的影像学诊断方法和是否合并 PH 的首选筛查方法。

(二) 血流动力学诊断与评估

右心导管是判断 PH 的金标准,PH‐LHD 患者血流动力学表现为 mPAP≥25 mmHg,PCWP>15 mmHg。LHD 相关 PH 患者 PH 的严重程度多无鉴别诊断意义,较之 PAP 和肺血管阻力(PVR),跨肺压差是更具有肺血管病变严重程度评估作用的血流动力学参数。跨肺压差表示平均肺动脉压(mPAP)与平均肺毛细血管楔压(mean pulmonary capillary wedge pressure,mPCWP)的差值,即 mPAP−mPCWP。PH‐LHD 可根据跨肺压差分为被动性和反应性,若跨肺压差<12 mmHg、肺血管阻力<200～240 dyn·s·m^{-5} 及以上为被动性;跨肺压差>12 mmHg、肺血管阻力>200 dyn·s·m^{-5} 则为反应性,后者肺血管阻力明显升高。被动性肺动脉压力升高继发于左心房压力增高,而反应性肺动脉压力升高由肺动脉结构和功能改变引起。肺血管阻力增高是慢性心力衰竭相关性 PAH 患者死亡的独立预测因子。Shunsuke T 等的研究纳入了 158 例慢性心力衰竭引起的 PAH 患者,其中 100 例为被动性肺动脉压力增高,58 例为反应性,平均随访 2.6 年,后者死亡率明显高于前者,肺血管阻力升高的死亡风险比为 1.18。

五、治 疗

1. LHD 基础疾病的治疗　由于 PH - LHD 的基本病因在于 LHD 导致的左心充盈压的升高,PH - LHD 的治疗首先应进行基础疾病的优化治疗,降低左心充盈压,其主要包括氧疗、利尿剂、硝酸酯类、ACEI/ARB 类、β 受体阻滞剂类药物的规范治疗,以及包括多巴酚丁胺、米力农、左西孟坦等在内的正性肌力药物治疗等,也包括心室同步化治疗及心脏瓣膜病的矫正治疗等。对于 PH - LHD 的治疗应重视患者左心室充盈压的优化治疗,LHD 基础疾病的良好治疗可有效减少或减轻 PH 的发生及严重程度。在心脏瓣膜病患者,例如二尖瓣狭窄患者,手术后 PCWP 较快地下降可使 PAP 逐渐降至正常,但是患者手术后近期的肺血管病理学改变的复原可能并不完全,其肺血管的病理改变可能仍需要数周至数月之后才能复原。大部分 PH - LHD 患者的治疗期望值为 PAP 的正常化。

2. 靶向药物治疗　动物实验和小样本的临床研究提示,PAH 靶向药物可能是一种治疗 PH - LHD 有希望的药物治疗措施。但是,靶向药物的疗效及安全性目前仍存在争议。

为阐明 PH 靶向治疗药物治疗 PH - LHD 的安全性、近期疗效和远期疗效等相关问题,近年来国内外学者做了有益的探索性工作。多项小样本的研究提示,西地那非可提高 PH - LHD 患者的运动耐量和生活质量;LHD 患者吸入 NO 和前列环素类药物可以发挥有益的急性血流动力学作用。但是一项在心力衰竭患者中应用伊前列醇的研究显示,治疗组较对照组具有死亡率增加的风险。在 PH - LHD 患者应用内皮素拮抗剂的大样本临床研究并未显示长期的有效作用。因此,目前指南不推荐在 PH - LHD 患者中使用靶向治疗药物。

理论上,既然 PH 是 LHD 患者重要的合并症及最重要的预后决定因素之一,治疗 PH - LHD 理应能改善患者的预后。然而对于 PH - LHD 患者使用靶向药物的临床试验的结果多为阴性或中性。原因之一可能是,给予此类患者肺血管扩张剂,可使得左心回流量增加,导致左心室充盈压提高而加重左心负荷,从而加重左心衰、引起肺水肿,但这种潜在的副作用可通过加强降低左心室后负荷和左心室充盈压的治疗而抵消。笔者认为,在使用肺血管扩张剂(靶向药物)时,应该加强抗左心衰竭的治疗。第二个原因可能是,PH 靶向药物治疗仅适用于部分特定的 PH - LHD 患者亚群(比如肺动脉压力"不成比例"增高或肺动脉病理改变严重的亚群)。期待今后的临床试验能够区分出可从 PH 靶向药物治疗中获益的 PH - LHD 患者亚群。笔者认为,对这类 PH - LHD 行急性血管反应试验,评估肺血管急性扩张后的血流动力学改变,或许对患者的治疗具有一定预测价值。

参考文献

[1] 郭亚娟,张玉顺,马爱群.左心疾病相关肺动脉高压的临床诊治进展[J].中华老年多器官疾病杂志,2012,11(1):69-73.

[2] 杨涛,何建国.左心疾病相关性肺动脉高压预后的研究进展[J].中国循环杂志,2013,28:237-239.

[3] Kirkby NS, Hadoke PW, Bagnall AJ, et al. The endothelin system as a therapeutic target in cardiovascular disease: great expectations or bleak house? [J]. Br J Pharmacol, 2008, 153(6): 1105-1519.

[4] Richa A, Sanjiv J, Aimee J, et al. Risk assessment in pulmonary hypertension associated with heart failure and preserved ejection fraction [J]. J Heart Lung Transplant, 2012, 31: 467-477.

[5] Tatebe S, Fukumoto Y, Sugimura K, et al. Clinical significance of reactive post-capillary pulmonary hypertension in patients with left heart disease [J]. Circ J, 2012, 76(5): 1235-1244.

第十三章 风湿性疾病相关性肺动脉高压的治疗

张卓君 姜林娣

2008 年 Dana point 会议将 PH 分为五大类,结缔组织疾病(connective tissue disease,CTD)相关性 PAH(CTD-PAH)归属第一大类,临床上小部分 CTD 患者 PH 系源于左心瓣膜病变、重度肺间质病变、肺血栓,应分别属于第二、三、四类 PAH。

PAH 是 CTD 常见并发症之一,国内文献报道 CTD-PAH 的患病率是 3.7%~31.1%,国外文献报道患病率为 5%~32%。美国最新的 PH 注册研究 PAH 早期评估与长期管理(REVEAL)研究显示,在相关因素所致 PAH 亚组中,CTD 所占比例高达 49.9%。在许多 PAH 治疗中心,CTD-PAH 占患者总数的 1/3 以上。不同 CTD 的 PAH 发病率有较大差异,混合性结缔组织病(mixed connective tissue disease,MCTD)、系统性硬化症(systemic sclerosis,SSc)和系统性红斑狼疮(systemic lupus erythenlatosus,SLE)列前 3位,MCTD 为 23%~29%、SSc 为 4.9%~38%(其中 CREST 综合征合并 PAH 者高达60%)、SLE 为 2%~14%。而 IPAH 在总人群的发病率仅为(1~5)/100 万。对于未分化结缔组织病(undifferentiated connective tissue disease,UCTD)、类风湿关节炎(rheumatoid arthritis,RA)、干燥综合征(Sjögren's syndrome,SS)、抗磷脂抗体综合征(antiphospholipid syndrome,APS)等疾病,继发 PAH 也并非罕见,且后者常常是重要的不良预后因素。

PAH 是导致 CTD 患者死亡的重要原因之一,如不行治疗,PAH 患者的平均生存期为诊断后 2.8 年,SSc-PAH 未经治疗患者的平均生存时间仅 1 年,38%MCTD 患者的死亡原因与 PAH 有关,SLE-PAH 确诊后 2 年的总死亡率高达 25%~50%,CREST 综合征合并PAH 的患者 2 年生存率仅为 20%,而不伴 PAH 者则>80%。

正因为 PAH 严重影响 CTD 患者生存质量和寿命,在临床上应重视 PAH 的筛查和早期治疗,图 13-1 所示为 MCTD-PAH 诊断流程。需要强调的是,在 PAH 的诊断中:① 必须测定肺动脉压力;② 右心导管术对 PAH 诊断不是必需的,但在有条件时,强烈推荐;③ 对于心超估算肺动脉收缩压(estimated pulmonary arterial systolic pressure,ePAP)必须设定实际限定(cut off)值,这对 PAH 诊断是必需的;④ 必须重视相关临床表现及体征;⑤ 这个诊断标准仅适用于 PAH,不适用于 PH。根据欧洲心血管病学会的指南,PAH 的ePAP 诊断标准为>36 mmHg。这个诊断流程同样适用于其他 CTD-PAH。

PAH 有很多公认的治疗方法,CTD-PAH 的治疗与 IPAH 基本一致,主要区别在于糖皮质激素及免疫抑制剂的应用。近年来,随着对 CTD-PAH 的重视以及治疗方法的进展,其预后已经有了大幅改善,但总体预后依然比 IPAH 差。

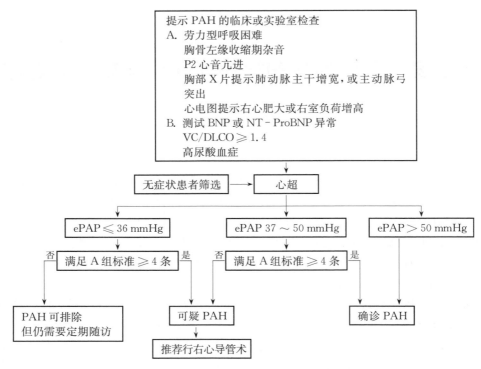

图 13 - 1　MCTD 合并 PAH 的诊断标准，右心房压力假设为 5 mmHg

（一）生活方式的调整

避免加重 PAH 的因素，包括吸烟、感染、发热、贫血、高钠饮食、过量水摄入、受寒、疲劳、妊娠、应用雌激素类避孕药等。血氧饱和度＜90％可适度吸氧。推荐少量有氧运动及接种流感和肺炎疫苗以预防感染。在严密监测下进行户外活动，改善心肺功能状况，改善患者 6MWT、生活质量、WHO 心功能分级、峰值耗氧量，是 CTD - PAH 最有效的附加治疗之一。

（二）免疫抑制剂

活动期 CTD 患者肺间质/肺血管的炎症可造成组织损伤、肺血管壁细胞的功能障碍；机体消耗增加；多脏器功能受损；营养状况恶化，包括贫血、低白蛋白血症；免疫力低下，经常合并感染，以肺部感染常见，这些均能促进 PAH 的产生及进展，故控制原发病对延缓 PAH 的进展至关重要。CTD - PAH 患者中可以出现一些自身抗体，例如，抗 RNP 抗体常出现于 SSc，尤其是伴有 PAH 的患者；伴有 PAH 的 SLE 患者也会出现抗 RNP 抗体；抗内皮细胞抗体在 SSc 和 SLE 中的出现与 PAH 的发生关系密切；抗拓扑异构酶（Scl - 70）抗体、抗磷脂抗体、抗着丝点抗体在 CTD - PAH 时阳性率增加。病理显示有抗核抗体、类风湿因子、IgG 或补体的沉积以及巨噬细胞和 T 淋巴细胞等炎症细胞的浸润，这些均提示了免疫机制的参与。

CTD - PAH 与 IPAH 治疗的主要区别在于糖皮质激素及免疫抑制剂的应用，然而，很多研究均证实，环磷酰胺（cyclophosphamide，CTX）联合糖皮质激素治疗可以改善 SLE、SS、MCTD 伴发的 PAH，但对 SSc - PAH 疗效欠佳。在一个小样本研究中，近一半的 SLE

及 MCTD 患者($n=6$)在使用免疫抑制剂治疗后,PAP 下降至接近正常,病情稳定维持 1 年以上,且总体预后优于不用免疫抑制剂的患者。在另一个 SLE 或 MCTD 伴发 PAH 的临床研究中,单用一线的免疫治疗方案(CTX＋激素)可以显著改善 50％患者($n=8$)的 WHO 心功能分级,6MWT 以及平均肺动脉压(mean pulmonary artery pressure,mPAP)。另外 50％病情改善不明显的患者,在使用 PAH 靶向药物(波生坦、依前列醇、曲前列环素)治疗后病情亦能得到不同程度的改善。而在一个回顾性研究中,5/12 的 SLE 患者、3/8 的 MCTD 患者对一线免疫治疗方案有效,但 6 例 SSc‐PAH 患者治疗后均无明显改善。以上研究的样本量均很小,进一步的临床研究应纳入更大样本量的患者,尤其要关注对免疫治疗反应不佳的 SSc‐PAH 患者。

临床上常评估患者全身疾病活动程度,据此选择标准剂量糖皮质激素 1～2 mg/(kg·d),大剂量 100～500 mg/d 或冲击治疗剂量 500～1 000 mg/d,×3 d 治疗。CTX 剂量为 500～750 mg/m²,每月一次。在治疗中应监测糖皮质激素和 CTX 不良反应,包括感染、糖皮质激素相关骨质疏松、高血压、血糖升高、血细胞异常、肝肾功能异常等。

其他可以选择的免疫抑制剂或免疫调节剂包括硫唑嘌呤、吗替麦考酚酯(霉酚酸酯)、来氟米特,生物制剂包括肿瘤坏死因子拮抗剂、IL‐6 全人源单克隆抗体等均无大规模临床研究结论。

(三) 抗凝治疗

在 IPAH 患者中,长期应用华法林能延长生存期,在 CTD‐PAH 患者的肺组织中也可发现类似 IPAH 的微小血栓性病理改变。同时,抗磷脂抗体阳性的患者,易并发血栓,因此对于无禁忌证的患者,推荐予抗凝治疗,常用药物有低分子肝素和华法林,口服华法林的目标值为国际标准化比值(international normalized ratio,INR)控制在 2.0～2.5。

(四) 血管扩张剂

肺血管痉挛是 PAH 发病机制中重要的因素,扩血管治疗的目的是降低肺动脉压力,增加心排血量,在不引起明显体循环低血压时降低肺血管阻力。

1. 钙通道阻滞剂　CTD‐PAH 患者对钙通道阻滞剂的治疗反应远低于 IPAH。只有急性肺血管扩张试验结果阳性的患者才能从钙通道阻滞剂治疗中获益。由于钙通道阻滞剂有导致体循环血压下降、矛盾性肺动脉压力升高、心功能衰竭加重、诱发肺水肿等危险,故对尚未进行急性肺血管扩张试验的患者不能盲目应用钙通道阻滞剂。对正在服用且疗效不佳的患者应逐渐减量至停用。常用药物有硝苯地平、地尔硫草等。

2. 血管紧张素转换酶抑制剂(ACEI)或血管紧张素受体拮抗剂(ARB)　适用于源于左心功能衰竭的 PAH 患者,但该类药物不宜用于单纯右心功能不全的患者。

(五) 抗 PAH 靶向药物

抗 PAH 靶向药物特异性降低肺循环阻力,减轻右心室后负荷,增加心排血量,增加运动耐受并延长患者生存期。目前主要包括三类药物:前列腺素制剂、内皮素受体拮抗剂和磷酸二酯酶‐5 抑制剂。

1. 前列腺素类制剂　前列腺素类制剂是治疗 PAH 的一线用药。前列环素和血栓素 A₂是花生四烯酸的代谢产物。环前列腺素通过活化环磷酸腺苷,产生强有力的血管舒张及抗血小板聚集作用,而血栓素 A_2 可以刺激血小板聚集以及血管收缩。在 PAH 中,血栓素 A_2 的作用强于环前列腺素,而外源性前列腺素可以促进内源性环前列腺素产生,由此补充 PAH 患者环前列腺素的不足。

(1) 依前列醇(epoprostenol):是第一个欧洲上市的前列腺素类药物,目前证实对各类 PAH 患者都有明显疗效,包括 CTD-PAH。静脉使用依前列醇被认为是治疗重症 PAH 的重大进步。SSc 患者静脉输注依前列醇后,活动耐力、心肺血流动力学、雷诺现象均有改善,长期随访表明生存期亦延长,依前列醇用于 SLE 相关的 PAH 也获得较好疗效。其常见不良反应有头痛、下颌疼痛、低血压、恶心、下肢疼痛,以及与注射相关的局部疼痛以及感染。

(2) 伊洛前列素(iloprost):伊洛前列素通常给药途径是雾化吸入,起效快,可快速改善血流动力学,常作为危重患者的抢救用药,效果明显。

对重症 PAH 患者,包括 CTD-PAH 的研究显示,与安慰剂相比,吸入性伊洛前列素对改善活动耐量、功能分级、血流动力学都有显著疗效。还有研究提出伊洛前列素可以调节 SSc 患者的炎症反应,控制疾病活动。

(3) 曲前列环素(treprostinil):曲前列环素用多种给药方式,包括皮下注射、静脉注射及雾化吸入(仅美国有),口服制剂的临床试验也正在进行中。在 CTD-PAH 中,静脉注射曲前列环素可以改善 6MWT(增加 25 m),显著降低肺血管阻力及呼吸困难指数。TRIUMPH 试验证实,使用吸入性曲前列环素合并使用波生坦或西地那非,可以显著改善 6MWT,但是没有特别针对 CTD-PAH 亚组的治疗分析(约占 30%)。

除了前列腺素类制剂的常见不良反应,还有报道指出,与依前列醇相比,使用曲前列环素的患者更易出现革兰阴性菌的血液学感染。

(4) 贝前列素(beraprost):口服的贝前列素钠也显示出一定效果,单药的长期疗效尚缺乏循证医学依据。但联合用药可作为备选。

2. 内皮素受体拮抗剂 ET-1 是一种内源性血管收缩因子,与血管壁的炎症、肥厚和纤维化有关。SSc 患者血液和肺泡灌洗液中 ET-1 水平升高,有免疫活性的 ET-1 及其受体在肺微血管表达增强,伴有 PAH 的 SLE 患者血清 ET-1 水平也明显高于无 PAH 者。ET-1 可在血管紧张素 II、低氧血症、炎症因子、机械压力等刺激下产生,作用于 ET A 受体起到平滑肌丝裂原和血管收缩剂的作用,作用于 ET B 受体,则促进细胞增生和胶原的产生。

(1) 波生坦(bosentan):波生坦被美国、加拿大及欧洲国家推荐用于 PAH 治疗,目前已经有多项多中心对照临床试验证实可改善 PAH 患者的临床症状和血流动力学指标,提高运动耐量,改善生活质量和生存率,推迟临床恶化的时间。欧洲和美国的指南认为该药是治疗心功能 III 级 PAH 患者首选治疗药物。在欧洲,该药推荐用于 SSc 继发中度 PAH 患者,同时还被用于治疗 SSc 患者的肢端溃疡。在我国注册的适应证有 IPAH 以及硬皮病相关 PAH。该药的耐受性较好,不良反应主要为转氨酶上升。

BREATHE-1 研究观察了波生坦对改善患者活动耐量的疗效,共纳入 PAH 患者 123 名,其中 CTD-PAH 患者 47 人。服药 16 周后,波生坦组 6MWD 增加 3 m,安慰剂组减少 40 m。约 1/4 患者由功能分级 III 级改善为 II 级。

另有两项临床研究对 CTD－PAH 亚组进行分析,其中 44 例患者服用波生坦,22 例服用安慰剂,两组治疗前后的平均 6MWT 相差 22.1 m。

对 SSc－PAH 患者及时使用波生坦治疗,可以稳定或改善病情,提高生存率。使用波生坦可以使 SSc－PAH 患者的 2 年生存率达 79%,IPAH 患者达 100%。也有研究证实,波生坦可以显著降低患者的肺血管阻力,但 6MWT 改善不明显。尽管波生坦可以改善患者的血流动力学,治疗 1 年后的病情恶化的患者仍高达 62%,验证了 CTD－PAH 的高死亡率。

(2) 安立生坦(ambrisentan):安立生坦被欧洲及美国推荐用于 PAH 治疗,其肝功能损害发生率相对较低,但对于 CTD－PAH 的疗效有待进一步观察。该药在 2011 年 7 月已在国内上市。

在 ARIES－1 及 ARIES－2 研究中,CTD－PAH 患者在接受安立生坦治疗 12 周后 6MWT 可显著改善,但 24 周后再次恢复到基线值。在 ARIES－3 中,共纳入 224 名患者,其中 CTD－PAH 占 18%,所有患者服用安立生坦 5 mg/d,24 周,治疗后患者平均 6MWD 增加 21 m,但 CTD－PAH 亚组改善不明显。

3. 磷酸二酯酶－5 抑制剂　磷酸二酯酶－5 可降解肺组织中的单磷酸环化鸟苷(cGMP),cGMP 是 NO 扩血管效应的第 2 信使,抑制磷酸二酯酶－5 可以显著增强 NO 的扩血管效应。

(1) 西地那非(sildenafil):西地那非被美国及欧洲推荐用于 PAH 治疗,可改善活动耐量并延缓病情进展。我国目前尚未批准西地那非用于 PAH 的适应证,也没有用于治疗 PAH 的专用剂型。SUPER－1 研究对 CTD－PAH 亚组(84/278)分析,经过 12 周的治疗后,与安慰剂组相比,患者 6MWT 显著改善(20 mg 组增加 42 m,40 mg 组增加 36 m),WHO 心功能分级改善(20 mg 组 29%,40 mg 组 40%,80 mg 组 42%),mPAP 及肺血管阻力下降。

(2) 他达那非(tadalafil):他达那非被美国及欧洲证实可用于改善 PAH 的活动耐量。在 PHIRST 研究中,共纳入 PAH 患者 405 名,其中 CTD－PAH 患者 89 人,研究证实,无论是否合并使用波生坦,使用他达那非均可以改善患者的活动耐量,显著延缓疾病进展,改善患者生活质量,且高剂量组(20 mg 或 40 mg)效果更明显。6MWD 增加距离分别为 2.5 mg 组 18 m、10 mg 组 22 m、20 mg 组 50 m、40 mg 组 49 m。

(六) 其他

1. NO　具有血管舒张功能,有研究报道,伴 PAH 的 SSc 患者呼出气 NO 浓度低于无 PAH 者,呼出气 NO 浓度与 PAP 呈负相关。吸入 NO 气体后,SSc 伴 PAH 患者的肺循环阻力可下降 34%,MPAP 下降 17%。但因无法监测吸入浓度,不便长期应用,因此缺乏长期应用的临床资料,国内外均不建议将其作为长期治疗药物。

2. 房间隔造口术　经充分内科治疗之后,患者症状仍无明显好转,可推荐进行房间隔造口术。通过房间隔造口,形成右向左分流,从而降低右心室后负荷,增加左心室前负荷,左心室充盈压的升高可以增加心排血量。目前,房间隔造口术国内报道较少,对于没有条件使用前列环素的发展中国家和地区,WHO 推荐开展此项技术。

3. 肺移植　在国外,单侧肺移植、双肺移植、活体肺叶移植及心肺移植已较广泛应用于

PAH 患者的治疗,我国亦有肺移植治疗 PAH 的报道。国外已有对并发 PAH 的 SLE 及 CREST 综合征患者进行肺移植的报道。

4. 小分子化合物　近年研究提示某些小分子化合物可能对 PAH 有效。已取得一些进展的包括酪氨酸激酶阻断剂等。

CTD - PAH 总体预后不良,死亡原因以右心衰竭居首位,其次是肺部感染。与 IPAP 患者相比,CTD - PAH 患者病情更重,更易伴发重症感染,对治疗反应也更差。虽然 CTD - PAH 与 IPAH 在病理改变上没有区别,然而,前者可以应用某些特定的药物治疗,如免疫抑制剂及激素,而这些药物却不适用于 IPAH,加之 CTD - PAH 一旦发展为晚期重度 PAH 则预后很差,故早期诊断十分重要。但是 PAH 的早期症状相当隐匿且缺乏特异性,由于右心代偿的原因,左心回心血量不减少,相应左心排血量不减,患者常常无症状而不主动就诊,由此给早期诊断带来困难。而一旦出现症状,则提示右心失代偿,疾病进入晚期。基于很多患者伴有无症状 PAH,2003 年日本厚生劳动省(Ministry of Health Labour and Welfare, MHLW)随机抽样 CTD 患者进行调研,发现无症状 PAH 患者所占比例达到一半以上。因此,对于 CTD 易发 PAH 的高危患者宜定期进行筛查,以便早期发现,早期药物干预,以期逆转或延缓病情的进展,延长生存期。前列腺素类制剂、磷酸二酯酶-5 抑制剂、内皮素受体拮抗剂是被证实对控制 PAH 有效的三类药物,但对 CTD - PAH 亚组研究的数据还非常少。同时,CTD - PAH 患者的个体差异非常大,所以个体化治疗方案的制定十分重要。

参考文献

[1] 中华医学会心血管病学分会,中华心血管病杂志编辑委员会. 肺动脉高压筛查诊断与治疗专家共识 [J]. 中华心血管病杂志,2007,35(11):979 - 986.

[2] Badesch DB, McGoon MD, Barst RJ, et al. Longterm survival among patients with scleroderma-associated pulmonary arterial hypertension treated with intravenous epoprostenol [J]. J Rheumatol, 2009, 36(10): 2244 - 2249.

[3] Barst RJ, Gibbs JSR, Ghofrani HA, et al. Updated evidence-based treatment algorithm in pulmonary arterial hypertension [J]. J Am Coll Cardiol, 2009, 54: S78 - S84.

[4] Denton CP, Humbert M, Rubin L, et al. Bosentan treatment for pulmonary arterial hypertension related to connective tissue disease: a subgroup analysis of the pivotal clinical trials and their open-label extensions [J]. Ann Rheum Dis, 2006, 65(10): 1336 - 1340.

[5] Ekkehard Grunig. Treatment of pulmonary arterial hypertension in connective tissue disease [J]. Drugs, 2012, 72(8): 1039 - 1056.

[6] Galie N, Brundage BH, Ghofrani HA, et al. Tadalafil therapy for pulmonary arterial hypertension [J]. Circulation, 2009, 119 (22): 2894 - 2903.

[7] Galie N, Olschewski H, Oudiz RJ, et al. Ambrisentan for the treatment of pulmonary arterial hypertension: results of the ambrisentan in pulmonary arterial hypertension, randomized, double-blind, placebo-controlled, multicenter, efficacy (ARIES) study 1 and 2 [J]. Circulation, 2008, 117(23): 3010 - 3019.

[8] Galie N, Rubin L, Hoeper M, et al. Treatment of patients with mildly symptomatic pulmonary arterial

hypertension with bosentan (EARLY study): a double-blind, randomised controlled trial [J]. Lancet, 2008, 371(9630): 2093 - 2100.

[9] Jais X, Launay D, Yaici A, et al. Immunosuppressive therapy in lupus and mixed connective tissue disease-associated pulmonary arterial hypertension: a retrospective analysis of twenty-three cases [J]. Arthritis Rheum, 2008, 58(2): 521 - 531.

[10] Jing ZC, Strange G, Zhu XY, et al. Efficacy, safety and tolerability of bosentan in Chinese patients with pulmonary arterial hypertension [J]. J Heart Lung Transplant, 2010, 29(2): 150 - 156.

[11] Lambova S, Muller-Ladner U. Pulmonary arterial hypertension in systemic sclerosis [J]. Autoimmunity Rev, 2010, 9 (11): 761 - 770.

[12] McLaughlin VV, Benza RL, Rubin LJ, et al. Addition of inhaled treprostinil to oral therapy for pulmonary arterial hypertension: a randomized controlled clinical trial [J]. J Am Coll Cardiol, 2010, 55(18): 1915 - 1922.

[13] Miyamichi-Yamamoto S, Fukumoto Y, Sugimura K, et al. Intensive immunosuppressive therapy improves pulmonary hemodynamics and long-term prognosis in patientswith pulmonary arterial hypertension associated with connective tissue disease [J]. Circulation J, 2011, 75(11): 2668 - 2674.

[14] Oudiz RJ, Galie N, Olschewski H, et al. Long-term ambrisentan therapy for the treatment of pulmonary arterial hypertension [J]. J Am Coll Cardiol, 2009, 54(21): 1971 - 1978.

[15] Sanchez O, Sitbon O, Jais X, et al. Immunosuppressive therapy in connective tissue diseases-associated pulmonary arterial hypertension [J]. Chest, 2006, 130(1): 182 - 189.

[16] Shunji Yoshida. Pulmonary arterial hypertension in connective tissue diseases [J]. Allergology International, 2011, 60: 405 - 409.

[17] Valerio CJ, Handler CE, Kabunga P, et al. Clinical experience with bosentan and sitaxentan in connective tissue disease-associated pulmonary arterial hypertension [J]. Rheumatology, 2010, 49(11): 2147 - 2153.

[18] Yoshida S, Fukaya S, Kyotani S, et al. Revision of the diagnostic criteria for mixed connective tissue disease associated pulmonary arterial hypertension [R]. Annual report of the ministry of health, welfare and labour, mixed connective tissue disease research committee, 2011, 7 - 13(in Japanese).

第十四章 慢性血栓栓塞性肺动脉高压外科治疗的现状与进展

张晓春

慢性血栓栓塞性肺动脉高压(CTEPH)是急性肺栓塞或肺动脉原位血栓形成的长期后果,由于种种原因血栓未溶解,通过机化、纤维化而持续存在,从而导致 PAH。发生率虽然较低,但预后很差,持续增加的肺血管阻力最终进展至右心衰竭而导致患者死亡。目前肺动脉血栓内膜剥脱术是患者的首选治疗方案,该手术效果明显,术后早期可明显降低肺动脉压力和肺血管阻力,改善血流动力学和患者生活质量。术前评估患者是否已存在严重的继发性肺小血管病变至关重要。术中建立正确的内膜剥离层面和完整地剥离血栓及机化内膜是外科技术的关键。

一、自　然　史

CTEPH 与急性肺血栓栓塞密切相关,临床观察显示：一次急性栓塞事件或反复血栓栓塞可导致 CTEPH。美国的 CTEPH 发生率约占存活急性肺动脉血栓栓塞的 0.1%～0.5%。目前,对存活的急性肺动脉血栓栓塞患者后期的解剖和血流动力学特征了解不多,但临床随访显示,相当一部分患者血栓栓子持续存在,这可能与以下因素有关。

(1) 静脉血栓栓塞并非自限性疾病,尤其原发性血栓形成患者。近年来发现一些因素可以导致遗传或获得性血栓形成倾向,包括蛋白 C、蛋白 S、抗凝血酶Ⅲ缺乏以及凝血酶原基因 G20210A 突变、狼疮抗凝物、抗磷脂抗体和高同型半胱氨酸血症等,一个或多个危险因子的存在可导致终身反复血栓形成倾向。由于静脉血栓形成和急性肺动脉血栓栓塞的临床表现可不易被觉察或与其他一些疾病混淆,有相当一部分患者未被诊断和治疗。

(2) 肺动脉经历一次急性栓塞事件后解剖学恢复可能比预想的要低。Wartski 等对 157 例经过抗凝治疗的急性肺栓塞患者随访 3 个月发现,104 例患者(66%)仍有灌注缺损,而肺灌注扫描是否完全恢复正常与年龄、急性肺栓塞时灌注缺损面积并无相关性,但与是否合并其他心肺疾病相关。目前认为肺灌注扫描不能充分显示慢性血栓栓塞疾病的血管阻塞程度,灌注扫描正常区域仍可能存在血管再通后狭窄,这些机化栓子可导致肺血流动力学异常。

(3) 一次急性肺栓塞事件后栓子部分溶解伴有轻度 PAH 者可能比预想的要多。Ribeiro 等对 73 例肺栓塞患者进行为期 1 年的超声心动图和 5 年临床随访,结果显示,若诊断急性肺栓塞时肺动脉收缩压>50 mmHg(1 mmHg=0.133 kPa),发展为持续 PAH 的危险性增加 3 倍。

二、发　病　机　制

CTEPH 发病机制非常复杂。最主要的原因是机化血栓阻塞肺动脉主干或较大分支，使肺血管灌注容积减少，肺血管阻力增高，进而造成肺动脉压力升高。此外由于部分肺动脉被阻塞，无血栓阻塞的正常肺动脉血管床相应会接受更多血液灌注，造成类似艾森门格综合征的病理分流现象。动力性负荷过重造成的血流剪切力会损伤血管内皮，从而逐渐造成无阻塞部位肺小动脉重构，引起肺血管阻力进一步升高，加重右心后负荷。长期如此，不可避免地会发生右心功能不全。过去曾认为阻塞肺动脉的血栓主要来源于下肢深静脉或下腔静脉。但近年多项回顾性研究发现仅约 1/3 的 CTEPH 患者有明确的下肢深静脉血栓（deep venous thromboembolism，DVT）或急性肺栓塞病史，而其"来源不明"的血栓可能是原位血栓形成。

临床上常发现一些患者存在与阻塞程度不匹配的重度 PAH，而另一些患者阻塞程度非常严重，但肺动脉压力和肺血管阻力并无明显升高，这说明肺小动脉病变也是慢性肺血栓栓塞患者伴发 PH 的重要原因之一。另外，仅小部分 CTEPH 患者存在遗传性易栓症或纤溶活性降低。正常生理状态下，肺动脉的纤溶活性明显高于主动脉，因此存在于肺动脉的大块新鲜血栓往往在数天后溶解，但在 CTEPH 患者中却没有观察到，提示肺血管内皮细胞介导的纤溶活性有显著下降。

三、治　　疗

该病如果不经任何治疗，其中位生存期 2.8 年，自然预后和原发性 PAH 一样差。肺动脉造影被认为是诊断该病的经典方法，它可以了解病变的位置和程度。目前本病的首选治疗方法是肺动脉血栓内膜剥脱术（PTE）。PTE 作为一种真正的内膜剥脱术，目的是移除血栓及机化内膜恢复灌注，使通气血流比例恢复平衡，右心室后负荷减轻，避免发生继发性的血管病。

1. 手术指征　患者临床一旦确诊为 CTEPH，就应该考虑是否行 PTE。2004 年美国胸内科医生协会推荐的进行 PTE 的临床指征是：① NYHA 心功能Ⅲ～Ⅳ级；② 术前肺血管阻力＞300 dyn·s·cm^{-5}；③ 血栓位于肺动脉主干，叶动脉或者段动脉这些手术可及的部位；④ 没有严重的伴随疾病。Piovella 等认为严重左心衰竭是手术禁忌证，病态肥胖、年老、严重右心衰及其他重要伴随疾病增加围手术期死亡率，但不是绝对禁忌证。同时研究表明一些疾病或因素（脾切除术后、脑室心房分流术、永久性中心静脉导线放置、肠炎性疾病、骨髓炎）的出现可增加手术风险和恶化远期效果，但导致死亡率增加的机制目前不明确，猜测可能是更严重的继发性肺血管病。

2. 术前评估　除了掌握患者手术适应证及有无禁忌证外，术前尚需要对患者的术前肺血管阻力做进一步分析。Jamieson 等报道如果术前肺血管阻力＞1 000 dyn·s·cm^{-5}，死亡率为 10.1%；肺血管阻力<1 000 dyn·s·cm^{-5}，死亡率为 1.3%。Dartevelle 等研究表明术前肺血管阻力和围手术期死亡率存在线形关系，并表明预测术后肺血管阻力减少应>50%才应该选择手术。尽管如此，美国加利福尼亚大学圣地亚哥中心近来认为不存在拒绝患者手术的肺血管阻力上限值，但他们同样认为接受手术的患者其 PAH 应该是来源于栓子，而不是血管病变。因此术前评估肺血管阻力来源至关重要。术前肺血管阻力主要由慢性血管栓塞（包括周围性或中心性）、继发性肺小血管病及右心功能决定。其中周围性慢性血管栓塞和继发性肺小血管病是患者术后预后差的关键因素。目前，高分辨率的计算机断层对比增强扫描可以帮助了解肺周围血管是否有栓塞，但尚无精确的方法判断继发性肺小血管病程度。

3. 手术方法　经过 2 000 多例 PTE 的手术经验积累，2006 年美国圣地亚哥中心已报道经典的 PTE 手术操作程序。手术的指导原则是：双侧肺动脉都须探查、胸骨正中切口、进行体外循环、停循环、准确辨认剥离层面和充分剥离。

手术在深低温间断停循环下进行。患者经胸骨正中切口开胸，悬吊心包，进行体外循环插管，降温，当上腔静脉充分游离、体温降至 20℃，阻断主动脉，开始心肌保护。暴露肺动脉，并从主动脉和上腔静脉间的右肺动脉做切口，切口位于右肺动脉中央并将切口延至右肺下叶动脉水平很重要。此时，术者所见病变可分为四种类型：Ⅰ型表现为大的血管内血凝块，很容易在动脉切口范围内看见，在进行 PTE 前这些血凝块必须被移除；Ⅱ型看不见大的血管栓子，仅仅可见内膜增厚，此型内膜剥离范围涉及肺动脉主干、叶动脉和段动脉，此型最多见；Ⅲ型是最具手术挑战性的一种类型，病变位于远端，在段动脉和亚段动脉水平，起初看不见有血管阻塞，由于病变处血管壁薄，确定剥离层面及进行剥离时都必须非常小心；Ⅳ型很少见，未见血栓栓塞性病变，存在肺小血管疾病，此型不能行 PTE 手术治疗。当手术过程中寻找剥离层面时，如果手术视野布满经支气管动脉或其他侧支循环的回血，影响手术操作，开始停循环，每次停循环时间不超过 20 min。正确的剥离层面特点是呈珍珠白、柔滑，略带紫色或桃色表示层面过深，立即进行调整。剥离层面确定后，开始进行剥离，范围顺延至每个亚段分支，并且每个分支以尾巴形式自然脱离，完成后恢复循环，缝合右肺动脉切口。左侧手术同右侧一样，完成后恢复循环并开始复温。

4. 术后并发症及处理　因肺血栓栓塞术后肺血流重新分布和相应的右心室后负荷减低，应特别注意以下情况。① 肺动脉盗血现象：指由于手术区域血管调节和肺血管阻力异常，血流由术前灌注好的区域重新分布于行血栓内膜切除术的肺动脉，导致气体交换障碍。长期随访发现大部分可恢复正常。② 再灌注肺水肿：是术后主要死亡原因，多发生于术后24 h 内，但 72 h 后也可发生，仅累及栓子切除肺动脉所供血区域，轻者仅有低氧血症，重者可出现肺泡出血。处理首选机械通气，常规模式无效时可用反比例通气或者增加呼气末正压。吸入 NO 也有助于改善气体交换。选择素介导的中性粒细胞黏附抑制剂也可试用。其他措施包括小潮气量机械通气以及避免应用影响肌收缩力药物和血管扩张剂。③ 术后持续 PAH PTE 术后约 10%患者仍有 PAH，是导致 PTE 术后死亡的主要原因之一。治疗目标以降低全身氧耗量、增加右心室前负荷为主，不宜应用减轻右心后负荷药物，因为心排血量和肺血管阻力往往是固定的，应用此类药物常可降低全身血管阻力，使血压降低和右冠状动脉血流灌注减少。

四、手 术 结 果

大多数经历 PTE 的患者术后早远期效果都是良好的。在术后早期肺动脉压力和肺血管阻力一般可降至正常水平,同时肺血流量和心排血量得到改善。心室恢复性重建也在术后早期即出现,早期恢复速度快,但随后速度减慢,进入恢复平台期,术后 6 个月仍未恢复到正常水平,需要长时间恢复。三尖瓣功能的改善与 PAH 和右心功能是否改善有关,大部分患者术后早期就有明显改善。PTE 术后的远期结果令人乐观。Freed 等统计表明顺利出院患者的 5 年生存率为 92.5%,10 年生存率为 88.3%。Archibald 等采用问卷调查的方式对 PTE 术后的患者进行远期随访,结果显示 90% 以上患者术后生活质量有明显的改善和运动耐受力增强,能够进行正常的活动,而且43.3% 的患者术后重新返回工作岗位,但小部分患者术后因 CTEPH 相关疾病需继续治疗。

尽管如此,PTE 手术有较高的死亡率。文献报道示 PTE 死亡率为 4%～24%。值得提出的是,PIE 手术技术的掌握呈现一个明显的学习曲线,手术开展早期死亡率较高,随着经验的增加,手术死亡率逐渐下降。圣地亚哥中心最初的 200 例患者死亡率为 17%,而最近的患者手术死亡率已经＜4%。

五、总 结

CTEPH 是一种自然预后极差的疾病,一经诊断后就应该积极治疗,为了取得良好的治疗效果,应该做到早诊断、早治疗。尽管 CTEPH 患者的主要治疗手段是外科治疗,但患者的首诊医生一般是内科医生,这就要求内科医生对 CTEPH 有充分的认识,对于劳力性呼吸困难者或右心衰表现者尽量明确病因,同时对急性肺栓塞患者做好随访。当遇到有肺栓塞病史或难以解释的 PH 患者时可首先进行肺通气/灌注扫描,对通气良好而灌注缺损或者不能确定者,进一步行肺动脉造影、CT 肺动脉造影或磁共振肺动脉造影,寻找诊断本病的证据。如果患者确诊为 CTEPH,只要有机会行 PTE 手术,应该积极争取手术。随着过去几十年的发展,目前在大多数手术中心该手术的死亡率已下降到可以接受的程度。尽管如此,该手术的成功较多地依赖患者的选择,还有术者的水平和经验,特别是术中正确建立剥离层面及足够的剥离范围。

参考文献

［1］Archibald CJ, Auger WR, Fedullo PF, et al. Long-term outcome after pulmonary thromboen darterectomy [J]. Am J Respir Crit Care Med, 1999, 160: 523 - 528.

［2］Auger WR, Kerr KM, Kim NH, et al. Chronic thromboembolic pulmonary hypertension [J]. Cardiol Clin, 2004, 22(3): 453 - 466.

［3］Bonderman D, Skoro-Sajer N, Jakowitsch J, et al. Predictors of outcomein chronic thromboembolic pulmonary hypertension [J]. Circulation, 2007, 115: 2153 - 2158.

［4］Bonderman D, Turecek PL, Jakowitsch J, et al. High prevalence of elevated clotting factor Ⅷ in chronic thromboembolic pulmonary hypertension [J]. Thromb Haemost, 2003, 90(3): 372 - 376.

［5］Dartevelle P, Fadel E, Mussot S, et al. Chronic thromboembolic pulmonary hypertension [J]. Eur

Respir J, 2004, 23: 637 - 648.

[6] Doyle RL, McCrory D, Channick RN, et al. Surgical treatments/interventions for pulmonary arterial hypertension: ACCP evidence-based clinical practice guidelines [J]. Chest, 2004, 126: S63 - S71.

[7] Egermayer P, Peacock AJ. Is pulmonary embolism acommon cause of chronic pulmonary hypertension? Limitations of the embolic hypothesis [J]. Eur Respir J, 2000, 15(3): 440 - 448.

[8] Freed DH, Thomson BM, Tsui SSL, et al. Functional and haemodynamic outcome 1 year after pulmonary thromboen darterectomy [J]. European Journal of Cardio-thoracic Surgery, 2008, 34: 525 - 530.

[9] Galie N, Kim NHS. Pulmonary microvascular disease in chronic thromboembolic pulmonary hypertension [J]. Proc Am Thorac soc, 2006, 3: 571 - 576.

[10] Hoeper MM, Mayer E, Simonneau G, et al. Chronic thromboembolic pulmonary hypertension [J]. Circulation, 2006, 113(16): 2011 - 2020.

[11] Jamieson SW, Kapalanski DP. Pulmonary endarterectomy [J]. Curr Probl Surg, 2000, 37 (3): 165 - 252.

[12] Jamieson SW, Kapelanski DP, Sakakibara N, et al. Pulmonary endarterectomy: experience and lessons learned in 1500 cases [J]. Ann Thorac Surg, 2003, 76(5): 1457 - 1462.

[13] Kim NHS. Assessment of operability in chronic thromboembolic pulmonary hypertension [J]. Proc Am Thorac Soc, 2006, 3: 584 - 588.

[14] Lang IM, Klepetko W. Chronic thromboembolic pulmonary hypertension: an updated review [J]. Current Opinion in Cardiology, 2008, 23: 555 - 559.

[15] Lang IM, Marsh JJ, Olman MA, et al. Parallel analysis of tissue-type plasminogen activator and type 1 plasminogen activator inhibitor in plasma and endothelial cells derivedfrom patients with chronic pulmonary thromboemboli [J]. Circulation, 1994, 90(2): 706 - 712.

[16] Lino M, Dymarkowski S, Chaothawee L, et al. Time course of reversed cardiac remodeling after pulmonary endarterectomy in patients with chronic pulmonary thromboembolism [J]. Eur Radiol, 2008, 18(4): 792 - 799.

[17] Madani MM, Jamieson SW. Technical advances of pulmonary endarterectomy for chronic thromboembolic pulmonary hypertension [J]. Semin Thorac Cardiovesc Surg, 2006, 18: 243 - 249.

[18] Mayer E. Surgical treatment of chronic thromboembolic pulmonary hypertension [J]. Swiss Med Wkly, 2006, 136: 491 - 497.

[19] Piovella F, D'Armini AM, Barone M, et al. Chronic thromboembolic pulmonary hypertension [J]. Semin Thromb Hemost, 2006, 32: 848 - 855.

[20] Ribeiro A, Lindmarker P, Johnsson H, et al. Pulmonary embolism: one-year follow-up with echocardiography Doppler and five-year survival analysis [J]. Circulation, 1999, 99: 1325 - 1330.

[21] Thistlethwaite PA, Jamieson SW. Tricuspid valvular disease in thepatient with chronic pulmonary thromboembolic disease [J]. Curr Opin Cardiol, 2003, 18: 111 - 116.

[22] Thistlethwaite PA, Kaneko K, Madani MM, et al. Technique and outcome of pulmonary endarterectomy surgery [J]. Ann Thorac Cardiovasc Surg, 2008, 14: 274 - 282.

[23] Thistlethwaite PA, Madani M, Jamieson SW. Outcomes of pulmonary endarterectomy surgery [J]. Semin Thorac Cardiovasc Surg, 2006, 18: 257 - 264.

[24] Wartski M, Collignon M A. Incomplete recovery of lung perfusion after 3 months in patients with acute pulmonary embolism treated with antithrombotic agents [J]. J Nucl Med, 2000, 41: 1043 - 1048.